针灸科优势病种护理及常用护理适宜技术

盛英丽　杨佃会　薛琨　高瞻　主编

山东科学技术出版社

·济南·

图书在版编目（CIP）数据

针灸科优势病种护理及常用护理适宜技术 / 盛英丽等主编 . —— 济南：山东科学技术出版社，2023.9
ISBN 978-7-5723-1837-5

Ⅰ . ① 针… Ⅱ . ① 盛… Ⅲ . ① 针灸科 ② 中医学 – 护理 Ⅳ . R24

中国国家版本馆 CIP 数据核字 (2023) 第 183407 号

针灸科优势病种护理及常用护理适宜技术
ZHENJIUKE YOUSHI BINGZHONG HULI JI CHANGYONG
HULI SHIYI JISHU

责任编辑：崔丽君　李志文
装帧设计：孙小杰

主管单位： 山东出版传媒股份有限公司
出 版 者： 山东科学技术出版社
　　　　　　地址：济南市市中区舜耕路 517 号
　　　　　　邮编：250003　电话：（0531）82098088
　　　　　　网址：www.lkj.com.cn
　　　　　　电子邮件：sdkj@sdcbcm.com
发 行 者： 山东科学技术出版社
　　　　　　地址：济南市市中区舜耕路 517 号
　　　　　　邮编：250003　电话：（0531）82098067
印 刷 者： 山东临沂新华印刷物流集团有限责任公司
　　　　　　地址：山东省临沂市高新技术产业开发区
　　　　　　新华路 1 号
　　　　　　邮编：276017　电话：（0539）2925659

规格： 16 开（170 mm × 240 mm）
印张： 21.5　**字数：** 346 千　**印数：** 1~2000
版次： 2023 年 9 月第 1 版　**印次：** 2023 年 9 月第 1 次印刷
定价： 88.00 元

编委会

前　言

　　《针灸科优势病种护理及常用护理适宜技术》是在承袭针灸学研究的基础上，紧密结合中医临床护理现状与需求，以整体护理观为指导，以护理程序为主线编写而成。编写团队旨在适应新时期中医药事业发展和中医学教育变革需要，彰显现代针灸科护理理念，在继承中创新，在发展中提高，打造符合临床实际的实用书籍。

　　本书的编写工作是在对当前针灸学及中医护理技术系列书籍的调查和对多年针灸科临床护理实践经验总结的基础上进行的，同时，也是对针灸知识及技术的具体运用进行结合与论证，使其更加适用于中医院针灸科的临床护理实践。

　　针灸作为中医学的重要组成部分已经历了 5 000 余年的发展历程，2010 年被列入"人类非物质文化遗产代表作名录"。因其具有独特的疗效，据不完全统计，现有 193 个国家和地区应用针灸治疗内科、外科、妇产科、儿科、五官科等各科疾病。山东省中医院针灸科成立于 1955 年，经几代人的努力，现已成为山东省规模大、学术水平高、特色突出、优势明显、在国内颇具影响力的临床科室，居山东省针灸专业的龙头地位，是国家临床重点专科（中医方向）、国家中医药管理局重点专科、齐鲁中医药优势专科集群针灸集群牵头单位、山东省重点学科。

　　本书内容以针灸科的优势中医护理技术为主，包括针灸科优势病种护理、针灸科常用护理适宜技术两部分。本书内容力求丰富、有效、实用，图文并茂，简单易懂，易于学习和掌握，以实现培养中医护理技能型人才为目的，在指导护理人员学习针灸学基础、中医护理技术、中医健康指导的知识和方法等方面可以起到积极作用。

本书在编者团队的共同努力下完成，由于时间和水平有限，书籍中或许仍存不足之处，恳请广大读者予以批评指正，以便进一步修订和完善。

编　者
2023 年 8 月

内容提要

本书共分为两篇，上篇主要介绍针灸科优势病种的护理措施，对针灸科常见优势病种，从概述、辨证分型与治疗、辨证施护、辨证施膳、健康指导、功能锻炼、案例分析 7 大版块进行详细介绍。下篇介绍针灸科常用适宜护理技术，包括中医护理技术 40 余项，每项技术均从概述、作用机理、护理评估、操作方法、适应证、禁忌证、注意事项等方面进行了详细的介绍。本书的写作重点是针灸科优势病种的辨证施护，从常见症状/证候施护、饮食护理、情志护理、康复护理以及中医特色治疗护理等方面进行了详细的介绍与指导。另外，还对辨证膳食处方、功能锻炼方法、康复指导策略等内容进行了详细的阐述。

本书中的内容均来自于临床一线中医护理工作的总结，重点突出，实用性强，具有一定的借鉴性，对广大临床一线针灸科护理工作者具有良好的指导意义，对提高针灸科的治疗效果和护理效果具有重要意义。

目　录

下篇　针灸科常用护理适宜技术

上篇

针灸科优势病种护理

第一章　腰椎间盘突出症（腰痛）

一、概述

腰椎间盘突出症（lumbar disc herniation，LDH）是由于腰椎间盘发生退行性变，或外力作用引起的纤维环破裂导致椎间盘的髓核突出，压迫相应节段神经根或马尾神经等引起的综合征。腰椎间盘突出症最常见的症状是腰痛和下肢放射痛。腰椎间盘突出症占腰腿痛患者的18%，好发于20~40岁人群，占腰椎间盘突出症患者的65%~80%，40岁以上患者占20%~35%。临床上以L4/5和L5/S1椎间盘突出最为多见。

本病属中医学"腰腿痛""痹证"范畴。中医认为腰椎间盘突出症的发生主要与肾精虚损、筋骨失养、跌仆闪挫、气血瘀滞和外邪入侵有关。病机是由于素体禀赋虚弱，加之劳累过度或房劳过甚，或年老体衰以致肾精亏损，无以濡养筋骨致椎间盘退化，或腰部用力不当，强力负重，损伤筋骨，经脉气血瘀滞留于腰部而发为腰痛。腰椎间盘突出症发生的关键是肾气虚损，筋骨失养。跌仆闪挫、受寒湿之邪为其诱因。经脉闭阻、气血运行不畅是疼痛出现的病机。

二、辨证分型与治疗

（一）血瘀气滞型

此型患者多为青壮年，有外伤史，病程较短，多为急性腰部外伤后1~2周出现下肢放射性疼痛而来就诊。

【证候要点】

近期腰部有外伤史，腰腿痛剧烈，痛有定处，刺痛，腰部僵硬，俯仰活动艰难，痛处拒按，舌质暗紫，或有瘀斑，舌苔薄白或薄黄，脉沉涩或脉弦。

【治法】

行气活血，祛瘀止痛。

【方药】

身痛逐瘀汤加减。其方药中含川芎、当归、五灵脂、香附、甘草、羌活、没药、牛膝、秦艽、桃仁、红花、地龙等。

【中成药】

七厘胶囊、腰痹通胶囊等。

（二）寒湿痹阻型

本型患者多因失治、误治以致病程迁延，病史长久，临床症状时轻时重。

【证候要点】

腰腿部冷痛重着，转侧不利，痛有定处，静卧不减或加重，日轻夜重，遇寒痛增，得热则减，舌质胖淡，苔白腻，脉弦紧、弦缓或沉紧。

【治法】

温经散寒，祛湿通络。

【方药】

独活寄生汤加减。其方药中含独活、桑寄生、杜仲、牛膝、党参、当归、熟地黄、白芍、川芎、茯苓、细辛、防风、秦艽、蜈蚣、乌梢蛇等。

【中成药】

小活络丹、痹祺胶囊等。

（三）湿热痹阻型

本型患者因素体阳盛、湿从热化或寒湿郁久化热变化而来。

【证候要点】

腰腿痛，痛处伴有热感，或见肢节红肿，口渴不欲饮，苔黄腻，脉濡数或滑数。

【治法】

清热利湿，通络止痛。

【方药】

大秦艽汤加减。其方药中含川芎、独活、当归、白芍、地龙、甘草、秦芄、羌活、防风、白芷、黄芩、茯苓、白术、生地、熟地黄等。

【中成药】

二妙散等。

（四）肝肾亏虚型

本型患者多为中老年人，病程较长，除有腰腿痛外，平素常伴有腰脊酸痛、腰软无力，多行多立后疼痛加重，腰椎影像学检查多提示腰椎退行性改变，或为经各种方法治疗后恢复期而有肝肾亏虚之象者。

【证候要点】

腰腿痛缠绵日久，反复发作，乏力，不耐劳，劳则加重，卧则减轻。包括肝肾阴虚和肝肾阳虚证。肝肾阴虚证症见心烦失眠，口苦咽干，舌红少津，脉弦细而数。肝肾阳虚证症见四肢不温，形寒畏冷，筋脉拘挛，舌质淡胖，脉沉细无力等。

【治法】

补益肝肾，通络止痛。

【肝肾阳虚证方药】

右归丸加减。其方药中含山药、山茱萸、杜仲、附子、桂枝、枸杞、鹿角胶、当归、川芎、狗脊、牛膝、川断、桑寄生、菟丝子等。

【肝肾阴虚证方药】

虎潜丸加减。其方药中含知母、黄柏、熟地黄、锁阳、龟甲、白芍、陈皮、牛膝、当归、狗骨等。

【中成药】

独活寄生胶囊、健步虎潜丸等。

三、辨证施护

（一）常见症状/证候施护

1. 腰腿疼痛

（1）评估疼痛的诱因、性质、腰部活动、下肢感觉、运动情况。做好疼痛评分，可应用疼痛自评工具"数字分级评分法（numerical rating scale，NRS）"进行评分并记录具体分值。

（2）体位护理：急性期，严格卧床休息，卧硬板床，保持脊柱平直。恢复期，下床活动时佩戴腰托加以保护和支撑，注意起床姿势，宜先行翻身侧卧，再用手臂支撑用力后缓缓起床，忌腰部用力，避免体位的突然改变。

（3）做好腰部、腿部保暖，防止受凉。

（4）遵医嘱给予中药离子导入（取腰骶部的穴位、阿是穴）、蜡疗（取腰骶部的穴位）、穴位按摩（取足三里穴、阳陵泉穴）、灸法（取大肠俞穴、关元俞穴）等治疗，缓解腰部疼痛，观察治疗后的效果，及时向医师反馈。

（5）遵医嘱给予耳穴贴压，减轻疼痛。取神门、交感、皮质下、肝、肾、腰椎等穴。

（6）推拿治疗：舒筋活络，理筋整复。取腰阳关、肾俞、八髎、大肠俞、环跳、承扶、委中、承山、阳陵泉、绝骨、昆仑、阿是穴等及腰臀、下肢后侧的部位。操作方法：患者取俯卧位，用一指禅推法、滚法、按法、揉法在脊柱两侧及臀部和下肢后侧施术，重复3遍。用拇指或肘尖点压腰阳关、肾俞、八髎、大肠俞、环跳、承扶、委中、承山、阳陵泉、绝骨、昆仑、阿是穴5分钟。直擦膀胱经，横擦腰骶部，以热透为度。

（7）腰椎牵引：给予骨盆牵引，牵引重量是患者体重的1/3~1/2，也可根据患者的耐受进行牵引重量调节，可使用电脑控制全自动脊柱减压牵引系统进行腰椎牵引。急性期不宜进行。

2. 肢体麻木

（1）评估麻木的部位、程度以及伴随的症状，并做好记录。

（2）麻木肢体做好保暖，指导患者进行双下肢关节屈伸运动，促进血液循环。

（3）遵医嘱给予中药熏洗、中药溻渍、艾灸、督灸等治疗，注意避免皮肤烫伤及损伤，观察并记录治疗效果。

（4）遵医嘱给予穴位注射，取足三里、环跳、委中、承山等穴。

（5）协助患者按摩拍打麻木肢体，力度适中，增进患者舒适度，并询问其感受。下肢深静脉血栓患者忌拍打、按摩和热敷。

（6）针对肢体的麻木，在常规护理之外，还可以结合中医传统，进行中药沐足、肢体拍打联合穴位按摩等操作以帮助患者缓解不适。肢体拍打及穴位按摩可细分为两个概念：①肢体拍打，即以纯自然、原生态的拍打方式，作用于病灶，打通经络、激活细胞，让堵塞经络的物质排出体外，让僵化的细胞与气血"枯木逢春"，以达到强身健体之疗效。②穴位按摩，是指运用手法作用于人体穴位，通过局部刺激，疏通经络调动机体抗病能力。通过拍打、按压体表穴位，使穴位产生酸、麻、胀、热、微痛等经气反应，并使其通过经络传导至脏腑，改变脏腑的病理状态，使人体恢复正常的生理功能。

3. 下肢活动受限

（1）评估患者双下肢肌力及步态，对肌力下降及步态不稳者，做好安全防护措施，防止跌倒及其他意外事件发生。

（2）做好健康教育，嘱咐患者起床活动时的注意事项，可以使用辅助工具行走。

（3）针对卧床期间或活动困难患者，指导其进行四肢关节主动运动及腰背肌运动，提高肌肉强度和耐力。

（4）保持病室环境安全，物品放置有序，协助患者生活料理。

（5）遵医嘱给予物理治疗，如磁热疗法（取大肠俞穴、关元俞穴）、中药熏洗（取双下肢部位的穴位）、穴位贴敷（取足三里、大肠俞穴）等。

（6）遵医嘱给予经络穴位测评疗法，取足三里穴、承山穴；中医推拿手法，如按法、揉法、㨰法，在脊柱两侧膀胱经及臀部、下肢后外侧进行推拿。用拇指点、按、弹、拨腰臀部肌筋，缓解腰臀部痉挛。在按摩过程中循序渐进，防止肌肉萎缩。

（二）护理要点

1. 起居护理

急性期的患者因疼痛较剧烈，常需住院治疗。告知患者急性期应以卧床休息为主，减轻腰椎负担，避免久坐、弯腰等动作。配合医生做好各种治疗后，向患者讲解各种治疗的注意事项：①腰椎牵引后患者宜平卧20分钟后再翻身活动；②药物宜饭后半小时服用，以减少胃肠道刺激；③注意保暖，给予腰部热敷，防止受凉。

2. 饮食护理

腰椎间盘突出症患者宜选择高蛋白质、高纤维素、易消化的食物，如鸡蛋、瘦肉等，多食新鲜蔬菜、水果，如菠菜、橙子等，保持大便通畅。禁烟、酒及兴奋性饮料，如浓茶、咖啡等。多食富含维生素及钙的食物，如牛奶、鱼肉、牛肉等。

3. 情志护理

人的心理活动是支配人体一切活动的基础，只有心态平和，我们才能正确看待身体的疾病，做出明智的选择，所以心理调节至关重要。做好患者的心理护理，向其介绍相关知识，讲解情绪对疾病的影响，使患者保持愉快的心情，帮助其建立战胜腰痛的信心。

4. 康复护理

（1）缓解期及康复期的护理：①指导患者掌握正确的下床方法。患者宜先滚向床的一侧，抬高床头，将腿放于床的一侧，用胳膊支撑自己起来，在站起前坐在床的一侧，把脚放在地上，按相反的顺序回到床上。②减轻腰部负荷，避免过度劳累，尽量不要弯腰提重物和弯腰捡拾地上的物品，宜双腿下蹲，腰部挺直，动作要缓。③加强腰背肌功能锻炼，要注意持之以恒。④建立良好的生活方式，生活有规律，多卧床休息，注意保暖。⑤患者应树立战胜疾病的决心。腰椎间盘突出症病程长，恢复慢，患者应保持愉快的心情，用积极乐观的人生态度对待疾病。

（2）腰椎整复的护理：①整复前告知患者整复方法及配合时的注意事项。②整复后注意观察患者腰部疼痛、活动度、双下肢感觉运动及大小便等情况。③卧床休息，定时双人直线翻身，增加患者舒适度，仰卧时腰部加腰垫，维持生理曲度。④复位 3 天后，在医护人员指导下佩戴腰托下床。下床时先取俯卧位，在床上旋转身体，脚着地后缓慢起身，上床则反之。下床后扶住患者，观察有无头晕等不适，如厕时避免久蹲，防止引起直立性低血压从而发生跌倒。⑤复位 3 天后逐渐进行腰背肌功能锻炼。

（3）腰椎牵引的护理：①牵引治疗前做好解释工作，告知患者注意事项以取得患者配合。②遵医嘱选择合适的体位（三屈位、仰卧位、俯卧位）、牵引重量和牵引角度，牵引时上下衣分开，固定带松紧适宜，使患者舒适。③牵引时嘱患者全身肌肉放松，以减少躯干部肌肉收缩抵抗力，疼痛较甚不能平卧的患者可使用三角枕垫于膝下缓解不适。④牵引过程中随时询问患者感受，观察患者是否有胸闷、心慌等不适，及时调整。出现疼痛加重等不适时立即停止治疗，通知医师处理。⑤注意防寒保暖，用大毛巾或薄被覆盖患者身体。⑥腰椎牵引后患者宜平卧 20 分钟后再翻身活动。

5. 围手术期护理

（1）术前护理：①做好术前宣教与心理护理，告知手术注意事项及相关准备工作，取得患者的配合。②术前 2 天指导患者练习床上大小便及俯卧位训练。③对于吸烟者劝其戒烟，预防感冒；指导患者练习深呼吸、咳嗽和排痰的方法。④为患者选择合适的腰围，指导其正确的佩戴方法。⑤常规进行术区皮肤准备、药物过敏试验及交叉配血等。

（2）术后护理：①术后妥善安置患者，搬运患者时，保持脊椎呈一条直线，防止扭曲，使用过床板平托过床。翻身时采取轴线翻身法。②根据不同的麻醉方式，正确指导患者进食，进食营养丰富、易消化的食物。③监测患者生命体征变化，观察双下肢感觉、运动、肌力等神经功能的变化。④观察伤口敷料渗出情况，保持伤口负压引流管通畅，定时倾倒引流液，严格执行无菌操作。观察引流液色、质、量的变化并正确记录，若引流液为淡黄色液体，怀疑是脑脊液，应通知医师及时处理，并将引流球负压排空，暂停负压引流。⑤指导患者进行足趾、踝部等主动活动，促进血液循环。评估患者下肢疼痛改善情况，循序渐进指导患者进行蹬腿、直腿抬高、五点支撑及飞燕式等功能锻炼。⑥根据手术方式，术后1~3天协助患者佩戴腰托，取半坐卧位或坐于床边，适应体位变化后，慢慢练习下地行走，行走时姿势正确，抬头挺胸收腹，护理上做好安全防护。⑦积极进行护理干预，预防肺部感染、尿路感染及下肢静脉栓塞等并发症的发生。⑧对排尿困难者，可采取艾灸关元、气海、中极等穴位，或予中药热熨下腹部，配合按摩，以促进排尿。对于便秘患者，采取艾灸神阙、天枢、关元等穴位，或进行腹部按摩，每天4次，为晨起、午睡醒后、早餐及晚餐后1~3小时进行，顺时针方向按摩，以促进排便。⑨卧床期间协助患者做好生活护理。

（三）中医护理适宜技术

1. 蜡疗。

2. 灸法。

3. 干扰电疗法。

4. 中药离子导入。

5. 穴位注射。

6. 耳穴贴压。

7. 穴位贴敷。

8. 拔火罐。

9. 刮痧疗法。

10. 中药熏蒸。

四、辨证施膳

根据患者的营养状况和辨证分型的不同，科学合理指导饮食，使患者最大程度上得到康复。在指导患者饮食期间，动态观察患者的胃纳情况和舌苔变化，随时更改饮食计划。

（一）血瘀气滞证

饮食宜选择行气、活血、化瘀之品，如黑木耳、金针菇、桃仁、佛手等。忌食阻碍气机之品。推荐食疗方：大枣佛手滋补粥。

【用料】

佛手 3 g，枸杞 5 g，大枣 15 g，糯米 100 g。

【做法】

糯米、大枣洗净浸泡，佛手洗净泡软，切细丝备用。砂锅中加入糯米、枣、佛手，然后放入适量清水，大火开锅，加入枸杞，转中小火煮半小时左右即可。

（二）寒湿痹阻证

饮食宜选择温经散寒、祛湿通络之品，如砂仁、羊肉等，忌生冷之品。推荐食疗方：当归红枣煲羊肉。

【用料】

羊肉，当归，大枣，枸杞，料酒，胡椒粉，姜片，葱段适量。

【做法】

首先，把羊肉飞水后切成小块备用，取适量当归洗净后备用。接着，将羊肉放入砂锅，放入当归。然后，加入适量清水，放入姜片、葱段，加少许料酒和胡椒粉去膻，放进几颗红枣。慢火炖 3~4 小时以后加入枸杞。最后再炖 15 分钟左右关火，盛出汤趁热喝即可。味淡可以加少许盐，不加也可。该食疗方具有温补心肾、健脾和胃、益气养血、强筋健体的功能，是冬季进补的佳品。

（三）湿热痹阻证

饮食宜选择清热利湿通络之品，如丝瓜、冬瓜、薏苡仁、玉米须等。忌辛辣燥热之品，如葱、蒜、胡椒等。推荐食疗方：冬瓜鲫鱼汤。

【用料】

鲫鱼，冬瓜，盐，白胡椒粉，姜，葱。

【做法】

鲫鱼开膛去内脏，洗净，用厨房纸吸干表面的水分；冬瓜去皮切片，姜切片，葱切段备用。锅烧热，倒油。待油烧热后放入鲫鱼煎至两面上色定型。把葱、姜放入爆香，倒入足量开水，大火煮 10 分钟。再放入冬瓜继续煮 10 分钟左右，最后加入盐和白胡椒粉略煮即可起锅。

（四）肝肾亏虚证

1. 肝肾阴虚者

宜进食滋阴填精、滋养肝肾之品，如枸杞、黑芝麻、黑白木耳等。忌辛辣、香燥之品。推荐食疗方：枸杞全鸭汤。

【用料】

老鸭 1 只，枸杞 10 g，姜、葱、鸡精、盐适量，料酒少许，大枣 8 颗，香菜适量。

【做法】

老鸭切块，凉水入锅，加入料酒去腥，烧开后捞出洗净。鸭肉入锅，加入枸杞、大枣、姜片、打成结的葱，大火烧开，小火慢炖 1 小时。之后根据个人口味放入盐、鸡精和香菜，大火烧开，即可出锅食用。

2. 肝肾阳虚者

宜进食温壮肾阳、补精益髓之品，如黑豆、核桃、杏仁、腰果等。忌食生冷瓜果及寒凉食物。推荐食疗方：生姜当归羊肉汤。

【用料】

当归 30 g，生姜 30 g，羊肉 500 g，红枣 10 枚。

【做法】

当归、生姜用清水洗净后顺切大片，羊肉（去骨）剔去筋膜油脂，入沸水焯去血水后，盛出晾凉，切成块状，将羊肉及药材放入砂锅，注入清水2 000 mL，武火煮沸 15 分钟后，捞去浮沫，改用文火慢煮 90 分钟至羊肉熟烂即可，食时放盐调味，饮汤吃。

腰椎间盘突出症的临床表现复杂多样，按照中医的辨证有寒、热、虚、实的不同，选择食物也应该辨证施食。若辨证属热者，宜多食清热通络之品，如绿豆、西瓜、丝瓜、梨、芹菜、豆制品等；若辨证属寒湿者，宜多食祛湿散寒之品，如牛肉、牛骨髓、羊肉、狗肉、蛇类、酒制品等；若辨证属肾虚者，宜多食补肾填精之品，如鸡、鸭、鳖、乌龟、核桃、芝麻、桂圆、蜂王浆等。

五、健康指导

（一）生活起居

1. 生活方式调整

生活起居方式与腰椎间盘突出症的发生、发展及预后有着十分密切的关系。现在的医学专家都非常重视腰椎间盘突出症的生活方式调整。科学的起居方式练习大多简单易行，不受时间条件限制，如果平时稍加留意，认真准确地做，久而久之就会达到健身防病的效果，对腰椎间盘突出症患者尤其是如此。但具体方法要因人、因病情而异，必要时须得到医生的指导。

2. 下床活动注意事项

腰椎间盘突出症急性期患者即使卧床休息，往往还需要下床。如仰卧位下床时，先将身体小心地向健侧侧卧，即健侧在下，两侧膝关节取半屈曲位，用上方的手抵住床板，同时用下方的肘关节将半屈的上身支起，以这两个支点用力，患者会较容易坐起，再用手撑于床板，用臂力使身体离床，同时使半屈的髋、膝关节移至床边，然后再借助拐杖等支撑物支持站立。按上述方法起床可使躯干整体移动，从而减少了腰部屈曲、侧屈、侧转等动作，不致引起腰部疼痛或不适。如患者难以单独下床，可在家属帮助下以同样方式下床。腰椎间盘突出症患者早晨醒来后不要马上起床，因为中老年人椎间盘比较松弛，如果突然由卧位变为立位，不仅容易扭伤腰背部，还可能影响神经系统，如伴有高血压病、心脏病的患者如果突然改变体位，还可能发生意外。正确的方法是醒来后，可在床上适当拉伸，舒展四肢关节，躺在床上休息一会再下床。

3. 保暖腰部

寒冷是诱发腰椎间盘突出症的一个原因。有一部分人会因天气变化而出现腰椎间盘突出症加重，遇到天气阴冷症状就准时出现。这主要是因为寒冷导致腰背部血管收缩、缺血、瘀血、水肿等改变而使患者腰椎间盘突出症加重。中医认为寒性收引，寒冷可导致肌肉收缩。女性腰椎间盘突出症患者，更要注意腰部保暖，特别是在冬春寒湿季节。腰椎间盘突出症患者要尽量避免淋雨受寒、夜卧当风等，要避免久卧潮湿之地，在寒湿季节，应适当使用电热褥等祛寒保暖。即使在三伏天，在空调室中气温也不宜调得过低，尤其不宜让冷气直吹腰部，否则容易引起腰椎间盘突出症的复发或加重。

4. 保暖脚部

俗话说"寒从脚下起"。脚部对温度比较敏感，如果不小心受凉，会反射性地引起鼻黏膜血管收缩，容易导致感冒，而感冒会加重腰痛症状。从现代医学观点来看，人的脚掌有丰富的血管和神经，与神经中枢和人体各部分脏器相关联，但由于脚掌离心脏较远，很容易出现血液循环方面的障碍，如果受凉更会影响人体血液循环。加之脚部表面脂肪层薄，保温性能弱，所以容易受寒冷的侵扰。因此，腰椎间盘突出症患者平时应注意脚部保暖，以防感冒发生而加重腰痛症状。

5. 合理佩戴腰托

腰椎间盘突出症患者佩戴护腰托的主要目的是限制腰椎间的屈曲等运动，协助背肌限制腰椎一些不必要的前屈动作，以保证损伤的腰椎间盘得到充分休息。特别是急性腰椎间盘突出症患者，因局部的急性炎性反应和刺激，可有不同程度的肌肉痉挛，佩戴护腰托后，减少了腰的活动，可起到加强保护的作用。腰托规格要与自身腰的长度、周径相适应，其上缘须达肋下缘，下缘至臀裂，松紧以不产生不适感为宜。可根据病情掌握佩戴时间，腰部症状较重时应随时佩戴，轻症患者可在外出或较长时间站立及固定姿势坐位时使用，睡眠及休息时取下。康复期使用腰围期间应逐渐增加腰背肌锻炼，不建议长期使用腰托，防止腰部肌肉萎缩。

6. 勿埋头久坐

久坐对腰椎损害较大，长期久坐者容易出现腰椎间盘突出症。矫形外科专家告诫人们不宜"坐享清福"，久坐伤腰。因为长期坐位工作，尤其埋头弯腰，使腰背肌长期处于紧张状态，会造成腰部肌肉痉挛、缺血，组织水肿，腰背肌乏力，甚至疼痛。而经常活动腰部可使腰肌舒展，促进局部肌肉的血液循环。对于久坐工作的人群，久坐一段时间后要适当活动一下腰部，使腰肌紧张得以解除，缓解疼痛。

7. 正确站姿

站立姿势不良，易使脊柱不正，是隐伏腰痛的根源之一。长久站立不利于腰椎间盘突出症的恢复，正确的站立姿势应该是两眼平视，下颌略内收，挺胸，腰背平直，收腿，双下肢直立，两足距离与双肩同宽。这样的立姿可以使全身的重力均匀地从脊柱、骨盆传向下肢。站立时双下肢应自然，避免肌肉过度紧张、发僵、疲劳以及膝、髋姿势不正。如果要长时间站立可采用稍休息一下的方法，即一侧下肢向前跨小半步，重心前移，两下肢交替承重、休息。

8. 应有正确行姿

行走应是一种自然、节律性、轻松不费力的活动。人在行走时有下肢、骨盆、腰椎等的参与。行走时腰椎应保持相对的中立位，否则容易导致腰部负担过重从而失去稳定性，增加对椎间盘的压力。正确的行走姿势应是头处于正位，双目平视，下颌微收，挺胸收腹，臀部肌肉用力，全身的重量落在跚趾上，伸直下肢迈步时有稍大的摆幅，前后自然摆动；行走时步速要适中，每一步的行走间距要保持基本一致。

9. 应减少弯腰

腰椎间盘突出症患者，无论是平时还是持重时都要尽量减少弯腰。因为向前弯腰使腰椎间盘后移，若反复弯腰，将使已经受损的纤维环再受更多的压力损害，加重髓核的透明变性损害，特别是在 L4 至 S1 的椎间盘处。如果必须做弯腰动作，这时可以用弯膝下蹲动作来替代，简单讲就是尽量弯膝不弯腰。腰椎间盘突出症患者在居家生活中进行洗碗、切菜、炒菜、拖地、扫地或者用吸尘器吸地等家务劳动时都要谨慎，如果无法避免，可以适当把水池、切菜板、灶台等加高，以避免弯腰干活。从地上捡东西时最好蹲下，而不要弯腰去捡。持重物最好不超过 5 kg。做叠被子动作时一定要小心。从高处拿东西时，严禁身体向后仰，要保持直立。

（二）情志调护

1. 说理开导

了解患者的情绪，使用言语做好开导和安慰工作，保持情绪平和。针对患者不同的病症，以说理开导的方法，尽快消除不良情绪对人体的损害，帮助患者从不健康的心态中解脱出来，促进患者康复。

2. 顺情从欲

顺情从欲是指顺从患者的意志、情绪，满足患者身心需要的一种治疗方法，护士应鼓励患者毫无保留地进行倾诉，充分宣泄内心深处的心理矛盾和痛苦。

3. 移情解惑

移情指排遣情思，使思想焦点转移至他处，转移患者的注意力，解除思想顾虑，常有不药而愈的疗效。解惑是通过一定的方法解除患者对事物的误解和疑惑，从而尽快恢复健康。转移或改变患者的情绪和意志，舒畅气机、怡养心神有益患者的身心健康。

4. 发泄解郁

"发泄"即宣泄；"郁"即郁结，主要指忧郁悲伤等使人不愉快的消极情绪。发泄解郁法是指通过发泄哭诉等方式，将忧郁、悲伤等使人不愉快的不良情绪宣泄出来，达到身心舒畅、恢复心理平衡的目的。

5. 以情胜情

以情胜情指有意识地采用一种情志抑制另一种情志，达到淡化甚至消除不良情志的目的，以保持良好精神状态的一种情志护理方法。

6. 暗示法

暗示法指医护人员运用语言、情绪、行为、举止给患者暗示，从而使患者解除精神负担，相信疾病可以治愈，增强战胜疾病信心的治疗及护理方法。暗示法治疗时要特别注意以下几点：①患者受暗示性是各不相同的，应区别对待。②施治前要取得患者充分的信任与合作。③每次施治过程应尽量取得成功，如不成功，则会动摇患者的信心，影响患者对施治者的信任。

7. 药食法

选用适当的方药或食物，以调整五脏虚实，聪明益智，养心安神，疏肝理气，从而达到调节情志活动的目的。

（三）服药注意事项

对于症状较轻的患者来说，适量服用药物并配合保守治疗有一定效果。症状较重的患者，建议进行全面的检查，选择最合适的治疗方法，听从专业医生的指导。祛寒利湿药、活血通络药物宜饭后半小时服用，以减少胃肠道刺激。镇痛药应遵医嘱应用，防止产生药物依赖。服用激素类药物时应严格遵循医嘱，不得随意增减剂量或停用药物。血瘀气滞证，中药宜温服；寒湿痹阻证，中药宜热服；湿热痹阻证与肝肾亏虚证，中药宜温热服。

六、功能锻炼

对于腰椎间盘突出症患者来说，是否能进行体育活动，要视患者的病情决定。一般来说，在急性腰痛发作期内要卧床休息并采取适当治疗，而腰痛缓解期或仅有轻微症状时可适当参加体育活动，循序渐进地开展功能锻炼。

（一）康复期锻炼方法

康复期告知患者进行功能锻炼的时间点，加强腰背肌功能锻炼，要注意持之以恒。主要锻炼方法有卧位直腿抬高、交叉蹬腿、五点支撑锻炼和飞燕式腰背肌功能锻炼，根据患者的具体情况进行指导。

1. 卧位直腿抬高

仰卧，一侧下肢自然屈髋、屈膝，或者伸直。训练侧下肢伸直，勾住脚，在膝关节伸直状态下抬起下肢，距离床面15~20 cm，维持该位置10~15秒，随后缓慢放下。休息10秒钟左右后，重复上述动作。每组训练，由少到多。根据具体情况，每天100~300次，分次完成，如图1-1。侧卧直腿抬高：取侧卧位，下腿弯曲，上腿伸直，向上抬高，角度依个人耐受程度而定，左右侧交替进行。

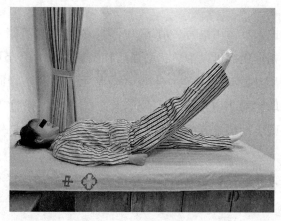

图1-1　仰卧位直腿抬高

2. 交叉蹬腿

交叉屈膝，伸直蹬腿，两手保持平衡（腹部紧张，屈膝时快，伸直时慢），每日3~5组，每组10~20次，适应后增加至每日10~20组，每组30~50次，如图1-2。

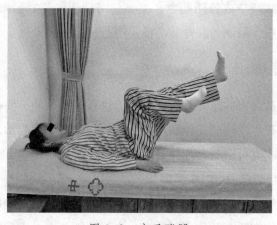

图1-2　交叉蹬腿

3. 五点支撑锻炼

患者取仰卧位，以双手作为支撑点，两腿半屈膝 90°，脚掌置于床上，以头后部及双肘支撑上半身，双脚支撑下半身，成半拱桥形，当挺起躯干架桥时，膝部稍向两旁分开，速度由慢而快，每日 3~5 组，每组 10~20 次。适应后增加至每日 10~20 组，每组 30~50 次，以锻炼腰、背、腹部肌肉力量，如图 1-3。

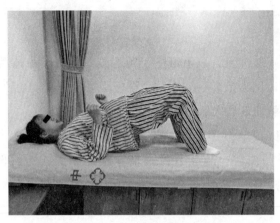

图 1-3　五点支撑

4. 飞燕式锻炼

患者取俯卧位，双下肢伸直，两手贴在身体两旁，下半身不动，抬头时上半身向后背伸，每日 3 组，每组做 10 次。逐渐增加为抬头上半身后伸与双下肢直腿后伸同时进行。腰部尽量背伸形似飞燕，每日 5~10 组，每组 20 次，如图 1-4。

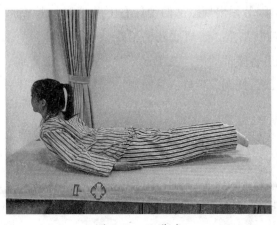

图 1-4　飞燕式

（二）术后早期功能锻炼方法

医护人员应鼓励腰椎间盘突出症患者术后早期进行功能锻炼。早期锻炼是指手术以后 2 周以内的功能锻炼。根据个人病情和体力，选择合适的锻炼方法和强度，由少量开始，逐渐增加。

1. 俯卧抬头

取俯卧位，下肢伸直，双手向后放于身体两侧。用力使头部和上身抬起，至极限处停留 4~10 秒。

2. 俯卧抬腿

取俯卧位，下肢伸直，双手可垫于颌下或向后放于身体两侧。在保持髋、膝关节伸直的同时用力抬高一侧下肢，至极限处停留 4~10 秒。然后交换另一侧。主要锻炼腰背肌和臀大肌。

3. 挺腹伸髋

取仰卧位，屈曲髋、膝关节，用足掌蹬住床面，然后挺腹伸髋，使腰部离开床面呈桥状，至极限处停留 4~10 秒。此动作主要锻炼腰背部和下肢肌肉。

以上动作均每日早、中、晚各锻炼 3 次，每次重复 8~20 次。

七、案例分享

患者李某某，男，76 岁，西医诊断：腰椎间盘突出症。

【主诉】

腰部僵硬伴右下肢疼痛 20 余年，加重 2 个月余。

【现病史】

患者 20 年前因劳累出现腰部僵硬伴右下肢疼痛，遇寒加重，得温后缓解。2 个月前因劳累症状加重，予口服药物治疗，效果不佳，为求进一步专科治疗入住我病区。现患者腰部僵硬伴右下肢疼痛，双膝关节疼痛，行走困难，无头晕头痛，纳眠可，二便调。舌红、苔黄腻、脉沉弦。NRS 评分：5 分。

【既往史】

高血压病史 10 余年，10 年前左肩关节外伤史。

【阳性体征】

双直腿抬高试验 70°（-），双 4 字试验（+），双膝腱反射、跟腱反射未引出，双足大趾背伸力正常，趾屈力正常，右下肢浅感觉减退，双侧巴氏征（-）。

【中医诊断】

腰痛（肝肾亏虚）。

【入院后治疗】

1. 普通针刺

取肾俞、大肠俞、昆仑、委中、次髎、秩边等穴。

2. 口服药物

缬沙坦氢氯噻嗪片控制血压，通络开痹片以祛风通络、活血散结。

3. 静脉输液

七叶皂苷钠注射液。

【辨证施护】

1. 生活护理

卧床休息，卧硬板床，保持脊柱平直。避免体位的突然改变。专人陪护，告知防跌倒坠床等安全注意事项，协助患者生活护理。

2. 证候施护

评估患者疼痛的部位、性质、强度、持续时间及伴随症状，做好 NRS 评分并记录。重度疼痛来袭时帮助患者适时地发泄，疏泄紧张、焦虑、急躁情绪。规范使用镇痛药，观察药物疗效及不良反应。

3. 中医特色护理技术

（1）蜡疗：取腰背部，每次 30 分钟，每日 1 次。

（2）灸法：使用灸疗床灸腰部及右下肢，每次 30 分钟，每日 1 次。

（3）中药离子导入：取双大肠俞穴，每次 20 分钟，每日 1 次。

（4）干扰电疗法：取双大肠俞、关元俞等穴，每次 20 分钟，每日 1 次。

（5）耳穴贴压：取神门、交感、皮质下、肝、肾、腰椎、膝等穴，每周 2 次。

（6）穴位贴敷：取双涌泉穴，每日 1 次。

4. 辨证施膳

患者证型为肝肾亏虚，饮食宜进食滋阴填精、滋养肝肾之品，如枸杞、黑芝麻、黑白木耳等。推荐食疗方：枸杞全鸭汤、黑芝麻糊，忌辛辣香燥之品。告知患者多饮水，多吃新鲜蔬菜和水果，保持大便通畅。

5. 运动指导

指导患者踝泵运动，防止下肢深静脉血栓形成。卧床期间或活动困难时，指导患者进行四肢关节主动运动及腰背肌运动，提高肌肉强度和耐力。

【治疗效果】

第 4 日查房，患者右下肢疼痛较前减轻，NRS 评分：3 分，已经可以下地行走，再予针刺及蜡疗、中药离子导入、干扰电疗法、艾灸巩固。

住院第 7 日，患者好转出院，右下肢疼痛明显好转，NRS 评分：1 分。

【出院指导】

1. 减轻腰部负荷，避免过度劳累，尽量不要弯腰提重物，捡拾地上的物品时宜双腿下蹲腰部挺直，动作要缓。

2. 加强腰背肌功能锻炼，要注意持之以恒。

3. 建立良好的生活方式，生活有规律，多卧床休息，注意保暖。

【出院随访】

出院 1 周后随访患者，患者自诉腰腿痛已基本缓解。

第二章　颈椎病（项痹）

一、概述

颈椎病又称颈椎综合征，是颈椎骨关节炎、增生性颈椎炎、颈神经根综合征、颈椎间盘脱出症的总称，是一种以退行性病理改变为基础的疾患。主要由于颈椎长期劳损，骨质增生，或椎间盘脱出，韧带增厚，致使颈椎脊髓、神经根或椎动脉受压，出现一系列功能障碍的临床综合征。表现为椎节失稳、松动；髓核突出或脱出；骨刺形成；韧带肥厚和继发的椎管狭窄等，刺激或压迫了邻近的神经根、脊髓、椎动脉及颈部交感神经等组织，引起一系列症状和体征。

在中医学上，颈、肩、臂痛等症大都属于"痹证"范畴，通常认为其是由于外伤、气血不和、风寒湿邪侵袭、经络不通等所致，头晕、目眩、耳鸣则与痰浊、肝风、虚损相关。中医认为，颈椎病的主要病机是肝肾亏虚，精髓不足，气血衰少，筋骨失于濡养，风寒湿邪易于骤袭，痹着经络，气滞血瘀。

二、辨证分型与治疗

（一）风寒痹阻证

【证候要点】

颈、肩、上肢窜痛麻木，以痛为主，头有沉重感，颈部僵硬，活动不利，恶寒畏风。舌淡红，苔薄白，脉弦紧。

【治法】

祛风散寒，祛湿通络。

【方药】

羌活胜湿汤、蠲痹汤加减。其方药中含羌活、独活、藁本、防风、炙甘草、川芎、蔓荆子、当归、赤芍等。

（二）血瘀气滞证

【证候要点】

颈肩部、上肢刺痛，痛处固定，伴有肢体麻木。舌质暗，舌薄白或薄黄，脉弦。

【治法】

行气活血，通络止痛。

【方药】

桃红四物汤加减。其方药中含熟地黄、当归、赤芍、川芎、桃仁、红花等。

（三）痰湿阻络证

【证候要点】

头晕目眩，头重如裹，四肢麻木，纳呆。舌暗红，苔厚腻，脉弦滑。

【治法】

祛湿化痰，通络止痛。

【方药】

半夏白术天麻汤加减。其方药中含半夏、白术、天麻、茯苓、橘红、白术、甘草等。

（四）肝肾不足证

【证候要点】

眩晕，头痛，耳鸣，耳聋，失眠，多梦，肢体麻木，面红目赤。舌红少苔，脉弦。

【治法】

补益肝肾，通络止痛。

【方药】

肾气丸、独活寄生汤加减。其方药中含熟地黄、怀山药、山茱萸、丹皮、茯苓、泽泻、桂枝、附子、独活、桑寄生、杜仲、牛膝等。

（五）气血亏虚证

【证候要点】

头晕目眩，面色苍白，心悸气短，四肢麻木，倦怠乏力。舌淡苔少，脉细弱。

【治法】

益气温经，和血通痹。

【方药】

黄芪桂枝五物汤加减。其方药中含黄芪、赤芍、桂枝、党参、白术、茯苓、当归、川芎、熟地黄、生姜、大枣等。

三、辨证施护

（一）常见症状/证候施护

1. 颈肩疼痛

（1）评估疼痛的诱因、性质、部位、持续时间，疼痛与体位的关系，做好NRS评分。

（2）慎起居、避风寒，防风寒阻络致经脉不通，引发疼痛。

（3）配合医师行颈椎牵引，及时评估牵引效果及颈肩部疼痛情况。

（4）遵医嘱正确应用镇痛药，并观察用药后效果及不良反应。

（5）遵医嘱给予中药熏蒸治疗，采用熏蒸床，使用活血止痛散熏蒸颈背部，每次15~20分钟，每日1次。

（6）遵医嘱给予干扰电治疗，取大椎、大杼、阿是穴等，每次20分钟，每日1次。

（7）遵医嘱给予中药封包，使用栀黄散中药封包颈背部，每次30分钟，每日1次。

（8）遵医嘱给予中药热奄包，使用中药艾盐包热敷阿是穴，每次20分钟，每日1次。

（9）遵医嘱给予中药离子导入治疗，乌头酊导入大椎、大杼、阿是穴等，每次20分钟，每日1次。

（10）遵医嘱艾灸，取大椎、阿是穴，每次30分钟，每日1次。

（11）遵医嘱耳穴贴压，取神门、交感、颈椎、肝、肾、皮质下穴等，每周 2 次。

（12）遵医嘱拔火罐，取颈背部。

（13）遵医嘱督灸，每周 1 次。

（14）遵医嘱穴位按摩，取大椎、颈夹脊、大杼、天柱、天宗、阿是穴等。

2. 眩晕

（1）评估眩晕的性质、发作持续时间及与体位改变的关系。

（2）避免诱发眩晕加重的姿势或体位。

（3）做好防护，外出有人陪同，动作应缓慢，避免快速转头、低头，防跌倒。

（4）指导患者正确佩戴颈托。

（5）遵医嘱给予耳穴贴压，取神门、交感、颈椎、颈、脑干、皮质下等穴，每周 2 次。

（6）遵医嘱给予穴位按摩，取太阳、大椎、颈夹脊、大杼、天柱、天宗、阿是穴等。

3. 肢体麻木

（1）评估肢体麻木范围、性质、程度及与体位的关系。

（2）指导患者主动活动麻木肢体，可用梅花针或指尖叩击、拍打按摩麻木部位，减轻或缓解症状。

（3）注意肢体保暖，避风寒。

（4）遵医嘱给予中药活血止痛散熏蒸颈背部，每次 30 分钟，每日 1 次。

（5）遵医嘱给予经络穴位测评疗法，取曲池、手三里等穴，每次 30 分钟，每日 1 次。

（6）遵医嘱给予麻木部位刮痧，每次 5~10 分钟，隔日 1 次。

（7）遵医嘱给予中频脉冲治疗，取曲池、手三里等穴，每次 20 分钟，每日 1 次。

（8）遵医嘱给予颈椎牵引，及时巡视观察患者有无不适，如有麻木加重告知医师，适当调整牵引角度、重量、时间等。可使用电脑控制全自动脊柱减压牵引系统进行颈椎牵引，急性期不宜进行。

4. 颈肩及上肢活动受限

（1）评估活动受限的范围和患者的生活自理能力。

（2）患者生活用品放置应便于取用，做好生活护理。

（3）指导协助患者正确的体位移动，按摩受限肢体，提高患者舒适度。

（4）康复期指导并协助患肢关节功能锻炼，预防肌肉萎缩。

（5）遵医嘱给予中药活血止痛散熏蒸颈部及肢体受限部位，每次 15 ~ 30 分钟，每日 1 次。

（6）遵医嘱给予艾灸，取大椎穴、阿是穴，每次 30 分钟，每日 1 次。

（7）遵医嘱给予穴位按摩，取大椎、颈夹脊、大杼、天柱、天宗、阿是穴等。

5. 不寐

（1）枕头高度在一拳左右为宜，避免颈部悬空。

（2）保持病房安静，整洁，通风良好。

（3）睡前服热牛奶，用温水泡脚，按摩太阳穴、印堂穴，听舒缓轻音乐。不宜饮浓茶或咖啡。

（4）遵医嘱给予开天门推拿。

（5）遵医嘱给予耳穴贴压，取神门、心、肝、肾、皮质下等穴，每周 2 次。

（6）遵医嘱给予穴位贴敷吴茱萸，取双侧涌泉穴，贴敷 6 ~ 8 小时，每晚 1 次。

（7）遵医嘱应用镇静安神药物，并观察用药后反应及效果。

（二）护理要点

1. 起居护理

（1）避免长时间低头劳作，伏案工作时，每隔 1 ~ 2 小时活动颈部，如仰头或将头枕靠在椅背上或转动头部，转头动作宜轻缓。

（2）座椅高度要适中，以端坐时双脚刚能触及地面为宜。

（3）避免长时间半躺在床头，曲颈斜枕看电视、看书。

（4）睡眠时应保持头颈部在一条直线上，避免扭曲，枕头长要超过肩，不宜过高，为握拳高度（平卧后），枕头的颈部稍高于头部，可以起到良好的放松作用，避免颈部悬空。

（5）注意颈部保暖，防风寒湿邪侵袭。

（6）及时防治如咽炎、扁桃体炎、淋巴腺炎等咽喉部疾病。

2. 饮食护理

颈椎病患者的饮食要有节制，不可暴饮暴食。人体的阴阳是平衡的，进食过度，饮食过寒、过热都会使阴阳失调而致脏腑受伤。长时间食生、冷、寒、凉的食物会伤脾胃之阳气，导致寒湿内生，从而加重颈椎病的症状。饮食要合理搭配，不可单一偏食。主食中所含的营养是不同的，多食补钙食品，粗粮和细粮要同时吃，不可单一偏食。粗细、干稀、主副搭配的全面食物可满足人体营养需要，从而促进患者的康复。

3. 情志护理

（1）向患者介绍本病的发生、发展及转归，取得患者理解和配合，多与患者沟通，了解其心理、社会状况，及时消除不良情绪。

（2）介绍成功病例，帮助患者树立战胜疾病的信心。

（3）给患者必要的生活协助，鼓励家属参与。

（4）有情绪障碍者，必要时请心理咨询医师治疗。

4. 体位指导

（1）急性期卧床制动，头部前屈，枕头后部垫高，避免患侧卧位，保持上肢上举或抱头等体位，必要时在肩背部垫软垫，进行治疗或移动体位时动作要轻柔。

（2）缓解期可适当下床活动，避免快速转头、摇头等动作；卧位时保持头部中立位，枕头水平。

（3）康复期可下床进行肩部、上肢活动，在不加重症状的情况下逐渐增大活动范围。

5. 康复护理

（1）纠正不良姿势：长时间低头看书、坐办公室人员长期保持头颈部处于单一姿势位置，导致局部过度活动，损伤局部椎间盘、韧带等，易发生颈椎病。采取正确的操作姿势，坐姿要端正，上臂自然放直，前臂与上臂垂直或略向上10°~20°，腕部与前臂保持同一水平，大腿应与椅面水平，小腿与大腿呈90°。

操作时坐姿应正确舒适。应将电脑屏幕中心位置安装在与操作者胸部同一水平线上，眼睛与屏幕的距离应在35~60 cm，最好使用可以调节高低的椅子，注视的文字约低于视线3 cm。在操作过程中，应经常眨眨眼睛或闭目休息一会儿，以调节和改善视力，预防视力减退。应在工作1~2小时后，有目的地让头颈部向前、后、左、右转动数次，转动时应轻柔、缓慢，以达到各个方向的最大运动范围为准，使得颈椎关节疲劳得到缓解。

（2）选择合适的枕头：选择枕头的原则是可以保持颈部的生理弧度。睡觉时不可俯卧睡，枕头不可以过高、过硬或过低。枕头的中央应略凹，仰卧位颈部应枕在枕头上，不能悬空，使头部保持略后仰，高度与自己的拳头高度一致。这样，枕头的支点与颈背部弧度相适应，才能衬托颈曲以保持正常的生理曲线状态。习惯侧卧位者，应使枕头与肩同高。

（3）颈椎病保健操：恢复期进行颈肩部肌肉的锻炼，缓解疲劳，加强脊柱的稳定性，预防和改善颈椎病。具体步骤如下。①前屈后伸：双手叉腰，放慢呼吸，缓缓低头使下巴尽量紧贴前胸，再仰头，头部尽量后仰。停留片刻后再反复做 4 次。②左右侧屈：左、右缓慢歪头，耳垂尽量达到左右肩峰处。停留片刻后再反复做 4 次。③左右转颈：头部缓慢左转，吸气，颏部尽量接触肩峰，还原，再右转，吸气，颏部尽量接触肩峰。停留片刻后再反复做 4 次。④耸肩运动：左右交替耸肩 4 次后，双肩同时耸肩 4 次。练习时，动作要轻松平稳，防止医源性损伤，若感觉疼痛或眩晕，可以减小幅度，头部活动应减缓。

6. 围手术期护理

（1）手术前的护理：①做好术前宣教，告知手术注意事项及相关准备工作，取得患者的配合，术前戒烟。②前路手术术前 3~5 天开始气管推移训练，用示指、中指及环指将气管自右向左推或拉，使气管超过正中线，牵拉的时间为每次 5~10 分钟，逐渐增加至每次 30~40 分钟，每日 3~4 次，而且不发生呛咳。③指导患者进行深呼吸及有效咳嗽练习，练习床上排大小便。④术前给予耳穴贴压，以缓解紧张情绪，促进睡眠。

（2）手术后护理：①手术后注意观察伤口有无渗血及四肢感觉运动情况。②根据不同的麻醉方式指导患者进食，如进食半流质易消化食物。③卧床期间预防并发症。④术后功能锻炼：肢体感觉恢复后指导患者做握拳、足趾背伸等小关节活动，手术 6 小时后做被动的直腿抬高活动，24 小时后指导患者主动锻炼，如练习上肢手抓拿、下肢的抬高或伸屈活动等。⑤术后 2 天，在颈部固定良好的前提下，协助患者早期下床活动。下床顺序：平卧（带好颈围）→床上坐起→床边立→有人协助离床→自己行走。佩戴颈围时应保持头部中立位，防止突然转动头部发生意外。

（三）中医特色治疗护理

1. 手法治疗的护理

（1）松解类手法的护理：①治疗前向患者讲解松解手法治疗的目的及注意事项。②嘱患者放松，协助患者摆放体位。③治疗过程中，注意观察患者的面色和反应，询问有无眩晕、恶心等不适。④治疗结束后协助患者卧床休息半小时。

（2）整复类手法的护理：①治疗前告知患者和家属相关注意事项，取得配合。②治疗过程中，嘱患者颈部自然放松，配合固定体位。③观察患者面色和反应，询问有无胸闷、眩晕、恶心等不适，必要时停止治疗，并给予吸氧或药物治疗。④手法整复后颈部制动，平卧位小重量持续牵引6~24小时，牵引过程中注意观察患者反应，如有不适及时停止牵引或调整牵引的重量或角度。⑤整复复位后，下床时要佩戴颈托，教会患者正确使用颈托，患者体位改变时动作要缓慢，给予协助和保护，防跌倒。

2. 枕颌带牵引的护理

（1）牵引治疗前告知患者和家属牵引的目的和注意事项以取得配合。

（2）枕颌带牵引分坐位和卧位，根据病情选择合适的牵引体位（前屈、水平位、背伸位）、角度、重量和时间。

（3）根据牵引角度调节枕头高度，保持有效的牵引力线，颈部不要悬空。

（4）牵引过程中观察枕颌带位置是否舒适，耳郭有无压迫，必要时下颌或面颊部可衬垫软物；男性患者避免压迫喉结，女性患者避免将头发压在牵引带内。

（5）牵引时颈部制动。

（6）疼痛较甚的患者去除牵引时要逐渐减轻重量，防止肌肉快速回缩。必要时可小重量持续牵引。

（7）牵引过程中加强巡视，观察患者有无疼痛加重、头晕、恶心、心慌等不适，并根据情况及时报告医师处理。

（8）牵引结束后，颈部应制动休息10~20分钟，同时做好记录。

3. 运动导引疗法

（1）急性期颈部制动，避免进行功能锻炼，防止症状加重。

（2）缓解期或手法整复2~3天后指导患者在颈托保护下行颈部拔伸、项臂争力、耸肩、扩胸等锻炼。

（3）康复期及手法整复1周后可间断佩戴颈围，开始进行仰首观天、翘首望月、项臂争力等锻炼，每日2~3次，每次2~3组动作，每个动作10~15次。

（4）康复后要长期坚持做耸肩、扩胸、项臂争力、颈部的保健"米字操"等锻炼，保持颈部肌肉的强度及稳定性，预防复发。

（5）眩晕的患者慎做回头望月、保健"米字操"等转头动作，需要时应遵医嘱进行。

（6）各种锻炼动作应缓慢、循序渐进，以不疲劳为度。

（四）中医护理适宜技术

1. 蜡疗。

2. 灸法。

3. 中药离子导入。

4. 干扰电疗法。

5. 穴位注射。

6. 穴位贴敷。

7. 耳穴贴压。

8. 穴位按摩。

9. 中药封包。

10. 中药热奄包。

11. 中药熏蒸。

12. 刮痧治疗。

13. 中频脉冲治疗。

14. 经络穴位测评疗法。

15. 督灸。

四、辨证施膳

（一）风寒痹阻证

宜进祛风散寒的温性食物，如大豆、羊肉、狗肉、胡椒、花椒等。忌食凉性食物及生冷瓜果、冷饮，多饮温热茶。推荐食疗方：胡椒鳝鱼汤。

【用料】

黄鳝鱼，胡椒粉，香菜，油，姜，盐，葱丝。

【做法】

先从黄鳝脖子划一刀放血，将肚皮剖开，清理干净，洗净后切断。多切一些生姜放入油锅中，待生姜变成金黄色，倒入黄鳝，多炒片刻。按照黄鳝的量倒入适量的水，如果喜欢喝汤也可以多倒一些水，盖上锅盖烧 10 分钟左右，加少许盐即可关火。

（二）血瘀气滞证

宜进食行气活血、化瘀解毒的食品，如山楂、白萝卜、木耳等。避免煎炸、肥腻、厚味之品。推荐食疗方：鲜藕炒木耳。

【用料】

鲜藕片 250 g，黑木耳 10 g。

【做法】

鲜藕洗净，两节切片，稍微炒一下之后，放入用温水泡软的黑木耳，再放入少许调料，略微翻炒至熟即可。

（三）痰湿阻络证

宜进健脾除湿之品，如山药、薏苡仁、赤小豆等。忌食辛辣、燥热、肥腻等生痰助湿之品。推荐食疗方：山药薏苡仁粥。

【用料】

山药、薏苡仁各 30 g，莲子 15 g，大枣 10 枚，小米 50～100 g，白糖少许。

【做法】

将山药切块，莲子去心，红枣去核。淘洗干净后，与小米共煮成粥。待粥煮熟后，加白糖调匀即成。

（四）肝肾不足证

1. 肝肾阴虚者

宜进食滋阴填精、滋养肝肾之品，如枸杞等。忌辛辣、香燥之品。推荐食疗方：枸杞甲鱼汤。

【用料】

甲鱼 1 只，枸杞 30 g，淮山药 30 g，熟地黄 15 g，女贞子 15 g，调味料适量。

【做法】

首先将甲鱼处理干净，先放入温水里面，将脏污排干净，将甲鱼宰杀之后去掉头部和内脏，清洗干净。将枸杞、淮山药、熟地黄和女贞子用清水清洗干净，找一个纱布袋，将药材全部放入扎紧，将处理好的药袋放入甲鱼的腹中。取一个砂锅，加入适量的清水后放入甲鱼，炖 40 分钟后加入盐、味精即可出锅。

2. 肝肾阳虚者

宜进食温壮肾阳、补精髓之品，如黑豆、核桃、杏仁、腰果等。忌食生冷瓜果及寒凉食物。推荐食疗方：生姜当归羊肉汤。

【用料】

当归 10 g，生姜 20 g，羊肉 500 g，调料适量。

【做法】

当归、生姜清水洗净，切片备用。羊肉剔去筋膜，洗净切块，入沸水锅内焯去血水，捞出晾凉备用。将羊肉放入锅内，倒入适量清水，加入生姜、当归，转小火慢炖 1.5 小时后，加入适量调料，即可食用。

（五）气血亏虚证

宜进食益气养阴的食品，如莲子、大枣、桂圆等。推荐食疗方：红枣桂圆莲子汤。

【用料】

桂圆 8 颗，红枣 10 颗，莲子 20 颗，银耳 3 朵，红糖 1 汤匙（约 15 g），清水 1 000 mL。

【做法】

银耳泡发，去除黄根，莲子去心。将桂圆肉、红枣、莲子、银耳用清水洗净，一起放入锅中，倒入 1 000 mL 清水，大火煮开后调成小火，继续炖煮 20 分钟。煮好后，趁热加入红糖搅匀即可食用。

五、健康指导

（一）生活起居

1. 防寒保暖

颈椎受凉会引起肌肉痉挛或颈部关节紧张，避免寒冷潮湿的环境，根据天气变化调整衣服穿着等，可有效预防颈椎病。

2. 纠正不良坐姿

长期伏案工作、看电脑、看书等会改变颈椎的正常生理曲度，致使颈椎出现慢性劳损。因此保持良好的坐姿是预防的前提，工作或学习时间过长可以适当地活动颈部，伸展四肢。

3. 适中的床垫和枕头

床垫不宜太软，过软会造成颈部椎体间负荷过重，引发颈椎疼痛。枕头宜选择 8~15 cm 高度，这样有利于减缓颈椎疲劳，防止颈椎病发作。

4. 加强颈部肌肉锻炼

加强颈部肌肉锻炼是预防颈椎病的关键所在，如进行游泳、瑜伽等锻炼都可以增强颈部肌肉力量。

5. 注意休息，劳逸结合

既往有颈椎病症状的患者，应当减少工作量，适当休息。症状较重、发作频繁者，应当停止工作，绝对休息，最好能够卧床休息。这样在颈椎病的治疗期间，有助于提高治疗的效果，促使病情早日缓解，机体早日康复。

6. 注意手机的使用

看手机时把手抬高，可以减少对颈椎的不良影响。

7. 颈椎病患者的睡眠体位

自然屈腿，根据这一良好体位的要求应该使胸、腰部保持自然曲度，双髋及双膝呈屈曲状，此时全身肌肉即可放松，最好采取侧卧或仰卧，不可俯卧。

（二）情志调护

颈椎病患者，特别是患病时间较长的病患，易在日常生活中产生急躁情绪和不悦心理，这对颈椎病的发展会产生不利影响。因此，颈椎病患者需保持良好的情绪。

1. 消除悲观心理

脊髓型颈椎病虽然能够导致瘫痪，但不是每个患者都会发生，只要治疗得当，完全可以避免，或经治疗可好转，患者没有必要患上颈椎病之后就担惊受怕，这样对治疗没有丝毫的好处。

2. 消除急躁心理

患病后患者都希望尽快恢复，急躁是很正常的表现，但不能过分急躁，这样会使行为异常，出现负面效应。只有心平气和地面对疾病，才能更理智地选择治疗方法，更有利于身体的康复。

3. 树立战胜疾病的信心

颈椎病的发生是一个漫长的过程，因此，患病后治疗也是一个漫长的过程。患者应该树立战胜疾病的信心，放下思想包袱，积极主动地配合医生治疗，以促进身体康复。

4. 家属正确引导

晚期患者或手术失败的患者易悲观厌世，此时家属必须加强诱导，使患者多接触社会，培养生活兴趣，在精神上获得生活乐趣和信心。

（三）服药注意事项

1. 缓解疼痛、消除炎症

主要选用吲哚美辛、布洛芬、阿司匹林等非甾体抗炎药，这类药物可以有效消除颈椎病导致的炎症与疼痛。

2. 缓解颈肩背部肌肉痉挛

可选用苯海索、苯妥英钠、氯唑沙宗等药物。

3. 营养神经类药物

颈椎病患者还可以使用维生素 B_{12}、谷维素、甲钴胺等营养神经的药物，可以有效缓解颈椎病引起的一些不良神经症状。

4. 缓解头晕、头痛、视力模糊等症状

出现上述症状时可以选用烟酸、地巴唑等扩张血管的药物。

5. 中成药

在中成药的选用上要注意根据不同分型辨证选用。

（四）佩戴颈托的方法及注意事项

1. 选择合适型号和材质的颈托。颈托的大小、高低要适宜，松紧以能放入 2 个手指为宜。高度以限制颈部活动，保持平视为宜。

2. 使用时应注意观察患者的颈部皮肤状况，防止颈部及耳郭、下颌部皮肤受压，必要时可在颈托内衬垫小毛巾、软布等，定时清洁颈托和局部皮肤。

3. 起床时，先将前托放置好（将下颌放在前托的下颌窝内），一手固定前托，一手放置于患者颈枕部，扶患者坐起，将后托放置好（一般长托在下），调节松紧度，固定粘扣。

4. 患者由坐位到平卧位时，先松开粘扣，去掉后托，一手扶持前托，一手放置于患者颈枕部，协助患者躺下，去掉前托，调节好枕头位置及高度。

5. 颈托佩戴时间，一般以 2~3 周为宜，整复后第 1 周内全天佩戴（睡觉时去除），第 2 周间断佩戴，不活动时可去除颈托，活动时佩戴，第 3 周在坐车及颈部剧烈活动时佩戴。

6. 佩戴颈托时须配合颈部肌肉锻炼，以保持颈部的稳定性。

六、功能锻炼

（一）靠墙站立训练

第1步，将后背、后脑勺和臀部靠墙，脚后跟距离墙壁5~10 cm。第2步，面部垂直于地面，下巴切忌翘起，也不能低下，同时两个肩胛骨尽量贴墙面。第3步，头部向上延伸，想象有一根绳子在头顶上往上拉。每天做3次，每次5分钟，如图2-1。

（二）按摩

每天对颈部进行适当按摩对于颈椎病的防治有一定的功效。按摩方法为双手交替置于颈部后方，轻轻摩擦至颈部有微热感即可，能对颈部不适起到一定的缓解作用。但按摩不宜在急性期使用，需合理选择按摩时间，如图2-2。

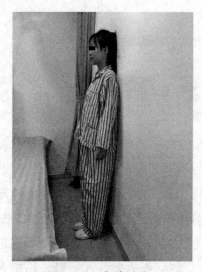
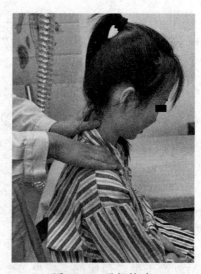

图2-1　靠墙站立　　　　　　　　图2-2　颈部按摩

（三）游泳

游泳是一项锻炼颈椎的绝佳运动。游泳时人在水中呈水平状态，有利于保持颈椎正常的生理曲度。同时，游泳时的换气动作可以活动到颈椎，有利于改善颈椎功能。

（四）颈椎活动

如今颈椎病高发多与颈椎疲劳有关。为缓解这种疲劳不适，定时的颈部活动非常重要。颈椎活动方法多样，且操作简单。可以从简单的颈部转动做起，也可以借助瑜伽球和伸颈顶球，起到活动颈椎的作用，如图2-3。

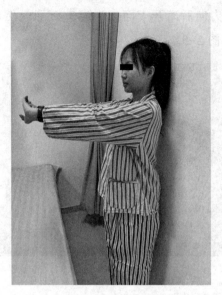

图2-3　颈部活动

（五）颈部对抗法

动作要领：两手交叉，屈肘上举，用手掌抱颈项部，用力向前，同时头颈尽量用力向后伸，使两力相对抗，随着呼吸有节奏地进行锻炼，如图2-4。

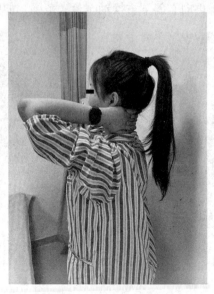

图2-4　颈部对抗法

35

（六）飞燕式锻炼法

俯卧于床上，去枕；双手背后，用力挺胸抬头，使头胸离开床面；同时膝关节伸直，两大腿用力向后离开床面，持续 3~5 秒，然后放松肌肉，间隙 5 秒，练习 3~5 组，如图 2-5。

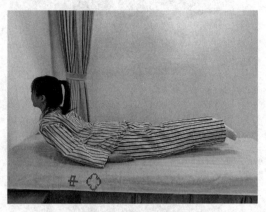

图 2-5　飞燕式

（七）保健"米字操"

身体直立，双手自然下垂，挺胸、抬头，目视前方，颈部向左侧屈，吸气，复原时呼气，再向右侧屈。颈前屈，下颌贴胸。颈后伸到最大限度。头向左斜上方摆动至最大限度，再向右斜上方摆动至最大限度，配合呼吸。向左斜下方摆头至最大范围，再向右斜下方摆动至最大范围，如图 2-6~2-8。

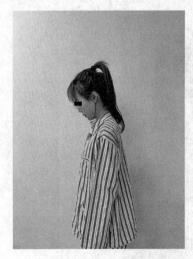
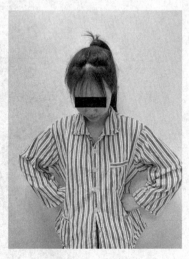

图 2-6　米字操　　　　　　　图 2-7　米字操

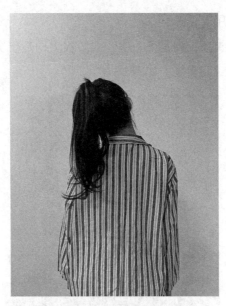

图 2-8　米字操

（八）仰首观天

双手叉腰，先低头看地，闭口使下颌尽量紧贴前胸，停留片刻，然后头颈仰起，两眼看天，仍停留片刻，反复进行，如图 2-9。

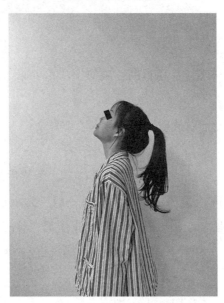

图 2-9　仰首观天

（九）回头望月

头部转向一侧，头顶偏向另外一侧，双眼极力向后上方观望，如回头望月状，坚持片刻，进行对侧锻炼，如图2-10。

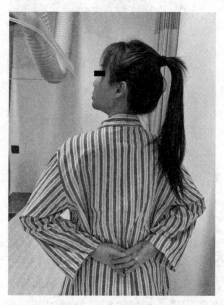

图2-10 回头望月

七、案例分享

患者张某，男，64岁，中医诊断：项痹。

【主诉】

后颈部疼痛，伴左上肢放射性疼痛麻木1个月余。

【现病史】

患者于1个月前无明显诱因出现后颈部疼痛，劳累后加重伴左上肢放射性疼痛麻木，于当地医院接受药物治疗，效果一般。为求进一步诊疗入住针灸科，现患者后颈部疼痛，左侧肩胛骨内侧紧张压痛，伴左上肢放射性痛、麻，偶有胸闷，纳眠可，二便调。舌暗淡，苔腻，脉沉迟。NRS评分：5分。

【既往史】

既往体健，否认药物及食物过敏史。

【阳性体征】

左侧臂丛牵拉试验（+）、叩顶试验（+）、双上肢腱反射（++）。

【中医诊断】

项痹（血瘀气滞证）。

【入院后治疗】

1. 普通针刺

取风池、天柱、颈椎 C3～C6 夹脊穴、曲池、外关、合谷等穴。

2. 静脉输液

静脉注射地塞米松以消炎止痛，七叶皂苷钠改善循环，甘露醇脱水消肿。

【辨证施护】

1. 生活起居

（1）注意慎起居、避风寒，注意颈部保暖。

（2）枕头不宜过高，高度以 1 拳为宜。

（3）座椅高度要适中，以端坐时双脚刚能触及地面为宜。

（4）避免长时间伏案工作、低头看手机等。

2. 证候施护

（1）评估疼痛的诱因、性质、部位、持续时间，与体位的关系，做好 NRS 评分。

（2）注意麻木侧肢体的保暖，可以配合穴位按摩和拍打麻木肢体以促进舒适感。

3. 中医特色技术

（1）蜡疗：取颈项部的穴位，每次 30 分钟，每日 1 次。

（2）灸法：取大椎、肩井、臂臑、风池等穴，每次 20 分钟，每日 1 次。

（3）中药离子导入治疗：取颈项部的阿是穴，每次 20 分钟，每日 1 次。

（4）干扰电疗法：取大椎、肩井、臂臑、天宗等穴，每次 20 分钟，每日 1 次。

（5）耳穴贴压：选耳部的神门、交感、皮质下、肝、肾、颈椎等穴，每周 2 次。

（6）穴位注射：给予甲钴胺营养神经，取曲池穴、手三里穴，每日 1 次。

（7）拔罐：取大椎穴、阿是穴、颈背部，每周 2 次。

（8）刮痧：取风池、天柱、C3～C6 夹脊穴等，每周 3 次。

4. 辨证施膳

患者证型为血瘀气滞证，宜进食行气活血、化瘀通络的食品，如山楂、白萝卜、木耳等。避免煎炸、肥腻、厚味。推荐食疗方：鲜藕炒木耳。

5. 健康指导

（1）注意休息：颈椎病患者在日常生活中要注意休息，避免长时间低头工作或看手机，以防病情加重。

（2）注意保暖：颈椎病患者需要做好颈项部的保暖，预防颈部受凉，寒冷容易使颈椎病引起的颈背部疼痛、僵硬等症状加重。

（3）功能锻炼：可进行耸肩、扩胸等运动，循序渐进，以不劳累为度。

【治疗效果】

第5日查房，患者自述后颈部疼痛较前减轻，NRS评分：3分，左上肢麻木症状缓解。遵医嘱停止静脉输液，予针刺及蜡疗、中药离子导入、干扰电疗法、艾灸等配合理疗。

经过10天的中医治疗，患者颈椎病症状明显缓解，疼痛和麻木感减轻，NRS评分：1分。睡眠质量和精神状态得到改善，体力活动能力提高，患者满意出院。

【出院指导】

1. 康复后要长期坚持做耸肩、扩胸、项臂争力、颈部的保健"米字操"等锻炼，保持颈部肌肉的强度及稳定性，预防复发。

2. 日常生活中要注意休息，劳逸结合。

3. 慎起居，避风寒。

【出院随访】

出院7日后随访患者，自述症状全无，一切正常，注意防复发。

颈椎病自我护理歌诀

晚上不宜高枕卧，俯首工作有时限；

看书无妨添支架，沉思亦可托腮额；

头晕忌望天花板，手软宜常牵脖子；

早起漱口练抬头，闲时多躺靠背椅；

俯卧垂头能复位，自行"吊颈"少求医。

第三章　面神经炎（口僻）

一、概述

面瘫，又名面神经麻痹、面神经炎等，是以口、眼向一侧歪斜为主要临床表现的病症，可分为周围性面瘫和中枢性面瘫两类，其中 70%～80% 的患者为周围性面瘫。本病可发生于任何年龄，多见于冬夏两季。

中医将其称为"口僻""吊线风"等。中医学认为：劳累过度，机体正气不足，脉络空虚，卫外不固，风或寒邪乘虚入中面部经络，致气血阻滞，经筋功能失调，筋肉失于约束，出现喝僻。周围性面瘫包括眼部和口颊部筋肉症状，由于足太阳经筋为"目上冈"，足阳明经筋为"目下冈"，故眼睑不能闭合为足太阳和足阳明经筋功能失调所致；口颊部主要为手太阳和手、足阳明经筋所主，因此，口歪主要系该三条经筋功能失调所致。

二、辨证分型与治疗

（一）风寒袭络证

【证候要点】

突然口眼歪斜，眼睑闭合不全，兼有面部受寒史。舌淡，苔薄白，脉浮紧。

【治法】

祛风散寒，温经通络。

【方药】

麻黄附子细辛汤加减，其方药中含炙麻黄、附子、细辛、荆芥、防风等。

（二）风热袭络证

【证候要点】

突然口眼歪斜，眼睑闭合不全，继发于感冒发热，或咽部感染史。舌红，苔黄腻，脉浮数。

【治法】

疏风清热，活血通络。

【方药】

大秦艽汤加减，其方药中含秦艽、当归、蝉蜕、赤芍、白芍、金银花、连翘等。

（三）风痰阻络证

【证候要点】

突然口眼歪斜，眼睑闭合不全，或面部抽搐，颜面麻木发胀，伴头重如蒙、胸闷或呕吐痰涎。舌胖大，苔白腻，脉弦滑。

【治法】

祛风化痰，通络止痉。

【方药】

牵正散加减，其方药中含白附子、白芥子、僵蚕、全蝎、防风、白芷、天麻等。

（四）气虚血瘀证

【证候要点】

口眼歪斜，眼睑闭合不全，日久不愈，面肌时有抽搐。舌淡紫，苔薄白，脉细涩或细弱。

【治法】

益气活血，通络止痉。

【方药】

补阳还五汤加减，其方药中含黄芪、党参、鸡血藤、当归、川芎、赤芍、桃仁、红花、地龙等。

三、辨证施护

（一）常见症状/证候施护

1. 口眼歪斜

（1）观察患者口眼歪斜的程度和方向。

（2）指导患者面肌运动，包括抬眉训练、闭眼训练、耸鼻训练、示齿训练、努嘴训练、鼓腮训练等。

（3）避风寒，防感冒，注意面部及颈部保暖。进食后及时漱口，清除口腔食物残渣，保持口腔清洁。

（4）遵医嘱给予患侧面部激光照射，每次 10 分钟，每日 1 次。

（5）遵医嘱给予耳穴贴压，取耳上、面颊、肝、口、眼、皮质下等穴，每周 2 次。

（6）遵医嘱给予面部中药熏洗，每次 30 分钟，每日 1 次。

（7）遵医嘱给予艾灸，采用电子灸，取翳风、颊车等穴，每次 20 分钟，每日 1 次。

（8）遵医嘱给予穴位按摩，取患侧太阳、阳白、四白、地仓、颊车、印堂、迎香等穴。

2. 眼睑闭合不全

（1）观察患侧眼睑闭合的程度。

（2）眼部护理，注意眼部卫生，擦拭时尽量闭眼，由上眼睑内侧向外下侧轻轻擦拭。

（3）保证休息时间，减少用眼时间，避免视疲劳。

（4）睡觉时应佩戴眼罩，外出时佩戴有色眼镜，避免强光刺激。遵医嘱给予营养、润滑、抗感染眼药水滴眼或眼膏涂眼。

（5）遵医嘱给予穴位按摩，取患侧太阳、阳白、四白、印堂等穴。

（6）遵医嘱给予穴位注射，取曲池、足三里等穴，每日 1 次。

3. 颜面麻木

（1）遵医嘱给予患侧面部中药湿敷，每次 30 分钟，每日 1 次。

（2）指导患者面部肌肉运动，包括抬眉训练、闭眼训练、耸鼻训练、示齿训练、努嘴训练、鼓腮训练等。

（3）遵医嘱给予穴位按摩，取患侧太阳、地仓、颊车、印堂、迎香等穴。

（4）遵医嘱给予耳穴贴压，取面颊、肝、口、眼、皮质下等穴，每周 2 次。

（5）遵医嘱给予穴位贴敷，取患侧颊车、太阳、翳风等穴，贴敷 6 ~ 8 小时。

（6）遵医嘱给予面部中药熏洗，每次 30 分钟，每日 1 次。

4. 面部抽搐

（1）注意观察面肌痉挛患者抽搐发生的时间、性质、程度等情况。

（2）注意休息，减少使用手机的时间。

（3）遵医嘱给予艾灸，风寒袭络证者取翳风、四白、颊车等穴，每次30分钟，每日1次。

（4）遵医嘱给予穴位按摩，取患侧颊车、地仓、迎香、四白、太阳、翳风、阳白、承浆、下关、印堂等穴。

（二）护理要点

1. 一般护理

适当休息，避免受凉、受风，注意面部、耳后的保暖；忌烟酒；预防用眼疲劳，少看电视、手机、电脑等高亮度屏幕类电子产品；注意眼睛、口腔及面部卫生等。

2. 饮食护理

因面瘫导致咀嚼不便，进食量减少，故要加强饮食调护，少量多餐。多食新鲜蔬菜、水果、豆类、鱼类。忌生冷、辛辣刺激类食物，指导患者将食物放在舌后方，细嚼慢咽。进食后及时漱口，清除口腔食物残渣，保持口腔清洁。

3. 康复护理

面部按摩操：共有6步。①四指并拢，双手掌紧贴面部用力由下往上推，到额部后两手分开，再从耳前轻轻滑下。②双手大拇指指腹分别按在左、右太阳穴，示指弯曲刮上下眼睑肌肉。③四指并拢，用力从下颌沿嘴角往耳前方推。④示指或无名指在鼻翼两旁按揉迎香穴。⑤双手后举放在头颈部，大拇指指腹按揉风池穴。⑥一手大拇指第一关节的横纹线对准另一只手的虎口条纹按下，拇指指腹前端按揉合谷穴。提示：患者最好每天按摩2次，每次100下左右，直到按摩的部位有酸胀感为止。

（三）中医特色治疗护理

1. 中药外治护理

膏剂按摩疗法是发挥推拿和药物的综合治疗作用来防治疾病的一种方法。治疗面瘫时，推拿手法在疏通经络、行气活血的同时可以充分促进中药膏剂的有效成分经皮部络脉、皮部经穴等途径吸收进入体内，从而发挥推拿和药物的双重功用，进而增强疗效，以达到补益气血、濡养筋脉的功效，从而改善面瘫患者面部肌肉运动功能及结构。

（1）操作步骤：①观察患者静止、抬眉、闭眼、耸鼻、鼓气、示齿6个动作两侧运动是否对称。②沿头面部阳明经、太阳经、少阳经循行部位施以切、循、按压等手法，以诊察有无疼痛、结节或条索物、凹陷、萎缩等改变，并结合望诊与切诊确定治疗路线。③按摩膏按摩结合揉、擦、点按、推拨等轻柔的推拿手法沿治疗路线进行操作使药物充分吸收。

（2）具体手法：①颈项部，患侧平擦2遍，健侧平擦2遍。②头面部和颈前部，患侧平擦2遍、揉擦2遍、按压2遍，健侧平擦2遍。③在头维、颔厌、悬颅、悬厘、曲鬓等穴进行点按。④在循经可触及结节、条索或凹陷处进行推拨，操作时间30分钟。

2. 外敷疗法护理

（1）外敷时，患者应取坐位，勿将药液流入眼内或耳内，以免造成耳、眼损伤。在治疗及恢复期间，宜用温水洗手、洗脸。避免受风着凉，不可用凉水洗衣服，以免加重病情或造成面瘫的复发。

（2）外敷药物可刺激局部皮肤发生水疱，应防止皮肤感染化脓，如果感染化脓时，可用红霉素软膏控制感染。

（3）外敷疗法：患者仅有拘紧感，无明显疼痛。此法仅为表皮受损，局部皮肤不留色素沉着或瘢痕。

（4）为了促进病情更快好转，亦可配合口服犀羚解毒片，每次6片，每日3次，10日为一疗程；或用病毒灵0.2g，连服10日。

3. 按摩疗法护理

按摩疗法首先需要辨经络。眼睑不能闭合者沿足太阳、足阳明经筋在头面部循行部位行轻柔推拿手法；口眼歪斜者于手太阳和手、足阳明经筋在头面部的循行之处行手法操作；耳前、耳后疼痛者沿手、足少阳经筋在头面部循行部位施推拿手法。操作结束后进行功能引导训练以恢复肌肉运动及经络传导记忆，引导过程注意力全神贯注，以轻为宜。必要时制作穴位按摩视频，供患者学习参考。按摩注意事项：①面部按摩时间为5~20分钟，按摩时间不可太长。②敏感皮肤在非过敏期可以进行面部按摩，但按摩宜使用安抚、舒缓、轻力度手法，选择刺激性低的按摩介质，敏感性皮肤按摩的时间应该控制在3~5分钟。③面部有比较严重的暗疮或者皮肤过敏的情况不可进行面部按摩，避免情况恶化。在皮肤炎症处不可进行按摩。④患有传染性皮肤病、皮肤有破损的情况不可进行面部按摩。

（四）中医护理适宜技术

1. 拔罐

采用小号火龙罐走罐能够行气活血、祛风通络、消肿止痛。每日1次，10次为一疗程。

2. 放血疗法

患侧面部放血可致局部经络出现气血虚亏之象，从而促进新生气血营养经络，达到祛邪扶正、祛瘀生新、活血通络之目的。用梅花针叩刺阳白、太阳、下关等穴，叩至局部潮红，轻微出血，隔日1次，5次为一疗程。

3. 灸法

借助艾灸的温和热力以及药物的作用，通过经络传导，起到温通气血、扶正祛邪的作用，针灸并用，提高疗效。采用温和灸，每次灸10分钟，灸至局部潮红。

4. 刮痧治疗

点刮、面刮相结合，每次5~10分钟，隔日1次。

5. 激光治疗

每日1次，每次照射10分钟，10次为一疗程。

6. 穴位注射

用1 mL注射器抽取甲钴胺注射液或腺苷钴胺注射液1 mL，分别注射于3~4个面部穴位（太阳、四白、阳白、下关、翳风、地仓、颊车等穴），此局部治疗法可以营养神经，效果良好。隔日1次，5次为一疗程。

7. 中药外洗

选用牵正散加减，或配合口服中药汤剂之药渣，趁热外敷患侧面部及耳后、颈项等部位，可以达到通经活络、祛风活血之功，每日1次，10次为一疗程。

8. 耳穴贴压

取耳部神门、皮质下、内分泌、面颊、口、眼等穴。

四、辨证施膳

（一）风寒袭络证

宜食辛温祛风散寒的食品，如葱白、生姜等。忌食凉性食物及生冷瓜果等食品。推荐食疗方：防风粥、葱白生姜粥。

1. 防风粥

【用料】

防风 10~15 g，葱白适量，粳米 30~60 g。

【做法】

前两味水煎取汁，去渣，粳米煮粥，待粥将熟时加入药汁，煮成稀粥，温服。

2. 葱白生姜粥

【用料】

葱白 30 g，生姜丝少许，粳米 60 g，食盐少许。

【做法】

将粳米淘净，入沸水中，熬成粥，投入洗净的葱白和生姜丝、盐，混匀即可。

（二）风热袭络证

宜食疏风清热的食品，如丝瓜、冬瓜、黄瓜、荷叶等。忌辛辣燥热的食品。推荐食疗方：菊苗粥、荷叶粥。

1. 菊苗粥

【用料】

菊花苗 30 g，粳米 100 g。

【做法】

将菊花苗洗净、切碎、备用。加水适量，放入锅内，武火煮开，将洗净的粳米和菊花苗放入锅内。改用文火，煮至米熟烂即成。温热服用，分 2 次食用。

2. 荷叶粥

【用料】

干荷叶 1 张，枸杞少许，大米小半杯，冰糖适量。

【做法】

将小半杯米淘洗干净，放入锅中，注入足量清水，浸泡 30 分钟。开火煮粥，先大火煮开，再转小火慢熬。把干荷叶冲洗干净，焯水烫软，再剪成小块备用。准备少许枸杞、冰糖放入粥中。之后放入处理过的荷叶，煮 15~20 分钟。揭开荷叶观察，当粥呈淡绿色时取出荷叶，即可食用。

（三）风痰阻络证

宜食祛风化痰的食品，如海蜇、荸荠、白萝卜、百合、桃仁等。忌食肥甘厚味之品。推荐食疗方：天门冬萝卜排骨汤、百合桃仁粥。

1. 天门冬萝卜排骨汤

【用料】

天门冬 15 g，排骨 150 g，白萝卜 300 g。

【做法】

用 2 碗水煮天门冬，待水蒸发剩至 1 碗时去渣留汁备用。另起锅煮排骨，之后放入萝卜丝，加入天门冬汁，煮熟即可。

2. 百合桃仁粥

【用料】

鲜百合 30 g，核桃 3 颗，粳米 35 g，糯米 15 g。

【做法】

将粳米和糯米洗净，加 400 g 清水，入锅煮沸。鲜百合掰开，核桃去壳，拌入粥中，不时搅拌。

（四）气虚血瘀证

宜食益气活血的食品，如桃仁、蘑菇、黑木耳等。忌食辛香行窜、滋腻补血的食品。推荐食疗方：佛手薏米煲、三七藕蛋羹。

1. 佛手薏米煲

【用料】

水发黑木耳 15 g，猪肉 250 g，薏苡仁 150 g，佛手 30 g，盐、五香粉适量。

【做法】

佛手、薏苡仁洗净，放清水里浸泡；猪肉洗净后切小块，沥干水分，加少许盐、黄酒抓匀，放置 5 分钟。将木耳、佛手、薏苡仁、猪肉、清水倒入砂锅里，旺火煮沸，捞去浮沫，改用小火煲到猪肉酥烂，再开旺火，加盐调味，撒上五香粉即可。

2. 三七藕蛋羹

【用料】

三七粉 5 g，鲜藕 1 节（取汁水约 300 g），鸡蛋 1 个，盐、香油适量。

【做法】

鲜藕洗净切成小丁，加入少量清水打成藕汁，滤去渣滓备用。鸡蛋加入三七粉打散。藕汁倒入锅中烧沸，加入鸡蛋液，再煮沸后，调入盐和香油即可。

五、健康指导

（一）生活起居

1. 避免着凉，注意保暖，在季节交替、冷空气活动频繁、降温或大风天气时，外出尽量佩戴口罩，避免让凉风直吹面部。

2. 加强锻炼，提高自身免疫力，可以选择跑步、各种球类，年龄大的人可以选择打太极拳、散步等。

3. 避免疲劳，不要熬夜，注意休息。

4. 注意预防感冒，过度劳累和病毒性感冒容易使面神经发生水肿、受压，从而引起面神经炎，导致面瘫，因此一定要预防感冒。

5. 在夏天时一定不要开窗户睡觉，或者在出大量汗时吹空调、风扇。

6. 多吃新鲜的水果和蔬菜，避免生冷、油腻、辛辣、刺激性食物。

7. 督促患者每日进行穴位按摩 2~3 次。

（二）情志护理

1. 患者多为突然起病，影响形象，难免会产生紧张、焦虑、恐惧的情绪，有些患者担心面容改变而羞于见人及治疗效果不好而留下后遗症，这时要根据患者不同的心理特征，耐心做好解释和安慰疏导工作，缓解其紧张情绪，使患者情绪稳定，身心处于最佳状态接受治疗及护理，以提高治疗效果。

2. 疾病进展期，会出现烦躁、易怒、悲观情绪，为患者介绍疾病的发生、发展、转归，解除思想顾虑，积极配合治疗。多关心尊重患者，疏导其不良情绪，鼓励家属多与患者沟通，建立良好的社会支持系统，共同帮助患者正视疾病。

3. 指导患者听舒心的音乐或喜悦的相声，抒发情感，排解悲观情绪。

4. 以情胜情，情志疗法是以五行相克为依据，有意识地运用一种或多种情志刺激，以制约、消除患者的不良情志。

5. 鼓励病友间相互交流治疗体会，提高认知，增强战胜疾病的信心。

（三）用药护理

1. 急性期如有带状疱疹等病毒感染的证据时，可给予抗病毒药物（如阿昔洛韦、伐昔洛韦）口服；神经营养类包括甲钴胺、维生素 B，以及泼尼松等糖皮质激素类药物口服。另外，辨证选择口服中药汤剂。

2. 恢复期建议继续使用神经营养类药物。

3. 后遗症期可酌情间断使用神经营养类药物。

六、功能锻炼

面瘫主要累及的表情肌为枕额肌额腹、眼轮匝肌、提上唇肌、颧肌、提口角肌、口轮匝肌和下唇方肌。进行这些主要肌肉的功能训练可促进整个面部表情肌运动功能恢复正常。每日训练 2~3 次，每个动作训练 10~20 次。

（一）抬眉训练

抬眉动作的完成主要依靠枕额肌额腹的运动。可嘱患者上提健侧与患侧的眉目，有助于抬眉运动功能的恢复。

（二）闭眼训练

闭眼的功能主要依靠眼轮匝肌的运动收缩完成。训练闭眼时，嘱患者开始时轻轻地闭眼，两眼同时闭合 10~20 次，如不能完全闭合眼睑，露白时可用示指的指腹沿着眶下缘轻轻地按摩一下，然后再用力闭眼 10 次，有助于眼睑闭合功能的恢复。

（三）耸鼻训练

耸鼻运动主要靠提上唇肌及压鼻肌的运动收缩来完成。耸鼻训练可促进压鼻肌、提上唇肌的运动功能恢复。有少数患者不会耸鼻运动，在训练时应指导患者往鼻子方向用力。

（四）示齿训练

示齿动作主要靠颧大肌、颧小肌、提口角肌及笑肌的收缩来完成。而这四块肌肉的运动功能障碍是引起口角歪斜的主要原因。嘱患者口角向两侧同时运动，避免只向一侧用力练成一种习惯性的口角偏斜运动。

（五）努嘴训练

努嘴主要靠口轮匝肌收缩来完成。进行努嘴训练时，用力收缩口唇并向前努嘴，努嘴时要用力。口轮匝肌恢复后，患者能够鼓腮，刷牙漏水或进食流口水的症状随之消失。训练努嘴时同时训练了提上唇肌、下唇方肌及颏肌的运动功能。

（六）鼓腮训练

鼓腮训练有助于口轮匝肌及颊肌运动功能的恢复。鼓腮漏气时，用手上下捏住患侧口轮匝肌进行鼓腮训练。患者能够进行鼓腮运动，刷牙漏水、流口水及食滞症状消失，说明口轮匝肌及颊肌的运动功能恢复正常。此方法有助于防治上唇方肌挛缩。

以上训练每日 2~3 次，每个动作训练 10~20 次。

七、案例分享

周某，女，50 岁，中医诊断：口僻。

【主诉】

患者左侧口眼歪斜 3 天。

【现病史】

现患者左侧口眼歪斜，左侧额纹变浅，迎风流泪，左侧眼睑闭合无力，左侧鼻唇沟变浅，颊内存饭，刷牙、漱口漏水，舌前及上唇麻木，左耳听力下降，左侧头痛，左侧耳后疼痛，双手指腹麻木，时有胸闷、心慌、心悸，纳眠可，二便调。

【既往史】

2 型糖尿病病史 20 余年，对青霉素过敏。

【阳性体征】

左侧额纹变浅，抬眉力量减弱，左侧眼睑闭合不全，左侧鼻唇沟变浅，示齿不全，左侧听力下降，左侧耳后压痛（+）。

【中医诊断】

口僻（风寒袭络证）。

【入院后治疗】

1. 普通针刺

取阳白、攒竹、太阳、四白、迎香、下关、地仓、颊车、翳风、合谷、阿是穴等。

2. 药物治疗

口服阿卡波糖片、达格列净片以控制血糖，四虫片以活血通络，静脉输液更昔洛韦以抗病毒，静脉输液地塞米松磷酸钠以抗炎消肿，静脉输液甘露醇以减轻神经根水肿。

【辨证施护】

1. 生活起居

（1）适当休息，避免受凉、受风，注意面部、耳后的保暖。

（2）忌生冷、辛辣刺激类食物，忌烟、酒。

（3）预防用眼疲劳，少看电视、手机、电脑等高亮度屏幕类电子产品。注意眼睛、口腔及面部卫生等。

2. 证候施护

（1）观察患者口眼歪斜的程度和方向。

（2）指导患者面肌运动，包括抬眉训练、闭眼训练、耸鼻训练、示齿训练、努嘴训练、鼓腮训练等。

（3）穴位按摩：取患侧颊车、地仓、迎香、四白、太阳、翳风、阳白、承浆、下关、印堂等穴，每次20分钟，每日3次。

3. 中医特色技术

（1）激光针（取翳风穴、地仓穴），每次10分钟，每日1次。

（2）灸法（取翳风穴、四白穴），每次20分钟，每日1次。

（3）穴位注射（取双曲池穴、足三里穴左右交替），每日1次。

（4）耳穴贴压（取神门、交感、面、肝、肾等穴），每周2次。

（5）穴位按摩（取患侧颊车、地仓、迎香、四白、太阳、翳风、阳白、承浆、下关、印堂等穴），每次20分钟，每日3次。

4. 辨证施膳

患者证型为风寒袭络证，饮食宜选择辛温、祛风、散寒的食品，如葱白、生姜等。忌食凉性食物及生冷瓜果等食品。推荐食疗方：防风粥、葱白生姜粥。

5. 健康指导

（1）养成良好的生活习惯，按时作息，尽量不要熬夜，要注意劳逸结合，避免过度劳累。

（2）介绍急性期患者疾病的发生、发展、转归，解除思想顾虑，避免焦虑、烦躁等不良情绪，积极配合治疗。

（3）指导患者做面部按摩操，共有6步：①四指并拢，双手掌紧贴面部用力由下往上推，到额部后两手分开，再从耳前轻轻滑下。②双手大拇指指腹分别按在左右太阳穴，示指弯曲刮上下眼睑肌肉。③四指并拢，用力从下颌沿嘴角往耳前方推。④示指或无名指在鼻翼两旁按揉迎香穴。⑤双手后举放在头颈部，大拇指指腹按揉风池穴。⑥一手大拇指第一关节的横纹线对准另一只手的虎口条纹按下，拇指指腹前端按揉合谷穴。提示：患者最好每日按摩 2 次，每次 100 下左右，直到按摩的部位有酸胀感为止。

【治疗效果】

入院第 4 天患者左侧耳后压痛消失。1 周后左侧眼睑闭合，左侧鼻唇沟正常，示齿全。2 周后患者左侧口眼歪斜好转出院。

【出院指导】

1. 避免着凉，注意保暖，防感冒，在季节交替、冷空气活动频繁、降温或大风天气时，外出尽量佩戴口罩，避免让凉风直接吹到面部。

2. 加强锻炼身体，提高自身免疫力，可以选择打太极拳、散步等。

3. 避免疲劳，不要熬夜，注意休息，减少用眼。避免长时间使用电子产品，保护眼睛，避免视疲劳。

4. 指导患者继续穴位按摩及功能锻炼。

【出院随访】

出院 7 日后随访患者，在针灸科住院期间恢复得很快，症状均已消失，现在已经回归到正常生活中。

第四章 膝关节骨性关节炎（膝痹）

一、概述

膝关节骨性关节炎（knee osteoarthritis，KOA）是一种以膝关节软骨退行性病变和继发性骨质增生为特征的慢性关节疾病，膝关节炎症状往往进展缓慢，随着时间推移逐渐出现关节疼痛、肿胀、僵硬、畸形等，导致患者不能灵活活动，严重者完全无法行动。我国膝关节症状性骨关节炎的患病率为 8.1%，膝关节炎发病率明显高于髋关节炎，且呈现明显的地域差异，即西南地区及西北地区明显高于华北地区和东部沿海地区。从区域特征来看，农村地区 KOA 的患病率高于城市地区。45 岁以下人群患病率较低，为 1%~4%，65 岁以上患病率约为 50%，75 岁以上人群患病率高达 82%。对于轻型患者，男女发病率无明显差别，对于 60 岁以上重型患者，女性发病率高于男性。

膝痹是 KOA 的中医诊断，中医认为，该病由肝肾亏虚、筋骨失养、夹杂风寒湿痹所致。它的主要症状包括行走不便、屈伸不利、关节疼痛、下蹲困难伴有腿软、关节弹响。严重时可以出现肌肉萎缩、关节积液。主要病理变化是关节软骨受损破坏，关节软骨剥脱形成游离体，滑膜及关节囊充血增生、肥厚、纤维化。本病属中医学"痿证""痹证"范畴。中医认为膝关节骨性关节炎的病位部位在骨，其本在肾，是因为肾精亏虚，不能充养骨髓发为本病。另外，先天不足、肾精亏虚也会导致膝关节骨性关节炎。

二、辨证分型与治疗

（一）气血两虚证

【证候要点】

关节酸痛，屈伸不利，乏力，汗出畏寒。舌淡，苔薄白，脉沉细或沉虚而缓。

【治法】

益气养血，舒筋通络。

【方药】

八珍汤加减，其中包含人参、茯苓、白术、当归、川芎、白芍、熟地黄、炙甘草等。

【中成药】

八珍益母丸、十全大补丸等。

（二）风湿痹阻证

【证候要点】

关节肌肉酸痛，活动不利，阴雨天疼痛加重，得温痛减。舌质淡红，苔薄白，脉迟沉。

【治法】

散寒除湿，温经活络。

【方药】

蠲痹汤加减，其中包含羌活、独活、桂心、秦艽、当归、川芎、炙甘草、海风藤、桑枝、乳香、木香等。

【中成药】

通络开痹片、舒筋活血胶囊等。

（三）肝肾亏虚证

【证候要点】

痹证日久不愈，关节屈伸不利，腰膝酸软，心烦口干。舌质淡红，舌苔薄白，脉细无力。

【治法】

补益肝肾，强筋健骨。

【方药】

左归丸加减，其中包含熟地黄、山药、枸杞、山茱萸、川牛膝、鹿角胶、龟板胶、菟丝子等。

【中成药】

骨宝胶囊、益肾蠲痹丸等。

三、辨证施护

（一）常见症状/证候施护

1. 关节疼痛

（1）评估关节疼痛的诱因、性质、下肢活动、下肢感觉、运动情况，做好NRS评分并记录。

（2）体位护理，患肢制动并抬高15°，外展中立，以减轻疼痛。

（3）下肢防寒保暖。

（4）指导患者放松的技巧，分散患者的注意力。

（5）遵医嘱给予腿部中药贴敷：南星止痛膏、奇正消痛贴、麝香虎骨膏、痹痛膏贴敷、白脉软膏外敷等。

（6）遵医嘱给予中药热熨：四子散外敷（吴茱萸、紫苏子、莱菔子、白芥子各60 g）；艾绒45 g、粗盐60 g混合加热后熨敷。

（7）遵医嘱给予活血止痛散，每日1剂。

（8）遵医嘱给予中药熏洗、中药溻渍、中药封包等治疗，观察治疗后的效果，及时向医师反馈。

（9）遵医嘱给予耳穴贴压，减轻疼痛。取神门、交感、皮质下、肝、肾、膝等穴。

（10）遵医嘱给予穴位按摩，循经取血海、梁丘等穴，以达到活血、化瘀、止痛的效果。

（11）遵医嘱穴位贴敷，栀黄散贴敷，选内、外膝眼，血海、梁丘穴，每日1次，以消肿止痛。

（12）遵医嘱给予中药泥灸，将适量活血止痛散粉放于泥中，敷于患处，每次20分钟，每日1次。

2. 关节肿胀

（1）观察关节肿胀情况，肿胀加重者应警惕关节内积液，及时报告医师。

（2）遵医嘱局部给予冰硝散外敷，每日 1 次。

（3）遵医嘱给予艾灸治疗，取足三里、阳陵泉、内膝眼、外膝眼等穴。

（4）遵医嘱给予马黄酊中药涂擦治疗，每日 1~2 次。

（5）遵医嘱给予穴位按摩，取血海、梁丘、三阴交、足三里、阳陵泉等穴。

（6）遵医嘱给予穴位贴敷，栀黄散贴敷肿痛处，贴敷 6~8 小时，每日 1 次，以消肿止痛。

3. 下肢活动受限

（1）评估患者下肢肌力及步态，对肌力下降及步态不稳者，做好安全防护措施，防止跌倒及其他意外事件发生。

（2）做好健康教育，教会患者使用助行器行走。

（3）卧床期间或活动困难患者，指导其进行四肢关节主动运动及踝泵运动，提高肌肉强度和耐力。

（4）保持病室环境安全，协助患者生活料理。

（5）遵医嘱给予物理治疗或采用四子散中药热熨。

（6）遵医嘱给予活血止痛散中药熏洗或中药封包。

（7）遵医嘱给予穴位按摩，循经取穴，促进血液循环，改善运动功能。

（8）遵医嘱给予患者中频脉冲治疗，取梁丘、伏兔等穴，以通经活络。

（9）遵医嘱给予患者经络穴位测评疗法，取双足三里穴，每次 30 分钟，每日 1 次。

（二）护理要点

1. 一般护理

急性期卧床休息，减少活动，避免过度劳累，减少负重，注重防止对膝关节的进一步磨损。膝关节周围肿胀明显时做好皮肤护理，注意观察肿痛程度，穿宽松衣裤。做好安全护理，防跌倒。指导患者进行生活方式管理、养成良好的运动习惯和心态，注意体重管理等。

2. 饮食护理

患者应多吃含蛋白质、钙质、胶原蛋白的食物，如奶制品、豆制品、鸡蛋等，以便补充蛋白质、钙质，防止骨质疏松，促进软骨生长及关节润滑液的释放，补充雌激素，促进钙质代谢，减轻关节症状。适度节制饮食，避免身体肥胖。

3. 心理护理

避免患者由于病情或临床出现的一些症状产生过重的心理压力。耐心向患者说明此病的病因、影响因素、病理过程、防治方法等。避免由于此病病情缠绵，迁延时间长，造成患者焦虑、烦躁的心理。

4. 给药护理

中药宜饭后半小时温服，每次 1 袋，每日 2 次。

5. 其他护理

使用膝关节支具、拐杖、楔形鞋垫等行动辅助工具时行动速度宜缓，注意防跌倒坠床。使用冷疗、热疗、水疗、蜡疗、电疗、磁疗、红外线照射、超声波、离子导入、经皮神经电刺激等物理疗法时，注意温度及治疗时间，防止皮肤损伤。

（三）中医特色治疗护理

1. 针灸护理

针刺可调和营卫，使风、寒、湿邪无所依附，疏通气血经络，通则不痛。灸法则集热疗、光疗、药物刺激与特定腧穴刺激于一体，能有效降低炎症灶血管通透性，改善血液流变学和血流动力学，缓解症状。针灸为针刺与灸法的联合，可促进局部血液循环，减轻关节疼痛。针灸期间要预防患者晕针。

2. 针刀护理

通过切割、分离、铲剥膝关节周围组织，达到恢复膝关节生物力学平衡、促进微循环、降低骨内压、减轻炎性刺激、缓解疼痛和改善功能的目的。操作者需熟练掌握膝关节解剖及适应证，且应保持严格无菌。存在严重内外科疾病、妊娠、局部重要神经和血管分布时，需谨慎使用。做好针刀消毒，预防交叉感染。

3. 穴位按摩

通过特定手法作用于人体体表的特定穴位，起到疏通经络、调理气血、抗炎镇痛的效果。其中，耳部神经分布密集，按摩时刺激相应的穴位，有镇痛、调节自主神经紊乱和益气活血的作用。感染、肿瘤、皮肤问题或心脑血管疾病患者须慎用。

（四）中医护理适宜技术

1. 中药熏洗

活血止痛散熏洗患处，每次 20~30 分钟，每日 1 次。

2. 中药贴敷

栀黄散穴位贴敷 6~8 小时，每日 1 次。

3. 耳穴贴压

取膝、肝、肾、神门、交感、皮质下等穴，每周 2 次。

4. 中药外敷

冰硝散外敷患处，每次 0.5 小时，每日 2 次。

5. 中药涂擦治疗

马黄酊涂擦患处，每日 2 次。

6. 艾灸

取双内、外膝眼，血海，梁丘等穴，每日 1 次。

7. 干扰电治疗

取双内、外膝眼，血海，梁丘穴，左右交替，每次 20 分钟，每日 1 次。

8. 蜡疗

蜡饼包裹膝骨关节周围，每次 30 分钟，每日 1 次，急性期及关节肿胀者慎用。

（五）围手术期护理

1. 术前

进行心理开导，护理人员向患者详细介绍住院环境、主治医师及同病房病友等相关情况，以消除其陌生感及孤独感；同时以通俗易懂的语言向其介绍疾病及手术相关知识、注意事项，以缓解其紧张情绪，提高其配合度。

2. 术后第 1~2 日

护理人员指导患者进行以下康复锻炼：①指导其尽量伸直膝关节，进行踝关节伸展及屈曲运动，从而有效增强下肢肌力，预防深静脉血栓形成，每次 15~20 分钟，2~4 次/日。②指导其进行患肢抬高练习，抬高角度为 30°，之后逐渐增加到 45°，每次 5~10 分钟，1~3 次/日。

3. 术后第 3 日

护理人员指导患者进行以下康复锻炼：①用大拇指按住髌骨外侧缘，尽可能向内推动髌骨，每次 15~20 分钟，2~3 次/日。②指导患者平卧且屈曲膝关节至最大程度，维持 1 分钟，然后再伸直膝关节，2~4 次/日。

4. 术后第 4~7 日

护理人员指导患者进行扶拐行走锻炼，每次 15~20 分钟，2~4 次/日，且告知其正确行走方法，避免过度屈曲膝关节。

5. 术后第 10 日

护理人员指导患者进行以下康复锻炼：①进行膝关节主动屈伸运动，逐渐增加屈伸角度至 90°，每次 5~10 分钟，1~3 次／日，交替进行。②进行不负重屈膝及步行锻炼。

四、辨证施膳

根据患者的营养状况和辨证分型的不同，科学合理指导饮食，使患者达到最大程度的康复，在指导患者饮食期间，动态观察患者的胃纳情况和舌苔变化，随时更改饮食计划。本病按照中医的辨证有寒、热、虚、实的不同，选择食物也应该辨证施食，多食高蛋白、高维生素、高钙的食物，如各种坚果、牛奶、豆制品、水果等，忌酒、辛辣刺激性、生、冷、油腻的食物。

（一）气血两虚证

饮食宜选择益气活血、舒筋活络之品，如大枣、阿胶、西洋参等。推荐食疗方：大枣桃仁粥、丹参炖鸡。

1. 大枣桃仁粥

【用料】

桃仁 10 g，大枣 5 颗，薏苡仁 30 g，粳米 100 g。

【做法】

桃仁洗净，捣烂如泥，加水研磨后去渣，与薏苡仁 30 g、粳米 100 g、大枣 5 颗同煮为粥。随餐服用，每日 1 次。

2. 丹参炖鸡

【用料】

雄乌鸡 1 只，丹参 15~20 g，黄芪 10 g，黄酒 10 mL。

【做法】

丹参、黄芪共纳入鸡腹内，加入黄酒 10 mL 隔水小火炖至鸡肉熟。用酱油蘸食，隔日 1 次。

（二）风湿痹阻证

饮食宜选择祛风胜湿、温经通络之品，趁热食用，汗出为度，忌生冷之品。推荐食疗方：防风葱白粥、冬瓜枸杞薏苡仁汤。

1. 防风葱白粥

【用料】

防风 12 g，葱白 2 根。

【做法】

防风、葱白洗净，加适量清水，小火煎药汁备用。粳米 60 g 煮粥，待粥将熟时加入药汁熬成稀粥即成。

2. 冬瓜枸杞薏苡仁汤

【用料】

冬瓜 500 g，枸杞 20 g，薏苡仁 50 g。

【做法】

冬瓜（连皮切片）、枸杞、薏苡仁加适量水共煮，小火煮至冬瓜烂熟为度，食时酌加食盐调味。

（三）肝肾亏虚证

饮食宜选择滋补肝肾，壮筋骨之品。推荐食疗方：猪肾粥、黄芪煲鸡汤。

1. 猪肾粥

【用料】

猪肾 1 对，人参 6 g，核桃肉 10 g，粳米 200 g。

【做法】

上述各味加适量水共煮成粥。

2. 黄芪煲鸡汤

【用料】

鸡 1 只，黄芪 30 g，姜、大葱、料酒适量。

【做法】

黄芪清洗后，放入清水中，泡 6 小时。鸡肉洗净后切块，冷水下锅焯水后捞起洗净，加入浸泡后的黄芪及黄芪水，加入生姜片和葱。盖上盖子，大火，微开时打开加入料酒。撇清浮沫，盖上盖子大火烧开转小火炖至鸡肉熟，加入适量盐调味。

五、健康指导

（一）体位指导

1. 避免长时间频繁上下楼、跑步、爬山等对膝关节磨损较大的运动，避免跌打扭伤，注意走路和劳动的姿势，不要扭着身体走路和干活。

2. 避免长时间下蹲，因为下蹲时膝关节的负重是自身体重的 3~6 倍，工作时下蹲（如汽车修理工、翻砂工）最好改为低座位（做小板凳），长时间坐着和站着也要经常变换姿势，防止膝关节因固定一种姿势而用力过大。

3. 参加体育锻炼时要做好准备活动，提前舒展膝关节，让膝关节充分活动开以后再参加剧烈运动。压腿时，不要猛然间把腿抬得过高，防止过度牵拉膝关节。练太极拳时，下蹲的位置不要太低，也不要连续打好几套，以防膝关节负担过重发生损伤。

（二）生活起居

1. 减重

肥胖亦是病情加重的因素。体重的增加和 KOA 的发病率成正比。肥胖者的体重下降则可以减少膝关节骨性关节炎的发病。患者应控制饮食、改善食物结构（低脂肪、低糖、低钠饮食）、加强非负重运动等方法控制体重。

2. 避风寒

膝关节为人体负重和活动量最大的关节，结构复杂，易受急慢性损伤和风寒湿邪的侵袭，因此要注意膝关节的保暖防寒（戴护膝或弹性绷带）。

3. 日常指导

老年人要多走路、晒太阳，不可过度负重；避免受凉受潮、久坐，尤其不宜长久屈膝小于 90°；避免下蹲，座椅位置升高，如厕时使用坐厕；注意膝关节的保暖，可使用护膝。急性炎症期可用冷敷减轻患者疼痛，慢性进展期可用热敷缓解疼痛和关节僵硬，热敷也可缓解肌肉痉挛和预防挛缩。

（三）情志调护

KOA 病情长，易复发，患者容易产生担心、焦虑的情绪。医护人员应鼓励患者正视病情，让患者知道积极的心态对疾病的正面影响，消除不良心理，并让患者家属参与，帮助其树立战胜疾病的信心。

1. 说理开导

了解患者的情绪，使用言语开导法做好安慰工作，保持情绪平和。针对患者不同的病症，以说理开导的方法，尽快消除不良情志对人体的损害，帮助患者从各个不正常的心态中解脱出来，促进患者康复。

2. 顺情从欲

是指顺从患者的意志、情绪，满足患者的身心需要的一种治疗方法。

护士应鼓励患者毫无保留地进行倾诉，充分宣泄内心深处的心理矛盾和痛苦。

3. 移情解惑

移情指排遣情思，使思想焦点转移他处，转移患者注意力，解除思想顾虑，常有不药而愈的疗效。解惑是通过一定的方法解除患者对事物的误解和疑惑，从而尽快恢复健康。转移或改变患者的情绪和意志，舒畅气机、怡养心神，有益患者的身心健康。

4. 发泄解郁

"发泄"即宣泄，"郁"即郁结，主要指忧郁、悲伤等使人不愉快的消极情绪。发泄解郁法是指通过发泄哭诉等方式，将忧郁、悲伤等使人不愉快的不良情绪宣泄出来，达到身心舒畅、恢复心理平衡的目的。

（四）用药护理

1. 服药注意事项

对于症状较轻的患者，选用非甾体抗炎药以减轻疼痛、僵硬，改善膝关节功能。症状较重的患者，建议进行全面的检查，选择最合适的治疗方法，听从专业医生的指导，服用阿片类镇痛药，推荐短期使用，从低剂量开始，逐日增加，以减少不良反应。

2. KOA 要慎用抗生素

炎症包括感染所造成的炎症和无菌性炎症两种。感染性关节炎除关节疼痛、肿胀之外，往往合并全身发热等症状，血常规等血液指标也会有所变化。而大部分关节炎属于退变性疾病，或称为老年性骨关节炎，只需要服用消炎镇痛药和营养软骨药就能缓解症状，盲目使用抗生素不但没有效果，长期用药还会引起细菌耐药、真菌感染等后果。

3. 中药治疗膝骨关节炎的护理

中医辨证施治，通过通经络、活血化瘀等方法治疗，可有效缓解症状。但少数治风湿病的中药长期服用可能会造成肝肾功能损伤，应在医生指导下使用。

4. 关节腔注射药物

（1）玻璃酸钠：可缓解疼痛，改善关节功能，安全性良好，治疗轻、中度KOA 效果明显，研究显示其对重度 KOA 也有帮助。高分子量玻璃酸钠在关节腔内具有更长的半衰期，缓解疼痛效果和安全性优于中、低分子量玻璃酸钠。

（2）皮质类固醇激素：缓解疼痛起效迅速，可用于镇痛药物效果不满意的KOA中、重度疼痛，以及伴有关节积液或其他局部炎症时。多次应用激素会对膝关节软骨产生不良影响，同一关节注射间隔不应短于 4 个月，每年不超过 3 次。

（3）富血小板血浆：可调节膝关节腔内炎症反应并促进组织修复，从而缓解疼痛和改善膝关节功能，对年轻、病情较轻者疗效更好，长期效果需更高质量的研究支持。

（4）缓解骨关节炎症状的慢性作用药物：包括软骨素、氨基葡萄糖、双醋瑞因等。研究认为这类药物可改善 KOA 症状但其延缓疾病进程的作用和临床疗效存在争议。

六、功能锻炼

1. 加强关节周围肌肉锻炼

患者可自己按摩腿部，力度适中，提升舒适度，加强膝部力量锻炼。加强膝关节周围肌肉锻炼方法：

（1）直腿抬高，如图 4-1。

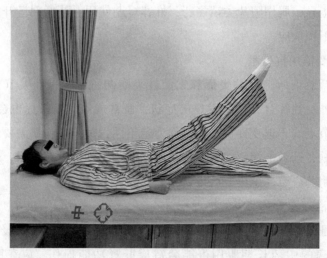

图 4-1　直腿抬高

（2）负重直腿抬高。

（3）短弧负重直腿抬高，膝下垫一枕。

（4）长弧负重直腿抬高，床边 90°，此外，还应加强膝关节活动范围训练。

（5）坐床边锻炼患膝下肢，进行下肢前后摇摆。

（6）卧床屈髋膝，如图4-2。

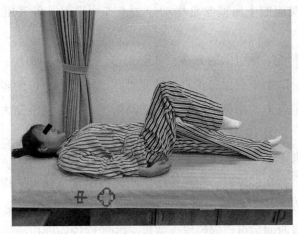

图4-2　卧床屈髋膝

加强膝关节周围肌肉锻炼时需注意，休息为主，运动为辅，而且运动应以对关节无负载或较小负载的床上运动、水中运动为主。行走时最好扶拐，以减轻关节的负担。在缓解期应加强肌力、关节活动度练习及有氧运动，增强体质，促进关节修复、改善关节功能、延缓疾病发展。避免加大关节负载的运动，如爬山、爬楼梯等，各种运动以不引起关节疼痛、肿胀加重为宜。

2. 膝关节锻炼

积极、适度、规律的锻炼对于膝关节的生理功能至关重要，锻炼不仅可以促进关节局部血液循环，使关节周围的肌肉更加有力，使关节得到更强的支持，还可以使紧张的肌肉得到放松，缓解肌肉紧张造成的疼痛。此外，还有益于维持膝关节的活动度，避免关节僵硬失去功能。

（1）关节锻炼的方法：①膝关节，患者坐椅上，一只腿放于凳上，轻压抬高的膝盖。②髋关节，患者平躺，抱腿屈膝，向胸部靠拢。③踝关节，用手协助足做伸屈运动。④胸、腰椎关节，平躺在床上，分别以双肘、双足跟、颈肩作支撑，行三点式、五点式锻炼，使腰上抬离床。以上各关节锻炼每天早、中、晚各1次，每个动作重复5~30次。

（2）关节锻炼的注意事项：①患者可根据自己的兴趣爱好及身体状况选择合适的锻练项目，如健身操等。②疾病急性发作期不主张进行锻炼，以休息为主。③锻炼应循序渐进，持之以恒。④锻炼强度以锻炼后不引起关节疼痛加重为度。⑤锻炼前可先热敷关节，并做充分的准备活动。

3. 运动疗法

运动疗法对应的中医概念是练功疗法，古称导引，可采用"引膝痛"导引术。

（1）"引膝痛"导引术的方法，如图4-3：①在地上放置一块10 cm高的砖块或者垫板。②上半身保持正直，健侧脚踩在垫板上，患侧脚悬空，前后自然摆动，髋关节发力，用鼻子呼吸。③摆动幅度，由小慢慢变大。④膝盖疼痛者每组100次，每天10组。⑤膝盖保健预防者每天每条腿甩动200次。

（2）"引膝痛"导引术注意事项：

①注意安全，在锻炼时，与踩砖的脚同侧的手臂扶住可支撑的物体。②摆动幅度由小慢慢变大。膝痛患者初期摆动可以小一点，因为稍大就会引发疼痛，等锻炼一段时间后可以慢慢增大幅度。③锻炼的强度应循序渐进，刚开始可以从100次逐渐增加，或者一天中多次锻炼，锻炼间隔可长一点。心脏病患者，强度与幅度都不宜过多、过大。

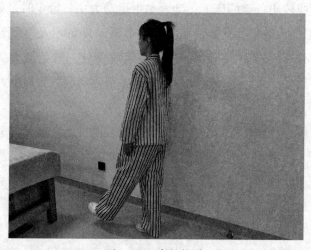

图4-3　膝部锻炼

七、案例分享

患者刘某某，女，69岁，中医诊断：膝痹。

【主诉】

双膝关节疼痛5年余，加重半年。

【现病史】

患者于5年前无明显诱因出现双膝关节疼痛，疼痛加重期间在我院进行针灸治疗并口服中药调理，疗效可。近半年出现症状加重，上下楼梯时症状加重，影响活动，现为求进一步治疗，入住我病区。入院症见：双膝关节疼痛，蹲起不利，屈曲受限，怕冷，得温痛减，阵发性心慌，胸闷，偶有头晕、头痛，偶有心前区隐痛，纳可，眠差，二便调。舌红、少苔，脉沉细。NRS 评分：6 分。

【既往史】

房性期前收缩 3 年余、冠状动脉粥样硬化心脏病 4 年余、稳定型心绞痛 3 个月余、脑梗死病史 3 个月余、下肢静脉血栓 3 个月余、17 年前行子宫肌瘤切除术。否认药物及食物过敏史。

【中医诊断】

膝痹（肝肾亏虚证）。

【入院后治疗】

1. 普通针刺

取血海、梁丘、鹤顶、内膝眼、外膝眼、膝阳关、阳陵泉、阴陵泉、（双）三阴交等穴，留针 30 分钟。

2. 口服中药

滋补肝肾、温肾祛寒、祛邪止痛。处方：鹿角胶（先煎）15 g、怀牛膝 15 g、狗脊 12 g、千年健 15 g、桑寄生 15 g、丹参 15 g、鸡血藤 15 g、白芍 15 g、木防己 10 g、独活 10 g、甘草 5 g，每天 1 剂，水煎，早晚饭后半小时送服。

3. 静脉输液

七叶皂苷钠抗炎消肿，促进微循环。

【辨证施护】

1. 生活起居

（1）注意调节生活方式，平时注意膝关节的保护，减少不合理的运动，控制每日的活动量。

（2）控制体重，减轻关节的负荷，平时可以使用护膝、支具等。

（3）避风寒，注意膝关节的保暖防寒（戴上护膝或弹性绷带）。

（4）日常指导：常晒太阳，膝关节不可过度负重，勿久坐、久立、久行，如厕时使用坐厕。

2. 证候施护

（1）评估关节疼痛的诱因、性质、下肢活动、下肢感觉、运动情况，做好

NRS 评分并记录。

（2）评估患者下肢肌力及步态，防止跌倒。保持病室环境安全，协助患者生活料理，做好安全防护措施。

（3）做好健康教育，教会患者采取正确体位，减轻疼痛。

（4）指导患者进行四肢关节主动运动及踝泵运动，提高肌肉强度和耐力。

3. 中医特色技术

（1）激光针照射肿胀部位：每次 10 分钟，每日 1 次。

（2）耳穴贴压：取神门、交感、皮质下、肝、肾、膝等穴。

（3）干扰电疗法：取双内膝眼、外膝眼、血海、梁丘等穴，左右交替，每次 20 分钟，每日 1 次。

（4）蜡疗：蜡饼包裹双膝关节，每次 30 分钟，每日 1 次。

4. 辨证施膳

宜食补益肝肾的食品，如枸杞、黑芝麻、海参、桑葚、鲈鱼、牛肉、猪腰、葡萄、黑木耳、黑米等。忌辛辣刺激、温热香燥、寒凉生冷的食物。推荐食疗方：猪肾粥、黄芪煲鸡汤、黑芝麻糊。

【治疗效果】

5 日后，双膝关节疼痛较前减轻，NRS 评分：4 分。嘱患者活动时佩戴护膝，避免阴冷潮湿的环境，疼痛来袭时可以局部涂抹消肿止痛的药膏进行治疗。汤药在原方基础上去怀牛膝、狗脊、千年健、桑寄生，加杜仲 15 g、茯苓 15 g、细辛 9 g，饭后温服。

此阶段双膝关节疼痛缓解后鼓励患者适当运动，如散步、做八段锦、打太极拳等。

1 周后，疼痛明显减轻、肿胀部位明显减轻。NRS 评分：3 分，眠可，纳可，二便正常。原方去鹿角胶，加防风 15 g。

患者住院 15 天，NRS 评分：1 分，病情明显好转，出院。

【出院指导】

嘱患者患处防寒保暖，适度活动，不进行剧烈活动，膝关节勿负重，注意安全，防跌倒。

【出院随访】

2 周后电话随访，病情明显好转，基本痊愈。

第五章　肩关节周围炎（冻结肩）

一、概述

肩关节周围炎又称漏肩风、五十肩、冻结肩，简称肩周炎，是以肩关节疼痛和活动不便为主要症状的常见病症。本病的好发年龄在 50 岁左右，女性发病率略高于男性，多见于体力劳动者。如得不到有效的治疗，有可能严重影响肩关节的功能活动，妨碍日常生活。本病早期肩关节呈阵发性疼痛，常因天气变化及劳累而诱发，以后逐渐发展为持续性疼痛，并逐渐加重，昼轻夜重，夜不能寐，不能向患侧侧卧，肩关节向各个方向的主动和被动活动均受限。肩部受到牵拉时，可引起剧烈疼痛。肩关节可有广泛压痛，并向颈部及肘部放射，还可出现不同程度的三角肌萎缩。

肩周炎属于中医痹证，肩痹是以肩关节及其周围的肌肉筋骨疼痛、酸沉和功能障碍等为主要表现的痹病。本病早期多由感受风寒湿外邪，或跌扑外伤、闪挫等而致；日久病及脏腑，或年老体衰，肝肾亏虚，筋骨失养。肝主筋，肾主骨，肝肾亏虚，则筋骨失荣而退变，此乃本病之根本。本病由于年老体弱，肝肾亏虚，风寒湿邪侵袭肌体，痹阻经络，气血运行不畅所致，治疗当分清虚实，辨证治疗，实证要分清风寒、寒凝、痰浊、瘀血，治宜祛风散寒、化痰通络、活血化瘀；虚证则以肝肾亏虚为主，治宜滋补肝肾。

二、辨证分型与治疗

（一）风寒湿痹证

【证候要点】

肩周重滞疼痛、酸胀不舒，夜间尤其明显，肩关节屈伸不利，遇阴雨天加重。舌淡，苔薄白或白腻，脉弦滑或沉细。遇寒或天气转冷则凝滞加重，故遇寒痛重；遇热则寒凝渐散，气血得以运行，故得热痛减。

【治法】

祛风散寒，温经通络。

【方药】

独活寄生汤加减。

（二）气血两虚证

【证候要点】

面色无华，气短乏力，肩关节疼痛，劳累则加重，休息则减轻。舌淡，苔薄白，脉沉细。脾胃虚弱，或饮食不节，或久病大病失养，亦或因产时、产后致气血两虚，又遇劳累等外因导致关节疼痛。

【治法】

益气养血，祛风通络。

【方药】

八珍汤加减。

（三）肝肾亏损证

【证候要点】

头晕、目眩、耳鸣，腰膝酸软，步履无力，肩关节功能障碍明显，举动无力，但疼痛不甚明显。舌偏红，苔淡，脉细弱。肝肾亏虚，正虚邪恋，肌肤失充，筋骨失养，而致肩部酸痛，肌肉萎缩无力，疼痛时轻时重；腰为肾之府，膝为筋之府，肝肾不足，故腰膝酸软，缠绵不愈。

【治法】

滋补肝肾，通络止痛。

【方药】

右归丸加减。

（四）筋骨损伤证

【证候要点】

骨折以及上肢其他部位筋骨损伤，长期固定或日久的累积性损伤，使瘀血凝滞，肩部活动障碍。舌暗红，苔薄白，脉沉涩。外伤或久病，气血运行不畅，则血瘀停聚，寒邪痹阻，气血运行不畅，则血瘀停聚，不通则痛，故肩部刺痛、冷痛；血瘀不散，寒邪聚集而致疼痛固定不移，痛剧，痛处拒按；寒为阴邪，入夜阴盛阳微，阴邪作祟更甚，故其夜痛为甚。

【治法】

活血化瘀，通络止痛。

【方药】

蠲痹汤加减。

三、辨证施护

（一）常见症状/证候施护

1. 肩周疼痛

（1）评估疼痛的诱因、性质、部位、持续时间、肩部感觉、运动情况等，做好 NRS 评分，记录具体分值。

（2）慎起居，避风寒，注意颈肩部保暖。

（3）遵医嘱给予中药熏蒸，采用熏蒸床使用活血止痛散熏蒸颈肩部，每次20分钟，每日1次。

（4）遵医嘱给予中药溻渍，使用活血止痛散溻渍肩部，每次20分钟，每日1次。

（5）遵医嘱给予蜡疗，将蜡饼包裹于肩部，每次30分钟，每日1次。

（6）遵医嘱给予中药热奄包，敷于肩背部，每次30分钟，每日1次。

（7）遵医嘱给予拔火罐治疗，取肩井、肩贞、肩髃、阿是穴。

（8）遵医嘱给予耳穴贴压，取肩关节、肩、神门、肾上腺等穴，每周2次。

（9）遵医嘱必要时应用镇痛药，并观察用药后不良反应及效果。

（10）遵医嘱给予灸法，使用电子灸疗仪，取肩井、天宗、肩髃、肩髎、臂臑、阿是穴等。

（11）遵医嘱给予中药离子导入，使用乌头酊穴位导入，取肩髃穴、肩髎穴。

（12）干扰电疗法：取肩井穴、肩贞穴，每次 20 分钟，每日 1 次。

（13）配合医师进行治疗，及时评估治疗效果及颈肩部疼痛情况，对夜间疼痛甚者，适当增加穴位按摩，取穴肩贞、肩井、天宗、肩髃、肩髎、臂臑等。

2. 肩周麻木

（1）评估肩周麻木范围、性质、程度及与体位的关系。

（2）指导患者主动活动麻木肢体，可用梅花针或指尖叩击、拍打按摩麻木部位，减轻或缓解症状。

（3）注意肢体保暖，避风寒。

（4）遵医嘱给予穴位注射，取曲池穴、足三里穴等。

（5）遵医嘱给予中药熏蒸，使用活血止痛散熏蒸肩部及患肢，每次 30 分钟，每日 1 次。

（6）遵医嘱给予艾灸治疗，取肩井、肩髃、肩髎、臂臑等穴。

（7）遵医嘱给予中频脉冲治疗，取曲池穴、手三里穴。

3. 肩及上肢活动受限

（1）评估受限程度与体位的关系，肩关节向各方向活动均可受限，以外展、上举、内外旋更为明显。

（2）评估活动受限的范围和患者生活自理能力。

（3）患者生活用品放置应便于取用，做好生活护理。

（4）指导、协助患者进行正确的体位移动，按摩活动受限肢体，提高患者舒适度。

（5）指导并协助患者进行上肢关节功能锻炼，防止肌肉萎缩。

（6）遵医嘱给予中药熏蒸治疗，熏洗受限肢体。

（7）遵医嘱给予经络穴位测评疗法，取曲池穴、手三里穴。

（8）遵医嘱给予艾灸，取肩贞穴、肩井穴、阿是穴。

（9）遵医嘱穴位按摩，取肩贞、肩井、天宗、肩髃、肩髎、臂臑等穴。

（10）遵医嘱给予中药热奄包，敷于患侧肩部，注意防烫伤。

4. 不寐

（1）保持病房安静、整洁，通风良好。

（2）睡前服热牛奶，听舒缓轻音乐，不宜饮浓茶或咖啡。

（3）睡前温水泡脚，每次 20 分钟。

（4）遵医嘱给予耳穴贴压，取神门、心、皮质下、肝、胃等穴。

（5）遵医嘱给予穴位贴敷，使用吴茱萸穴位贴敷双涌泉穴，贴敷 6~8 小时，每晚 1 次。

（6）遵医嘱应用镇静安神药物，观察用药后的效果及不良反应。

（二）护理要点

1. 一般护理

注意保暖，避免过度劳累，减少负重，肩关节麻木时适度活动减轻不适感，穿宽松衣裤，保持心情舒畅，睡前温水泡脚促进睡眠。

2. 体位护理

保持良肢位，取仰卧位时，患肩下垫一薄枕，以放松肩关节；取健侧卧位时，胸前放一软枕，将患肢放在上面。患者应避免使用患侧卧位，以防对肩关节造成挤压。

3. 疼痛护理

患者在早期疼痛明显时可服用消炎镇痛或舒筋活血的药物；也可外用止痛喷雾剂、红花油等，此外，适当的物理治疗可以消除肌肉痉挛，防止肌肉粘连，改善血液循环并有一定的止痛作用。患者要尽量减少使用患侧手提举重物或过多活动肩关节。

4. 情志护理

疼痛难忍以及对疾病知识的缺乏容易导致患者性情急躁，护理人员应该耐心地安慰患者、理解患者，多与患者沟通，做好疏导工作，同时给患者讲解本病的相关知识，使其树立信心，更好地配合治疗。

5. 运动疗法

在疼痛明显减轻时，患者应尽快进行有效的肩关节功能训练，如下垂摆动练习、肩梯或爬墙练习、吊环练习等。进行练习时，患者应只在无痛或轻度疼痛范围内活动肩关节，以免反射性引起或加重肌痉挛，并在活动后引起疼痛加重。

（1）下垂摆动练习：患者躯体前倾 90° 左右，使患侧臂自然下垂，肩关节的肌肉、肌腱放松，做前后、内外、画圈摆动练习。摆动幅度应由小到大，每次摆动到手指微有发胀、麻木感为止。休息后，患者可手持 1~2 kg 的重物重复上述练习。高血压患者应谨慎练习。

（2）肩梯或爬墙练习：患侧肩正对或侧对肩梯或墙，用手指逐步爬高，扩大肩的前屈及外展范围，如图 5-1。患者可逐渐抬高患肢直至正常。

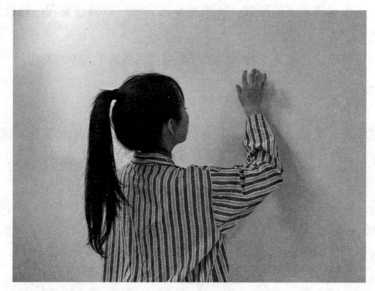

图 5-1　爬墙练习

（3）吊环练习：主要利用健侧手拉动患侧手，使患侧肩关节做各个方向的运动，每次 10~15 分钟，每天 1~2 次。

4. 肩关节护理

保护肩关节可预防肩关节损伤，避免肩周炎症状加重。保护肩关节的有效措施有：在同一体位下避免患侧肩关节长时间负重、维持良好的姿势、减轻对患肩的挤压、避免用患肢举重物等；维持足量的关节活动度和肌力训练；防止过多运动，疼痛明显时应注意休息患侧肩关节，同时避免发生疲劳性损伤；疼痛减轻后可尽量使用患侧进行日常生活活动技能训练。

5. 关节松动术护理

关节松动术主要用于活动、牵伸关节，可改善血液循环、减轻肌痉挛、松解关节粘连等。患者在进行关节松动术治疗时，身体要完全放松，以感到舒适为宜。实施者应切忌手法粗暴，抓握和推动关节不应引起疼痛。为达到预期效果，实施者应在做完关节松动术后嘱患者立即进行主动活动，注意避免骨折、脱位等并发症的发生。

（三）中医特色治疗护理

1. 手法治疗的护理

（1）治疗前向患者讲解松解手法治疗的目的及注意事项。

（2）嘱患者放松，协助患者摆放体位。

（3）治疗过程中，注意观察患者的面色和反应，询问患者对疼痛的耐受程度。

（4）治疗结束后协助患者卧床休息半小时。

2. 各种针刺、小针刀、封闭、穴位注射等治疗的护理

（1）治疗前询问患者有无晕针史，告知治疗的目的及注意事项。

（2）嘱患者放松，配合医师摆放合适体位，选择穴位，暴露治疗部位。

（3）治疗时密切观察患者面色，询问患者有无不适，若患者出现面色苍白、出冷汗、心慌等不适，应立即停止治疗，遵医嘱给予处理。

（4）治疗结束后观察局部有无出血、血肿等情况，注意局部保暖，12小时内避免受风寒。

（5）有晕针史、酒后、饥饿、情绪紧张时不宜进行治疗。有严重高血压、糖尿病等要慎用该治疗方法。

3. 药浴疗法的护理

（1）药浴前注意水温，防烫伤。

（2）药浴前必须排除禁忌证，温度设定应遵循由低到高的原则，时间设定为15分钟，不宜过长。

（3）治疗应在医护人员指导下进行，若有头晕或其他不适应停止治疗，并请医护人员酌情处理。

（4）饭前饭后半小时不宜药浴，药浴时室温不应低于20℃，冬季药浴后注意保暖，多饮水，休息半小时方可外出。

（5）药浴温度以不烫为宜，治疗时间不宜太长，老人、儿童及急症患者应有专人陪护。

（6）患者所用被单或毛巾被应独立使用，每天更换，防止交叉感染。

4. 药敷疗法及护理

（1）告知患者衣着宽松。

（2）若患者皮肤发红或出现过敏现象，应立即告知医生。

（3）妊娠期、哺乳期、月经期慎用。

（4）操作包裹封包塑形方法正确，拘挛肢体尽量伸展，保持功能位。

（5）治疗结束后嘱患者休息，保持情绪安定，饮食易清淡，忌食生冷、油腻之品。

5. 针灸疗法的护理

针灸治疗具有疏通经络、调和阴阳、扶正祛邪的作用。在肩周炎的治疗过程中，起着重要的作用。肩周炎在急性发作期，常见持续性疼痛，通过针灸可以快速地止痛，例如多数患者是慢性疼痛，僵硬疼痛较重的，可以使用平衡针，即通过针刺外周神经的靶点，利用传入神经通路至大脑中枢的靶位，使失衡紊乱的中枢系统瞬间恢复到原来的平衡状态，通过传出信息通道完成对靶向病变部位的应急性调整，从而使机体恢复新的平衡。对于功能受限明显的患者，可以使用运动针法。运动针法是在患者的疼痛部位进行针刺，让患者带针进行运动从而达到改善运动功能障碍的一种针法。这种针法对改善肩关节功能受限的效果是非常好的。总的来说，对于肩周炎患者，应根据疾病所处的阶段及患者的具体症状，选择相应的穴位配合不同的针法治疗，以充分发挥针灸治疗的优势，极大程度缓解肩周炎患者的痛苦。针灸后应注意保暖，避免寒风直吹。做好针刺护理，防止针刺不良反应。

（四）中医护理适宜技术

1. 中药熏蒸治疗

活血止痛散熏洗患处，每次30分钟，每日1次。

2. 红外线治疗

每次30分钟，每日1次。

3. 中药溻渍

每次30分钟，每日1次。

4. 中药乌头酊离子导入患处

每次20分钟，每日1次。

5. 中药热奄包热敷于患处

每次30分钟，每日1次。

6. 耳穴贴压

既可以疏通经络又可以止痛，取神门、交感、皮质下、肝、肾、肩等穴，每周2次。

7. 拔火罐

取阿是穴。

8. 艾灸患处

温通经络、祛湿散寒，每次30分钟，每日1次。

9. 穴位注射

甲钴胺营养神经，取手三里穴、曲池穴，每日 1 次。

10. 蜡疗肩背部

每次 30 分钟，每日 1 次。

11. 激光治疗

照射肩背部，每次 10 分钟，每日 1 次。

12. 中频脉冲治疗

每次 20 分钟，每日 1 次。

13. 干扰电疗法

取双肩井穴、肩贞穴，每次 20 分钟，每日 1 次。

（五）围手术期护理

1. 针对肩关节粘连严重、普通推拿疗效不佳者采用臂丛神经麻醉下肩关节松解术。

2. 术前向患者解释手术的目的及注意事项，消除患者紧张情绪。

3. 术后患者肩部保持 180° 高举位制动休息，24 小时内每 30 分钟被动活动 1 次，遵医嘱给予冰袋物理降温患处，24 小时冰敷 4~6 次，注意观察患处皮温情况，防止冻伤。24 小时后行常规推拿治疗。术后遵医嘱应用地塞米松及甘露醇静脉滴注，局部泼尼松龙配合利多卡因封闭，并口服消炎镇痛类药物止痛。

四、辨证施膳

（一）风寒湿痹证

宜进祛风散寒的温性食物，如大豆、羊肉、狗肉、胡椒、花椒等。忌食凉性食物及生冷瓜果、冷饮，多食温热茶饮。推荐食疗方：鳝鱼汤、红枣煲羊肉等。

1. 鳝鱼汤

【用料】

鳝鱼约 250 g，食盐、酱油、味精各适量。

【做法】

鳝鱼剖腹去内脏，剔除骨头，切成 1[①] 寸长段，用菜油稍炒，加盐，入汤久煮，食肉喝汤。

---

① 注：1 寸≈3.33 cm。

【食用方法】

每日早晚温热食，5~7天为一疗程。

2. 红枣煲羊肉

【用料】

羊肉，红枣，姜，盐，适量水。

【做法】

羊肉洗净斩块，水开入锅煮开，倒掉血水。如此重复3~4次，直至汤水清澈（目的是为了去掉羊肉的膻腥味），放置一旁备用。将所有用料放入高压锅，加2~3碗清水，水面与用料齐平即可，大火烧开后，转小火继续煮20分钟左右（可以闻到很浓郁的香味）即可熄火。

（二）气血两虚证

宜进食益气养血的食品，如莲子、大枣、桂圆等。推荐食疗方：桂圆红枣莲子汤、大枣桂圆肉煲鸡汤。

1. 桂圆红枣莲子汤

【用料】

桂圆8颗，红枣10颗，莲子20颗，银耳3朵，红糖15 g，清水1 000 mL。

【做法】

银耳泡发，去除黄根，莲子泡发。将桂圆肉、红枣、莲子、银耳用清水洗净，一起放入锅中，倒入1 000 mL清水，大火煮开后调成小火，继续炖煮20分钟。煮好后，趁热加入红糖搅匀即可食用。

2. 大枣桂圆肉煲鸡汤

【用料】

乌鸡1只，大枣3枚，桂圆5个，盐1茶匙，姜片20 g，枸杞10 g。

【做法】

整只乌鸡，切去鸡屁股，剔除多余油脂，剁成小块，放入凉水中浸泡。锅内烧开水，待水快开时放入乌鸡肉、大枣、桂圆。姜用牙签穿串，放入锅中，大火烧开，撇去浮沫，转小火煮炖1小时。取出姜串，撒入盐和枸杞，煮1分钟。

（三）肝肾亏损证

1. 肝肾阴虚

宜进食滋阴填精、滋养肝肾之品，如枸杞、黑芝麻、黑白木耳等。忌辛辣香燥之品。推荐食疗方：枸杞全鸭汤。

【用料】

枸杞 10 g，雄鸭 1 只，料酒 15 g，姜 5 g，葱白 10 g，胡椒粉、盐适量。

【做法】

将鸭洗净，去爪，放入沸水锅内煮片刻，捞出，用凉水洗净；枸杞用温水洗净泥沙；姜、葱白洗净、切片，待用。将鸭顺颈劈开，取枸杞 10 g 加葱白一起装入鸭腹内，然后放入器皿中，注入适量清汤，用盐、胡椒粉、料酒调好味，用湿棉纸封严口，上笼蒸约 2 小时。将盛全鸭的器皿出笼后，揭去棉纸，捞出姜、葱白，加味精即成。

2. 肝肾阳虚

宜进食温壮肾阳、补精益髓之品，如黑豆、核桃、杏仁、腰果等。忌生冷瓜果及寒凉食物。推荐食疗方：干姜煲羊肉、坚果粥。

（1）干姜煲羊肉

【用料】

干姜 50 g，羊肉 150 g，佐料适量。

【做法】

将羊肉洗净、切块，与洗净的干姜同放入锅内，加水适量，炖至羊肉熟烂，调味，即可。

（2）坚果粥

【用料】

小米、腰果和松仁。

【做法】

小米洗净，放入砂锅中，一次性加足适量的清水，大火烧开。捞起泡沫，继续煮至米粒黏稠。放入洗净的腰果和松仁，继续煮 5 分钟。放入适量鸡粉调味，即可享用。

（四）筋骨损伤证

宜进食促进筋骨愈合的高蛋白、高钙食品，推荐食疗方：骨头汤、鲫鱼汤。

1. 骨头汤

【用料】

扇子骨 500 g，葱结 1 小扎，生姜 1 小块，酒 50 g，清水适量。

【做法】

将骨头、葱结、生姜、酒放在锅中用小火慢慢地炖制。熬制 3~4 小时出锅。加上各种调味料调味即可。

2. 鲫鱼汤

【用料】

鲫鱼，葱，枸杞。

【做法】

鲫鱼刮鱼鳞，除去鱼鳍和内脏，洗净。锅中放少许油，将鱼放入，小火煎至两面金黄。另起锅，烧开水，放入鱼，加入葱、姜片，熬至汤汁奶白色后放入少许盐即可。

五、健康指导

（一）生活起居

1. 避免长时间伏案工作，每隔 1~2 小时活动肩部，如仰头或将头枕靠在椅背上、转动头部。

2. 避免长时间半躺在床头，勿曲颈斜枕看电视、看书。

3. 睡眠时应注意肩部保暖，避免长时间一侧肩部受压，枕头长要超过肩且不宜过高。

（二）情志调理

1. 向患者介绍本疾病的发生、发展及转归，取得患者理解和配合，多与患者沟通，了解其心理社会状况，及时消除不良情绪。

2. 向患者介绍成功病例，帮助患者树立战胜疾病的信心。

3. 给患者必要的生活协助，鼓励家属参与。

4. 有情绪障碍者，必要时请心理咨询医师治疗。

（三）服药注意事项

1. 对药物中的任一成分过敏时需禁止使用，过敏体质慎用。

2. 药物属于对症治疗药时，不能长期或者大量使用，如果长时间症状不缓解，应及时去医院咨询医师是否需要调整用药。嘱患者切忌自行长期用药。

3. 部分药物可能会对肝脏功能造成影响。患者如果存在肝肾功能不全等情况时应注意在医生的指导下科学使用药物，应根据控制症状的需要，在最短治疗时间内使用最低有效剂量，有助于降低不良反应。

4. 部分药物可能会与酒精发生不良反应，用药期间应注意不得饮酒或饮用含有酒精的饮品。

5. 当药物性状发生改变时，应禁止使用，防止出现严重不良反应。

6. 使用单一药物期间，如果需联合使用其他药品，应在医师或者药师指导下进行。用药期间如果出现胸痛、恶心或者身体无力等情况，应停止用药并立即就医。

六、功能锻炼

（一）急性期

卧床制动，保持上肢上举或抱头等体位，必要时在肩背部垫软垫，进行治疗或移动体位时动作要轻柔。

（二）康复期

可下床进行肩部、上肢活动，在不加重症状的情况下逐渐增大活动范围。

1. 爬墙活动

患者面对墙壁站立，用患侧手指沿墙缓缓向上爬动，使上肢尽量高举，到最大限度，在墙上做记号，然后再徐徐向下回到原处，反复进行，逐渐增加高度，如图 5-2。

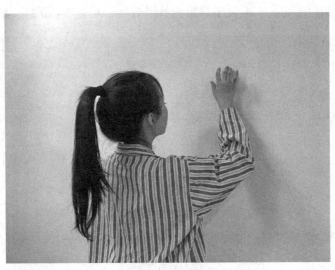

图 5-2 爬墙训练

2. 体后拉手

患者自然站立，在患侧上肢内旋并向后伸的姿势下，健侧手拉患侧手或腕部，逐步拉向健侧并向上牵拉，如图 5-3。

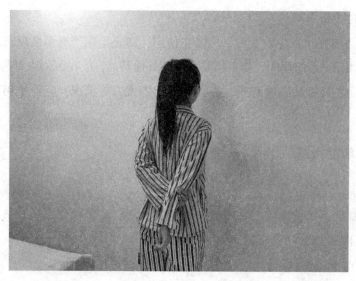

图 5-3　体后拉手

3. 外旋锻炼

患肢自然下垂，肘部伸直，患臂由前向上向后划圈，幅度由小到大，反复数遍。

4. 颈后交叉

双手在颈后部交叉，肩关节尽量内收及外展，反复 5~10 遍，如图 5-4。

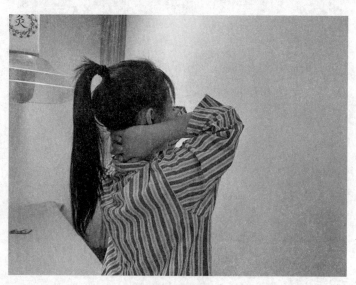

图 5-4　肩部锻炼

七、案例分享

患者李某，男，55岁，中医诊断：冻结肩。

【主诉】

双肩关节疼痛伴活动受限2个月余。

【现病史】

现患者双肩关节疼痛，上举、外展、背伸、内收活动均受限，受凉加重，热敷缓解，右肩关节尤甚，NRS评分：8分。

【既往史】

身体健康状况可。

【阳性体征】

双肩关节周围压痛（+），双肩关节上举、外展、背伸、内收活动受限，双上肢腱反射（++）。

【中医诊断】

冻结肩（风寒湿痹证）。患者不慎感受风寒湿邪，导致肩关节气血运行不畅，气血阻滞不通，不通则痛，发为本病。

【入院后治疗】

1. 普通针刺

取风池、天柱、C3~C6夹脊穴、肩髃、肩髎、肩贞、臂臑、曲池、合谷、阿是穴等，取顶中线、顶颞前斜线、顶颞后斜线部位的穴位，左右交替，留针30分钟。

2. 中药

独活寄生汤加减以祛风除湿、舒筋通络。整方如下：独活10 g，寄生10 g，防风12 g，细辛6 g，川芎9 g，当归10 g，白芍12 g，肉桂6 g，茯苓20 g，党参20 g，炙甘草6 g，延胡索15 g，木瓜15 g，熟地黄20 g，桂枝15 g，葛根30 g，桃仁12 g。水煎服400 mL，早晚各1次，每次200 mL，饭后温服。

3. 静脉输液

静脉滴注甘露醇以消肿止痛。

4. 口服药物

口服伸筋片，以通经活络。

5. 穴位注射

穴位注射甲钴胺以营养神经。

【辨证施护】

1. 生活护理

（1）避免长时间伏案工作，每隔 1~2 小时活动肩部，如仰头或将头枕靠在椅背上、转动头部。

（2）避免长时间半躺在床头，曲颈斜枕看电视、看书。

（3）睡眠时应注意肩部保暖，避免长时间一侧肩部受压，枕头长要超过肩，不宜过高。

2. 证候施护

（1）评估疼痛的诱因、性质、部位、持续时间、躯体感觉、运动情况等，做好 NRS 评分，记录具体分值。

（2）慎起居、避风寒，防风寒阻络致经脉不通，引发疼痛。

（3）生活用品放置应便于取用。

（4）指导协助患者正确的体位移动，按摩活动受限肢体，提高患者舒适度。

3. 中医特色护理技术

（1）干扰电疗法：取肩井穴、肩贞穴，每次 20 分钟，每日 1 次。

（2）耳穴贴压：取神门、交感、皮质下、肝、脾、肾、肩部等穴，每周 2 次。

（3）蜡疗：取肩部穴，温通经络，祛湿散寒，每次 30 分钟，每日 1 次。

（4）中药离子导入：取肩部穴，通过仪器导入乌头酊直接渗入皮肤，直接作用于患处，每次 20 分钟，每日 1 次。

（5）灸法：使用灸疗床熏蒸。取双肩部穴，温通经络，祛湿散寒，每次 30 分钟，每日 1 次。

4. 辨证施膳

风寒湿痹证宜进祛风散寒温性食物，如大豆、羊肉、狗肉、胡椒、花椒等。推荐食疗方：鳝鱼汤、红枣煲羊肉等。忌食凉性食物及生冷瓜果、冷饮，多食温热茶饮。

【治疗效果】

3 日后，患者疼痛减轻，NRS 评分：5 分，肩关节活动范围增加，但各方向运动仍受限。指导患者进行爬墙运动、体后拉手运动等功能锻炼，嘱咐患者爬墙运动不超过 90°，不做过头顶运动，停静脉输液，其余治疗方案不变。

7 日后，患者肩关节活动明显改善，NRS 评分：3 分，左肩仍有疼痛不适，嘱患者增加伸肘屈肩、伸肘展肩运动，改甲钴胺口服，加用活血止痛散熏洗患肩。

10 日后，患者右肩疼痛较前明显改善，日常活动基本可，NRS 评分：2 分，原方加鸡血藤 30 g、当归 12 g 以养血活血通络，续服 3 日，患者肩痛症状消失后出院。

【出院指导】

嘱患者注意肩部保暖，勿劳累，勿提拾重物，注意肩部保护，勿受外伤。

【出院随访】

半个月后随访，病情未见复发。

第六章　带状疱疹（蛇串疮）

一、概述

　　带状疱疹是由水痘-带状疱疹病毒引起的急性感染性皮肤病。由于病毒侵犯感觉神经，因而使急性带状疱疹成为一种最具痛性特征的病毒性疾病。该病是带状疱疹病毒感染之后，在躯体上出现呈带状分布的疱疹的一种症状表现，可以伴发明显的疼痛症状，多发生在胸腰部，呈自限性，即便不治疗，一般在2~3周之后会自愈。主要临床表现为：皮肤上出现群集的丘疹、水疱，呈带状分布，可以沿着神经的走行而分布，伴有明显的刺痛感。带状疱疹看上去是皮肤病，其实是神经损害疾病，治疗时一定要以神经恢复为主，皮肤表面的水疱，会经过自然的阶段结痂脱落。部分患者被感染后成为携带病毒者而不发生症状。由于病毒具有亲神经性，感染后可长期潜伏于脊髓神经后根神经节的神经元内，当抵抗力低下或劳累、感染、感冒时，病毒可再次生长繁殖，并沿神经纤维移至皮肤，使受侵犯的神经和皮肤产生强烈的炎症。

　　中医称蛇串疮，病毒在受侵的神经节内大量生长繁殖，使之发生急性炎症出血、坏死得不到抑制，病毒稽留不去，湿热余毒未尽，日久化热生毒，瘀阻络脉，而脏腑组织代谢废物不能通过络脉排出，毒素积蓄更加损伤络脉，这就加重了对神经细胞的损害，故而疼痛持久存在。正如《临证指南医案》所说："盖久痛必入于络，络中气血，虚实寒热，稍有留邪，皆能致痛。"血行涩滞，瘀阻脉络，气血运行失司则形成"不通则痛"。除此以外，患者自身免疫力低下亦是蛇串疮发生的一个不容忽视的重要因素。此病患者大多为年老体弱，脏腑功能低下，又患急性蛇串疮久治不愈，更伤及阴阳气血，呈现阳失温煦，阴失濡润的状态。阳气虚，元阳不足，清阳不升；阴血不足，脉络拘急，则形成"不荣则痛"。

二、辨证分型与治疗

本病主要由于情志内伤，肝气郁结，久而化火，肝经火毒蕴积夹风邪上窜头面而发，或夹湿邪下注，发于阴部及下肢。火毒炽盛者多发于躯干。年老体弱者常因血虚肝旺，湿热毒蕴，导致气血凝滞，经络阻塞不通，以致疼痛剧烈，病程迁徙。总之，本病初期以湿热火毒为主，后期是正虚血瘀兼湿邪为患。现根据病机归纳整理如下：

（一）肝经郁热证

常见于急性期。皮损鲜红，疱壁紧张，灼热刺痛，口苦咽干，烦躁易怒，大便干或小便黄。舌质红，苔薄黄或黄厚，脉弦滑数。情志不舒，气结于内，郁久而化火生毒，肝经火毒循经外发。

【治法】

清泻肝火，解毒止痛。

【方药】

龙胆泻肝汤加减。

（二）肝经湿热证

皮损鲜红，水疱较多，并相互融合，疱壁破损，渗出不止，烦躁易怒。小便黄，大便黏腻。舌红，苔黄腻，脉弦滑数。湿热搏结于肌肤而发病。

【治法】

清热利湿，泻火解毒。

【方药】

龙胆泻肝汤加减，加茵陈、车前草、薏苡仁加强健脾祛湿利水之力。

（三）脾虚湿蕴证

皮损色淡，疱壁松弛，伴疼痛，口不渴，食少腹胀，大便时溏。舌质淡，苔白或白腻，脉沉缓或滑。

【治法】

补脾益气，解毒止痛。

【方药】

四君子汤合除湿胃苓汤加减。腹胀明显者，加青皮、枳壳、木香调理脾胃之气升降。皮损在腰部以下者，加牛膝、独活引药下行，祛瘀止痛。

（四）血瘀气滞证

常见于后遗神经痛期。皮疹消退后局部疼痛不止。舌质暗有瘀斑，苔白，脉弦细。体热湿毒余热未清，气血瘀滞。

【治法】

理气活血祛瘀，通络止痛。

【方药】

桃红四物汤加减。

三、辨证施护

（一）常见症状/证候施护

1. 疼痛

（1）评估患者疼痛的部位、性质、强度、持续时间及伴随症状，做好 NRS 评分并记录具体分值。

（2）遵医嘱给予耳穴贴压，取肺、肝、脾、内分泌、皮质下、风溪、肾上腺等穴，每3~5天更换至对侧耳郭。

（3）遵医嘱给予穴位按摩，取合谷、阳陵泉、太冲等穴。

（4）遵医嘱拔火罐（刺血）。

（5）遵医嘱使用中医诊疗设备，如激光治疗，以减轻疼痛。

（6）遵医嘱应用镇痛药，并观察用药后反应。

（7）遵医嘱给予穴位注射，常取双侧足三里穴。

（8）遵医嘱揿针围刺疱疹周围。

2. 丘疹及水疱

（1）评估皮损部位、水疱大小、疱液性状、疱壁紧张度等，有特殊情况及时报告医师并配合治疗。

（2）指导患者修剪指甲，避免摩擦、搔抓。保持皮损处清洁干燥，忌用热肥皂水烫洗局部皮肤，忌用化学洗涤剂洗涤衣物，避免对皮肤造成刺激。穿纯棉衣服，尽量柔软宽松。

（3）指导患者采取健侧卧位，防止挤压引起疱疹破裂。

（4）皮损累及眼部时，鼓励患者多做眨眼运动，防止粘连。遵医嘱使用眼药水和眼药膏，白天每2~3小时滴眼药水1次，晚上涂眼药膏后纱布覆盖。注意观察眼部病情变化及视力变化，防止眼睑粘连及溃疡性角膜炎的发生。

（5）皮损发生于头皮、腋下、外阴等毛发部位时，应剪去局部毛发，保持创面清洁。

（6）遵医嘱给予中药溻渍，可用复方黄柏液。

（7）遵医嘱使用激光治疗，以消炎镇痛。

（8）遵医嘱给予中药外涂，外用龙珠软膏。

（二）护理要点

1. 一般护理

注意保持病室空气清新，每日开窗通风2次，每次半小时。保持床单位的清洁干燥、衣被柔软、宽松，最好采用纯棉制品以减少刺激，避免摩擦皮肤。病室内保持安静，避免强光刺激，将患者安置于阴凉病房，给患者创造一个良好的休养环境。对于重症患者要保证卧床休息，卧床期间要嘱其多饮水，保持大便通畅，以利毒邪的排出。

2. 疼痛护理

疼痛是本病的特点之一，由于患者的个体差异，耐受程度不同，所表现出疼痛的程度也有区别，应根据患者的具体情况进行护理。保持环境清洁、安静，操作时动作要轻柔、迅速。指导患者采取看书、看报、看电视、与他人交谈等方式以分散注意力，减轻疼痛。可以遵照医嘱给予物理治疗，如局部冰敷、激光、红外线照射等。另外，还可以遵照医嘱给予患者镇静药、镇痛药，采用镇静疗法止痛。

3. 皮损护理

皮损处用药，如局部涂抹黄柏液，配合TDP灯烤治疗，设置好烤灯的温度和距离，防止烫伤。头皮有破损时应剪去头发，保持创面清洁，预防感染。

4. 用药护理

在服用中药汤剂时，属肝经郁热者宜凉服，属气滞血瘀者宜温服。在服药过程中，若患者出现食欲减退、腹痛便溏时应及时报告医生，并停服药物进行观察。服药期间出现恶心、呕吐等不适时也应及时报告医生并做好记录。患者疼痛难忍时，可以遵照医嘱给予镇痛药，但要密切观察药物的疗效及不良反应。

5. 饮食护理

本病患者饮食宜清淡、易消化，多吃新鲜的水果和蔬菜，少吃油炸食物，忌食鱼虾蟹、鸡肉、羊肉等发物，忌辛辣、刺激食物，禁烟、酒。

6. 情志护理

患者常因疼痛难忍，对疾病知识的缺乏，容易性情急躁，护理人员应该耐心地安慰患者、理解患者，多与患者沟通，做好疏导工作，同时给患者讲解本病的相关知识，使其树立信心，更好地配合治疗。

7. 临证护理

肝经郁热证患者要保证充足睡眠，以提高免疫力。重症患者宜卧床休息，多饮水，保持大便通畅。大便干燥者，可以使用缓泻剂，或者用温水冲蜂蜜饮用。脾虚湿蕴者要注意保持局部皮肤清洁、干燥，勤换衣裤，防止感染。疼痛剧烈时，可以遵医嘱采取针灸、理疗或适当服用镇痛药以缓解疼痛。

（三）中医特色治疗护理

1. 针刺护理

针刺治疗带状疱疹，是临床上较为常用的方法。通过针刺的局部刺激作用，可以促进人体气血运行，从而达到疏经活络、消炎镇痛的功效。主要选取肝、脾、心经及其背俞穴和阿是穴进行针刺，以达到疏肝行气、解毒利湿、宁心安神的作用。湿热毒盛、气血凝滞以致疼痛，针刺泻法重在泻火解毒、清热利湿、活血通络，对蛇串疮有较好疗效，做好针刺护理，防止针刺的不良反应。

2. 刺络放血护理

刺络拔罐包括刺络放血和拔罐，早在 2 000 多年前就有记载以砭石刺破脓疡，进而作为刺络泻血之用，具有清热解毒、行气止痛、化瘀通络的功效。以三棱针点刺水疱，排出疱液，再于点刺处拔罐，使其出血，每日或隔日 1 次。用梅花针叩刺皮损及疼痛部位，以表皮轻微渗血为度，在渗血部位予以拔罐，并留罐 2 分钟，做好拔罐护理，操作时注意无菌操作及火罐的消毒。

3. 火针治疗

即将针具的针身在火上烧红后，迅速刺入人体特定的腧穴或部位，给身体的局部以灼热性刺激，有活血化瘀、散寒行气之功。带状疱疹急性期患者先围刺阿是穴，接着以电针方法进针夹脊穴、后溪穴、支沟穴，并通电刺激，加以湿敷皮损处，另加以火针治疗，先灼烧针体，后间隔皮肤 1 cm 刺入夹脊穴及阿是穴，止痛、止疱时间和结痂、脱痂时间均明显缩短，做好火针护理，防止烫伤。

4. 艾灸

主要是指借助灸火的热力和药物的作用，对腧穴或者病变部位进行熏烤，艾叶归肝、脾、肾经，具有通经络、理气血之功，将艾叶捣绒，制成艾条、艾炷等，用其熏灸体表穴位，具有温经通络、调和气血之用。患者常规针刺皮损同侧夹脊、阿是穴等，得气后再于针柄上置艾条施灸，加艾条从皮损中心向四周进行悬起灸，以皮肤灼热、患者自觉局部微痛为度，病程可明显缩短，疼痛明显缓解，做好艾灸护理，防止烫伤。

（四）中医护理适宜技术

1. 耳穴贴压

取肺、肝、脾、内分泌、皮质下、肾上腺等穴。

2. 拔火罐

刺血拔罐时，应注意无菌操作，血罐注意清洁，灭菌消毒。

3. 中药湿渍

以 6~8 层纱布浸湿复方黄柏液，将其挤干（以不滴水为度），紧贴在皮肤患部，每隔 10 分钟淋药 1 次，持续 20 分钟。

4. 穴位按摩

取合谷、阳陵泉、太冲等穴。

5. 激光治疗

每次 10 分钟，每日 1 次。

6. 中药外涂

外用龙珠软膏涂患部，揉擦使之均匀，每日 1~2 次。

7. 穴位注射

甲钴胺注射液注射足三里穴以营养神经。

8. 揿针治疗

用揿针围刺疱疹周围。

四、辨证施膳

（一）肝经郁热证

宜食清肝胆之火的食品，如新鲜绿叶蔬菜、西瓜、冬瓜、黄瓜、橙子、苦瓜、绿豆，忌食腥发之品。推荐食疗方：石决明粥、绿豆汤、苦丁茶、金银花菊花饮。

1. 石决明粥

【用料】

煅石决明 30 g，粳米 100 g。

【做法】

将煅石决明打碎入砂锅内，加水 200 mL，猛火先煎 1 小时。去渣取汁，加入粳米。再加水 600 mL，煮为稀粥。

【用法】

每日早晚温热食，5~7 天为一疗程。

2. 绿豆汤

【用料】

绿豆适量。

【做法】

将绿豆洗净并控干水分，倒入锅中，加入开水，开水的用量以没过绿豆 2 cm 为宜，煮开后，加入大量的开水，改用中火熬煮 5 分钟，代茶饮。

3. 苦丁茶

【用料】

苦丁适量。

【做法】

苦丁茶有量少味浓、耐冲泡的特点，故冲泡时放苦丁的量要少。苦丁茶 0.3~0.4 g，配 1 000 mL 沸水，随泡随饮。

4. 金银花菊花饮

【用料】

金银花、菊花适量。

【做法】

开水冲泡，代茶饮。

（二）肝经湿热证

宜食清热利湿的食品，如苦瓜、苦菜、马齿苋、红小豆、薏苡仁、莲子、山药等。推荐食疗方：红豆薏苡仁莲子粥，炒苦瓜。

1. 红豆薏苡仁莲子粥

【用料】

红豆，莲子，薏苡仁。

【做法】

红豆、莲子、薏苡仁洗净浸泡 2 小时。大米洗净备用。将红豆、莲子、薏苡仁加入适量水煮开，再加入大米一起煮，1 小时左右将所有食材煮软即可，喜欢冰糖的可以在最后 5 分钟加入冰糖。

2. 炒苦瓜

【原料】

苦瓜 3 根，小葱 2 根，盐 1/2 匙，味精 1/2 匙，糖 3 匙，麻油 1/3 匙。

【做法】

先将苦瓜洗净，纵向一剖为二，反叩在砧板上，注意：此时用刀将它切成片时，一定要斜切，越斜越好，以至苦瓜的皮和肉基本上在一个平面上。小葱切成段，放入油锅内大火爆香，下入苦瓜，迅速翻炒，与此同时，加入盐、糖，约炒 1 分钟后，加入味精，翻炒半分钟熄火，淋上少量麻油，即可装盘。火候一定要掌握好，一般从入锅到起锅的时间不要超过 4~5 分钟，苦瓜生一点才好吃，一般七分熟的碧绿色最好，如果闷得太酥，就没有清脆的口感了，味道也较之苦些。

（三）脾虚湿蕴证

宜食健脾利湿的食品，如山药、扁豆、大枣、红薯、薏苡仁，忌食生冷之品。推荐食疗方：莲子山药薏苡仁粥、白扁豆粥。

1. 莲子山药薏苡仁粥

【用料】

莲子，山药，薏苡仁，大米。

【做法】

莲子、薏苡仁洗净浸泡 2 小时，山药削皮切小块，用水泡着防止变色。大米洗净备用。将莲子、薏苡仁加入适量水煮开，再加入大米、山药一起煮，1 个小时左右将所有食材煮软即可，喜欢冰糖的可以最后 5 分钟加入冰糖。

2. 白扁豆粥

【用料】

白扁豆 30 g，莲子 15 g，银耳 10 g，大米 100 g，水适量。

【做法】

把白扁豆、莲子、大米洗净，银耳用冷水发开后洗净切碎，加入适量清水，旺火煮沸，再改用小火熬煮成粥即可食用。

（四）血瘀气滞证

宜食行气、活血化瘀的食品，如白萝卜、柑橘、木耳、油菜、黑豆，忌食甜食及易胀气食品。推荐食疗方：陈皮瘦肉粥、香附桃仁粥。

1. 陈皮瘦肉粥

【用料】

陈皮 9 g，猪瘦肉 50 g，大米 100 g，盐 3 g。

【做法】

把陈皮润透切片，猪瘦肉洗净，切成颗粒状，大米淘洗干净。把大米放入锅内，加入陈皮，注入清水 800 mL，用武火烧沸，加入猪肉、盐，再用文火煮 45 分钟即成。每日 1 次，每次吃粥 100 g。

2. 香附桃仁粥

【用料】

桃仁 15 g，香附 30 g，粳米 50 g，红糖 30 g。

【做法】

将香附水煎取液。将桃仁捣烂，加水浸泡，去渣，与粳米、香附煎液、红糖同入砂锅，加水适量，用文火煮成稀薄的粥，温热服用，每天 2 次，早晚各 1 次，10 天为 1 个疗程。

五、健康指导

（一）生活起居

1. 保持床单及衣物的整洁，穿宽松、棉质衣物，以避免摩擦皮损，造成不适或创面感染。

2. 注意手部卫生，勤修剪指甲，避免搔抓皮损。

3. 鼓励患者适当运动，如散步、做八段锦、打太极拳等。

（二）情志调护

1. 关心患者

护士积极主动地为患者介绍病区环境以及主治医生和责任护士，以消除患者的不安感。

2. 语言疏导

安排治愈患者与新入院患者交流，使其树立信心以积极配合治疗，鼓励患者以乐观的心理状态面对治疗结果，并鼓励家属给予患者精神上的支持和鼓励。

3. 发泄解郁

帮助患者适时地发泄，疏泄紧张、焦虑、急躁情绪。

4. 清净养神

对心情烦躁者，帮助其调整为舒适体位，可做深呼吸、听轻松音乐，以减轻疼痛，避免情志刺激导致体内气机紊乱。

5. 自我转移

嘱患者当某一不良情绪快要发作时，远离产生不良情绪的环境，离开其人其事，听听音乐，或找朋友谈一谈，这样可以分散注意力，冲淡原有的情绪，慢慢稳定。

6. 以情胜情

情志治疗是以五行相克为依据，有意识地运用一种或多种情志刺激，以制约、消除患者的不良情志。

（三）服药注意事项

1. 嘱患者详细阅读药物使用说明书，确定是否有禁忌证和可能的不良反应，结合自身药物过敏史，按医嘱服药。

2. 服药期间要静止站立或坐位服药，尽量不要躺着或在运动状态下服药。

3. 用至少 100 mL 温开水送服，多饮水有益于药物吸收和排泄，大多数药物不能用牛奶、奶制品、茶水及饮料（特别是含碳酸的饮料）送服。

4. 服药期间禁止饮酒和吸烟，以免酒精与药物发生反应，危及生命安全。

5. 注意药物剂型不同，用法有异。糖衣片、肠溶片、胶囊、控释片、缓释片一般不可掰开或咬碎后服用。

6. 掌握服药时间及医嘱标注的每个阶段服药的量，尽量按时服药，不要私自调整用药间隔及药物剂量，避免影响药物疗效及使药物在血液中保持稳定的浓度。

（四）功能锻炼

带状疱疹患者可以适量运动，以不过度劳累为准则，不能做剧烈运动。因为剧烈运动会引起机体免疫功能下降，引起不适，使带状疱疹加重，可散步、做八段锦、打太极拳等，如图 6-1。

八段锦是用形体活动结合呼吸的健身方法，可以舒展筋骨、充分拉伸筋骨、疏通经络，并且与呼吸相配合，可起到防病、治病、炼筋、炼骨的功能，比如两手托天理三焦、摇头摆尾去心火。通过和缓、温和的运动，可以宣畅气血，达到舒展筋骨的目的。该运动还对五官、头颈、躯干、四肢、腰腹全身的各个部位进行了锻炼，并且起到了保健、调理的作用，使机体进行了全面的调整。锻炼筋骨的同时，也对五脏起到了升发阳气的作用。

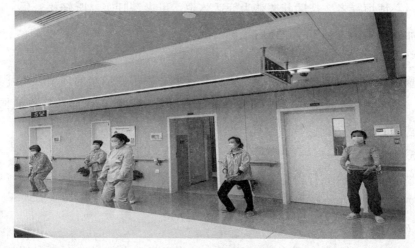

图 6-1　八段锦

六、案例分享

潘某，女，76 岁，中医诊断：蛇串疮。

【主诉】

左腰背部起红斑丘疹水疱伴疼痛 3 天。

【现病史】

左侧腰背部可见片状红斑，红斑上覆呈带状分布的簇集性水疱，疱壁紧，疱液清，伴有灼热疼痛，晨起口苦口干，心烦，难以入睡，大便干结，3~4 日行 1 次，小便黄，舌红苔黄腻，脉弦数。NRS 评分：7 分。

【中医诊断】

蛇串疮（肝经郁热证）。

【入院后治疗】

1. 普通针刺

取疱疹周围、阿是穴、夹脊穴、曲池、外关、合谷、足三里、血海、太冲等穴。

2. 口服中药

以清肝泻火除热、解毒活血止痛，方用龙胆泻肝汤化裁。处方：龙胆草15 g、栀子 15 g、黄芩 15 g、当归 15 g、生地黄 15 g、茵陈 12 g、大青叶 12 g、泽泻 12 g、柴胡 9 g、车前子 9 g、延胡索 9 g、薏苡仁 9 g、川楝子 9 g、甘草9 g，5 剂，每天 1 剂，水煎，早晚饭后半小时温服。

3. 静脉输液

更昔洛韦。

【辨证施护】

1. 生活起居

（1）保持床单及衣物的整洁，穿宽松、棉质衣物，以避免摩擦皮损，造成不适或创面感染。

（2）注意手部卫生，勤修剪指甲，避免搔抓皮损。

2. 证候施护

（1）评估患者疼痛的部位、性质、强度、持续时间及伴随症状，做好 NRS评分及记录。

（2）重度疼痛来袭时使用帮助患者适时地发泄，疏泄紧张、焦虑、急躁情绪。

（3）规范使用镇痛药，观察药物疗效及不良反应。

3. 皮肤护理

（1）每日观察皮损部位、水疱大小、疱液性状、疱壁紧张度等，有特殊情况及时报告医师并配合治疗。

（2）协助患者修剪指甲，避免摩擦、搔抓。保持皮损处清洁干燥，忌用热水和肥皂烫洗局部皮肤，穿纯棉病员服，避免对皮肤造成刺激。

（3）指导患者采取健侧卧位，防止挤压引起疱疹破裂。

4. 中医特色护理技术

（1）激光照射疱疹处：每次 10 分钟，每日 1 次。

（2）耳穴贴压：取胆、肝、脾、内分泌、皮质下、肾上腺等穴，每周 2 次。

（3）穴位注射：注射甲钴胺以营养神经，取双侧足三里穴，每日 1 次。

（4）拔火罐：刺血拔罐，每周 3 次。

（5）中药溻渍：以 6~8 层纱布浸湿复方黄柏液，将其挤干（以不滴水为度），将其紧贴在皮肤患部，每隔 10 分钟淋药 1 次，持续时间 20 分钟，每日 2 次。

5. 辨证施膳

宜食清肝胆之火的食品，如新鲜绿叶蔬菜、西瓜、冬瓜、黄瓜、橙子、苦瓜、绿豆，忌食腥发之品。推荐食疗方：金银花菊花饮、苦丁茶。

【治疗效果】

5 日后，患处皮损未新发皮疹，红斑丘疹变暗，疱液干涸，部分结痂，疼痛稍减轻，NRS 评分：5 分。口苦、口干较前缓解，大便干结，便次 2 日一行，小便正常，夜晚能入睡但易醒，纳可，舌淡红，苔黄，脉弦数。汤药在原方上去黄芩、大青叶、栀子，加郁金 12 g、党参 15 g、酸枣仁 9 g。静脉停更昔洛韦，继续穴位注射甲钴胺。此阶段疼痛缓解鼓励患者适当运动，如散步、做八段锦、打太极拳等。

1 周后，结痂基本脱落，遗留暗红色斑，疼痛明显减轻，NRS 评分：2 分，眠可，纳可，二便正常。原方去川楝子、茵陈，加白术 15 g。穴位注射甲钴胺改为口服甲钴胺 1 片，每日 3 次。

2 周后，疱疹处结痂脱落，NRS 评分：1 分，症状明显好转出院。

【出院指导】

嘱患者清淡饮食。疱疹处新生皮肤易破损，嘱其穿柔软衣物，保持皮肤清洁。

【出院随访】

2 周后电话随访，疼痛消失即愈，生活如常。

第七章 强直性脊柱炎（强脊）

一、概述

强直性脊柱炎是一种主要侵犯脊柱并可不同程度累及骶髂关节和周围关节的慢性进行性炎性疾病。本病又名类风湿脊柱炎、畸形性脊柱炎等，其特点为腰、颈、胸段脊柱关节、韧带及骶髂关节的炎症和骨化，髋关节常常受累，其他周围关节也可出现炎症。也是一种以脊柱为主要病变部位的慢性疾病，是遗传和环境等多种因素共同作用引发的，并可有不同程度的眼、肺、心、肾等多个器官损害。强直性脊柱炎可以通过药物、手术、物理方法进行治疗，目前尚不能根治，需要终身间歇性治疗。

强直性脊柱炎属于中医的"肾痹""脊痹"的范畴。"脊痹"是指因肾虚于先，寒邪深入骨髓，使气血凝滞，脊失温煦所致，表现为腰脊疼痛，两胯活动受限，严重者脊柱弯曲变形，甚至强直僵硬，或背部酸痛、肌肉僵硬沉重感，阴雨天及劳累为甚的肢体痹病类疾病。中医认为本病的基本病机是禀赋不足，肝肾精血不足，肾督亏虚，风寒湿热之邪乘虚侵入肾督，筋脉失调。本病累及病位主要与足少阴肾经、足太阳膀胱经、督脉关系密切，并可累及全身多个脏腑。本病的性质以本虚标实、肝肾亏损、肾虚督寒为本，寒湿热凝滞、痰瘀阻络为标。

二、辨证分型与治疗

本病多因肾虚于先，再加寒邪侵袭，深入骨髓，久稽不除，使气血凝滞，脊失温煦遇阴寒之气或劳累时即发。临床以腰脊酸痛，肌肉僵硬沉重，甚至脊柱变形，强直僵硬为辨证要点。

（一）湿热痹阻证

腰骶部疼痛，脊背疼痛，腰脊活动受限，晨僵，膝、踝等外周关节肿痛灼热。舌质红，苔黄腻，脉濡数。

【治法】

清热利湿，通络开痹。

【方药】

四妙丸加减。苍术9g，黄柏9g，川牛膝12g，薏苡仁15g，独活20g，红藤15g，土茯苓20g。加减：如下肢关节肿胀明显，加车前草、泽泻、防己以清热利水通络；如疼痛剧烈，加红藤、忍冬藤、赤芍、白芍等；如腰背疼痛，加川断、寄生、炒杜仲；如咽痛加连翘、板蓝根；目赤肿痛加青葙子、龙胆草、野菊花。

【中成药】

清痹片、湿热痹片。

（二）寒湿痹阻证

腰骶部、脊背冷痛，腰脊活动受限，部位固定，晨僵，遇冷加重，得热减轻。舌淡苔白，脉弦紧。

【治法】

散寒除湿，通络止痛。

【方药】

乌头汤加减。乌头9g，桂枝9g，黄芪15g，芍药15g，狗脊15g，炙甘草6g。加减：怕风明显，加乌梢蛇、防风；冷痛剧烈，加麻黄、细辛以温经散寒、通脉止痛；腰背酸痛为主者，加川断、寄生、杜仲；如下肢关节肿胀，苔薄黄，宜寒热并投，加知母、泽泻、黄柏；如纳差、形体消瘦，加茯苓、炒白术。

【中成药】

口服那如三味丸、虎力散、痹祺胶囊等。

（三）痰瘀毒滞证

腰骶部、脊背疼痛，腰脊活动受限，晨僵，局部刺痛明显，固定不移，入夜尤甚。舌暗苔白，脉沉细或弦涩。

【治法】

化痰行瘀，蠲痹通络。

【方药】

身痛逐瘀汤加减。桃仁 10 g，红花 10 g，当归 10 g，川芎 15 g，白芥子 12 g，胆南星 9 g。加减：瘀血明显，局部疼痛剧烈，活动不利，舌紫暗，可加莪术、土元、没药；痰瘀胶结，疼痛不已者，加穿山甲、全蝎、地龙；痰瘀有化热之象者，加黄柏、丹皮。

（四）肾虚督空型

腰骶部、脊背疼痛，腰脊活动受限，晨僵，遇劳加重，畏寒喜暖，手足不温，可伴有足跟痛。舌淡苔白，脉沉细。

【治法】

益肾壮督。

【方药】

肾痹汤加减。熟地黄 15 g，鹿角片 10 g，狗脊 20 g，川芎 15 g，炒杜仲 15 g，川断 15 g。加减：如畏寒肢冷，关节疼痛拘急，加制附子、巴戟天；阳虚及阴，出现腰背酸痛，低热，舌红少苔者加龟板、鳖甲，或合用左归丸加减；关节变形者加胆南星、白芥子、蜈蚣、全蝎；怕风明显加黄芪、防风、当归、乌梢蛇；疼痛剧烈加水蛭、地龙。

【中成药】

益肾蠲痹丸、尪痹片等。

三、辨证施护

（一）常见症状/证候施护

1. 晨僵

（1）观察晨僵持续的时间、程度及受累关节。

（2）宜卧硬板床。

（3）晨起时可先做一下四肢拉伸运动，如取仰卧位，双手尽量往后伸直，用鼻吸气，用口呼气，身体维持 5 秒不动。

（4）膝胸运动，取仰卧位，双足着床板，屈膝，双手抱膝拉向胸前，单膝运动 2~3 次，放松，双膝运动 2~3 次，放松，如此反复，直到僵硬消失为止。

（5）扩胸运动，缓解肌肉紧张，恢复关节的灵巧度，晨僵的症状会慢慢减弱。

（6）遵医嘱给予穴位贴敷，取腰阳关、肾俞、肝俞、大肠俞等穴，每日1次，每次6~8小时。

（7）遵医嘱给予督灸治疗，每周1次。

（8）遵医嘱给予拔火罐，取腰阳关、肾俞、肝俞、大肠俞等穴，每次8个穴位，也可采用平衡火罐疗法。

（9）遵医嘱给予中频脉冲治疗，每日1次。

2. 脊柱痛

（1）观察疼痛性质、部位、程度、持续时间及伴随症状。

（2）晨起或睡前俯卧15~20分钟，可减轻疼痛。

（3）疼痛剧烈的患者，以卧床休息为主，尽量避免促成屈曲畸形的体位。

（4）做好脊柱保暖，防止受凉。

（5）遵医嘱给予穴位贴敷，取腰阳关、肾俞、肝俞、大肠俞等穴，每日1次，每次6~8小时。若局部皮肤色红，禁止穴位贴敷。

（6）遵医嘱给予中药封包治疗，每日1次。

（7）遵医嘱给予督灸治疗，每周1次。

（8）遵医嘱给予蜡疗腰背部，每次30分钟，每日1次。

3. 关节肿痛

（1）观察疼痛性质、部位、程度、持续时间及伴随症状。

（2）疼痛剧烈的患者，以卧床休息为主，受损关节保持功能位，适当进行功能锻炼。

（3）注意休息，局部保暖并在关节处加护套。

（4）勿持重物，可使用辅助工具，减轻对受累关节的负重。

（5）遵医嘱给予穴位贴敷，取阿是穴，每日1次，每次6~8小时。若局部皮肤色红，禁止穴位贴敷。

（6）遵医嘱给予中药栀黄散外敷，贴敷30分钟，每日1次。

4. 疲乏无力

（1）急性期多卧床休息，恢复期适量活动，防止劳累，减少长时间的机械活动。

（2）遵医嘱给予艾灸，取足三里、关元、气海等穴，每日1次。

（3）遵医嘱给予穴位贴敷，取肾俞、脾俞、足三里等穴，每日1次，每次6~8小时。

（4）遵医嘱给予脐灸治疗，每周2次。

（5）遵医嘱给予耳穴贴压，取神门、交感、肾、腰骶椎、颈椎等穴，每周2次。

（二）护理要点

1. 一般护理

按中医内科一般护理常规进行。注意保持病室空气清新，每日开窗通风2次，每次半小时。卧床休息，取适宜体位，避免搬动。对于重症患者要保证卧床休息，卧床期间要嘱其多饮水，保持大便通畅，应加床档保护。病情观察，做好护理记录，密切观察患者生命体征、疼痛、四肢活动等情况。若发生病情变化，应报告医生，及时处理。

2. 疼痛护理

疼痛是本病的特点之一，由于患者的个体差异，耐受程度不同，所表现出疼痛的程度也有区别，应根据患者的具体情况进行护理。保持环境清洁、安静，操作时动作要轻柔、迅速。指导患者采取看书、看报、看电视、与他人交谈等方式以分散注意力，减轻疼痛。可以遵照医嘱给予患者镇静药、镇痛药，可采用三阶梯镇痛原则。

3. 用药护理

在服用中药汤剂时，属肝经郁热宜凉服，属脾虚湿蕴宜温服。在服药过程中，若患者出现食欲减退、腹痛便溏时，应及时报告医生，并停服药物观察。服药期间出现恶心、呕吐等不适时，也应报告医生，并做好记录。患者疼痛难忍时，可以遵照医嘱给予镇痛药，但要密切观察药物的疗效及不良反应。

4. 饮食护理

本病患者饮食宜清淡，易消化，要多吃新鲜的水果和蔬菜，少吃油炸食物，忌食鱼、虾、蟹、鸡肉、羊肉等发物，忌辛辣、刺激食物，禁烟、酒。

5. 情志护理

患者常因疼痛难忍、长久不愈以及对疾病知识的缺乏，容易性情急躁，护理人员应该耐心地安慰患者、理解患者，多与患者沟通，做好疏导工作，同时给患者讲解本病的相关知识，使其树立信心，更好地配合治疗。

（三）中医特色治疗护理

1. 针刺的护理

（1）针灸前告知患者针灸部位及配合注意事项。

（2）针灸后注意观察患者肢体活动度、双下肢感觉运动等情况。

（3）卧床休息，注意保暖，避风寒，定时翻身，增加患者舒适度。

（4）告知患者针灸的时候出现酸、麻、胀的感觉，针灸后的几个小时内出现局部的酸胀或者针感，都属于正常的现象。

（5）局部针眼或者开放的毛孔在沾水后，有可能导致局部皮肤发生细菌感染，因此建议患者在治疗后保持治疗部位的清洁干燥。

2. 督灸的护理

（1）督灸的作用：督灸可直接作用于发病部位，使治疗直达病所。此法是运用经络、腧穴、药物、艾灸、发泡的综合作用融为一体，充分发挥温肾壮阳、行气破瘀、拔毒散结、祛寒利湿、通督止痛的功效。督灸粉由艾叶经过精细加工制成，其作用为通经活络、散寒逐湿、回阳救逆、消瘀散结、防病保健等。督灸时将生姜制成姜泥，其作用为解表散寒、温经通络。现代药理研究证实其具有止痛及调整免疫等作用，可使脊柱强直、疼痛症状明显减轻甚至消失，弯曲逐渐恢复生理曲度。

（2）注意事项：①施灸前告知排空二便，取俯卧位；②施灸过程中若出现头晕、恶心、颜面苍白、心慌出汗等及时告知医生；③施灸过程中避免大笑、咳嗽及乱动，防止艾炷脱落烫伤皮肤；④施灸后，注意保暖，多饮温开水，勿食寒凉等辛辣刺激制品；⑤使用灸法调理要有耐心，勿急于求成，要有长久坚持下去的信心；⑥清淡饮食，忌食辛辣刺激性食物，忌食海鲜、香菜等发物，禁饮酒；⑦要避免着凉，秋冬季待穿戴整齐，头上和身上的汗消下去后，再出门。春夏灸后，也要注意保暖。施灸当天不要洗澡，以免染上风寒。

（四）中医护理适宜技术

1. 穴位贴敷。

2. 中药封包。

3. 艾灸。

4. 拔火罐。

5. 督灸。

6. 脐灸。

7. 蜡疗。

8. 中药外敷。

9. 中频脉冲治疗。

10. 耳穴贴压。

四、辨证施膳

根据患者的营养状况和辨证分型的不同，科学合理指导饮食，使患者达到最大程度的康复，在指导患者饮食期间，动态观察患者的胃纳情况和舌苔变化，随时更改饮食计划。

（一）湿热痹阻证

以"清热利湿通络"为施护原则。饮食宜以清热利湿食品为主，多食清淡、易消化的食物，如丝瓜、绿豆、冬瓜、苋菜等，多食新鲜水果以生津止渴。忌辛辣燥热之品，如葱、蒜、胡椒等。推荐食疗方：冬瓜鲫鱼汤（下附做法）、玉米须茶。

【用料】

鲫鱼，冬瓜，香葱，姜，盐。

【做法】

鲫鱼开膛去杂，洗净，用厨房纸吸干表面的水分；冬瓜去皮切片，姜切片，葱切段备用。锅烧热，倒油烧热后放入鲫鱼煎至两面上色定型。把葱姜放入爆香，倒入足量开水，大火煮10分钟。再放入冬瓜继续煮10分钟左右，最后调入盐略煮即可起锅。

（二）寒湿阻滞证

以"温经散寒、祛湿通络"为施护原则。饮食宜以温热食品为主，副食中可加适量葱、姜，禁生冷，忌食肥厚、油腻、生冷之品。推荐食疗方：当归红枣煲羊肉、党参白术乌鸡汤。

1. 当归红枣煲羊肉

【用料】

羊肉，当归，大枣，枸杞，料酒，胡椒粉，姜片，葱段。

【做法】

把羊肉焯水后切成小块备用，然后取适量当归洗净后备用。将羊肉放入砂锅，放入当归。然后，加入适量清水，放入姜片、葱段，加少许料酒和胡椒粉去膻，放进几颗红枣。用慢火炖 3~4 个小时以后加入枸杞。最后再炖 15 分钟左右关火，盛出趁热喝汤即可。味淡可以加少许盐，不加也可。

2. 党参白术乌鸡汤

【用料】

乌鸡 1 只，白术，红枣，枸杞，乌鸡肉，料酒，盐，味精，姜，葱，胡椒粉，鸡油，棒骨汤。

【做法】

将白术浸 24 小时、切片，用麦麸炒黄；党参洗净、切 3 cm 长的段；红枣洗净，去核；乌鸡宰杀后，去毛、内脏及爪，剁成 4 cm 见方的块；姜拍松，葱切段。将白术、红枣、枸杞、乌鸡肉、料酒、盐、味精、姜、葱、胡椒粉、鸡油、棒骨汤同入高压锅内，置武火上烧沸，盖上压阀，蒸 7 分钟，停火，冷却，倒入煲内。将煲上桌，置炉上烧沸即可。

（三）痰瘀毒滞证

以"化痰行瘀、蠲痹通络"为施护原则。饮食宜清淡，忌食油腻、辛辣之品。忌食辛辣、燥热、肥腻等生痰助湿之品。推荐食疗方：冬瓜排骨汤、田七藕汁鸡蛋羹等。

1. 冬瓜排骨汤

【用料】

排骨，冬瓜，葱花，生姜，料酒，盐，鸡精。

【做法】

排骨切块，冬瓜也切块备用，把排骨放入温水中煮开，去掉浮沫，清洗干净，水中加入少许料酒一起煮。将清洗干净的排骨倒入砂锅中，倒入适量的清水，放入几块姜片，开中火一起煮 30 分钟。30 分钟过后这时锅中的汤已成奶白色，倒入切好的冬瓜，再煮十几分钟就可以了。调入适量盐、鸡精即可出锅，盛入碗中，喜欢的可以加点葱花。

2. 田七藕汁鸡蛋羹

【用料】

鸡蛋 1 个，新鲜藕汁 300 mL，田七末 3 g。

【做法】

鸡蛋 1 个放在碗中加新鲜藕汁 300 mL、田七末 3 g，拌匀隔水炖熟。

（四）肾虚督空证

以"益肾壮督"为施护原则。饮食宜温服，可用补肾之品，如枸杞、山药等。忌生冷瓜果及寒凉食物。推荐食疗方：杜仲炖羊肉、枸杞山药排骨汤等。

1. 杜仲炖羊肉

【用料】

羊肉，杜仲，五味子，姜，盐。

【做法】

把羊肉洗干净切成片，放入沸水中用大火煮 3 分钟捞出，然后和杜仲、五味子一起放入锅中，加入开水炖 40 分钟后食用。

2. 枸杞山药排骨汤

【用料】

枸杞，山药，排骨，精盐，鸡精，姜片，胡椒粉。

【做法】

排骨放到煮开的水里焯一下，用漏勺沥干捞出。砂锅中加水煮开，放入焯好的排骨，放入姜片，大火煲沸改小火慢慢煲 2 小时左右。山药去皮洗净，斜刀切块，倒入砂锅，调入适量精盐，大火煲沸改小火煲 20 分钟左右。起锅前倒入适量枸杞，煲 5 分钟左右（枸杞不可煮太久，以免营养流失）；调入适量鸡精、胡椒粉搅匀即可关火。

五、健康指导

（一）生活起居

1. 嘱患者注意保暖，并尽量选择向阳的卧室居住，保持室内干燥、温暖、空气新鲜，温水洗手、洗脚，避免衣物潮湿，戒烟、酒。

2. 对于髋关节病变患者，无负重的情况下进行肢体活动，病变严重者应使用腋拐辅助行走。

3. 病情较重的卧床患者，应有护理人员协助其在床上进食、擦浴、大小便，并保持患者身体清洁，按时帮助患者翻身，防止压疮及坠积性肺炎的发生。

4. 指导患者在日常生活与工作中，注意对脊柱的保健，宜卧硬板床，取仰卧位、低枕。工作时要做到脊柱姿势正确，避免长时间伏案工作，定期测量身高，了解脊柱弯曲程度。同时还要防止寒冷等不良因素的刺激。

5. 指导患者进行规律的功能锻炼，循序渐进，不宜过劳。

（二）情志调护

脊痹的发生是一个漫长的过程，因此，患病后的治疗也是一个漫长的过程。不过通过治疗就能达到效果，患者应该树立战胜疾病的信心，放下思想包袱，主动地配合医生治疗，以促进身体康复。

1. 关心患者

护士积极主动地为患者介绍病区环境及主治医生和责任护士，以消除患者的不安感。

2. 语言疏导

安排治愈患者与新入院患者交流，使其树立信心积极配合治疗，鼓励患者以乐观的心理状态面对治疗结果，并鼓励家属给予患者精神上的支持和鼓励。

3. 发泄解郁

帮助患者适时地发泄，疏泄紧张、焦虑、急躁情绪。

4. 清净养神

对心情烦躁者，帮助其调整舒适体位，可做深呼吸、听轻松音乐，以减轻疼痛，避免情志刺激导致体内气机紊乱。

（三）服药注意事项

中医药治疗脊痹具有一定优势，不良反应小、并发症少，对于慢性病程患者而言，中药治疗效果显著。患者经过治疗出院后，仍需服用一段时间口服药，应遵医嘱给予患者用药指导，并嘱其定期到医院进行复诊。

1. 风寒湿痹患者，中药汤剂宜温热服用。

2. 热痹患者，中药汤剂宜温凉服用。

3. 中成药的选用上要注意根据不同分型辨证选用。服用中成药时应告知服用方法及注意事项，服药后如出现唇、舌、手足发麻、恶心、抽搐等症状，及时报告医师。

4. 服用消炎镇痛药时，嘱患者饭后服，并随时观察药物的不良反应，观察有无出现恶心、呕吐等胃肠道反应。

六、功能锻炼

强直性脊柱炎的病因至今未明，目前大多认为与遗传、感染、免疫环境因素等有关，是以中轴关节慢性炎症为主的疾病，病变主要累及骶髂关节和脊柱，骶髂关节炎是本病的标志。其特征性病理变化为肌腱端炎。常见症状为腰背、臀区疼痛及僵硬，活动后可缓解，晚期可发生脊柱强直、畸形从而导致严重的功能障碍。严重的髋关节受累是引起患者残疾的重要因素。

（一）急性期

协助患者轻柔活动大关节，力度以刚刚达到出现疼痛为宜，以减轻关节挛缩，每日 1~2 次，每次 10~15 分钟，如图 7-1、图 7-2。

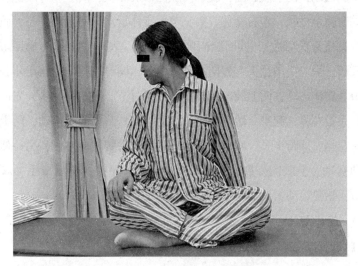

图 7-1 轻柔活动大关节

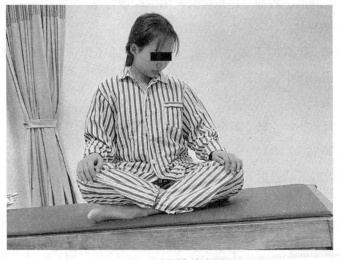

图 7-2 轻柔活动大关节

（二）慢性期

鼓励患者进行关节的屈伸运动，若病情允许可鼓励患者游泳，提高心肺耐受能力，保持腰背、四肢的灵活度。

（三）日常锻炼

每日1~2次集中或个别指导患者做锻炼体操，共8节，每节2遍。具体方法如下。第一节：颈部运动，前俯后仰，两侧摆动，左顾右盼，双手抱颈，颈部后伸。第二节：扩胸运动，两上肢屈曲，胸部向一侧扩展2次，两上肢外展翻腕并向后扩展2次，同时腿呈弓状，左右交替。第三节：旋体运动，两上肢平举，胸部向一侧连转3下（幅度逐次增大），同时腿向侧方跨半步，另一侧相同。第四节：侧体运动，一手叉腰，另一手举过头，先向左侧弯两下，同时左腿向左跨半步，另一侧相同。第五节：转体运动，两上肢向两侧平举，同时下肢向左跨半步，先向左转身绷紧弯腰，右手指左脚，起身，然后再向另一侧。第六节：伸展运动，两上肢向两侧平举外展，左腿向外跨半步，两上肢向上高举，同时腰扭向左侧，另一侧相同。第七节：屈曲运动，上肢向外展，再向下屈曲，握拳平头，然后双手叉腰，双腿下蹲。第八节：抬腿运动，双上肢轻松外展，同时交替抬高双腿。

（四）颈椎锻炼方法

1. 前屈后伸法

站立位，两腿与肩等宽，两手叉腰，做颈部的前屈与后伸活动，前屈尽量使下颌部接近胸部，后伸时尽量使头向后，缓慢行施。

2. 左右侧屈法

调整呼吸，吸气时头向左侧屈，呼气时头部还原正中，吸气时头向右侧屈，呼气时还原正中，左右交替，反复7~8次。

3. 左右旋转

深吸气时，头向左转，呼气时头向右转，左右交替，反复7~8次。

4. 左右环转

头部做顺时针和逆时针方向环转活动，顺逆交替，反复2~3次，切忌猛烈急速进行。

5. 半环回旋法

右手掌置于前额，左手中指端按压百会穴，头左右回旋，反复7~8次。该法应徐缓进行，以免损伤。

（五）胸腹部的锻炼方法

1. 床上锻炼方法

（1）呼吸扩胸法：取端坐位，双肘屈约100°，置于胸前与双肩相平，随吸气两上臂逐渐后伸，至最大限度时，再缓慢呼气，并随着呼气使双臂逐渐恢复原位，每日3~4次，每次呼吸扩胸3~5次。此法不但可松解或防止胸腔粘连，还可训练肺部功能，如图7-3。

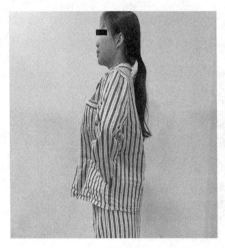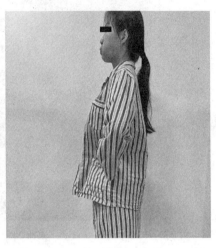

图7-3　呼吸扩胸法

（2）左右回旋法：取坐位或立位，双肘屈同前，随深呼吸做胸部左右回旋活动，吸气时向左侧转动，呼气时回旋至中位，再吸气时向右转动，呼气时回至中位，每日3~4次，每次左右回旋呼吸3~5次。

（3）仰卧起坐法：取仰卧位，双下肢伸直，助手固定下肢，患者双上肢用力前伸并吸气，此时，缓缓使上身坐起，然后做深呼气再缓缓躺下，每日3~4次，每次仰卧起坐反复3~5次。

2. 站立锻炼方法

适合体格较健壮或下肢无疾患者。

（1）呼吸扩胸法：取站立位，其他同呼吸扩胸法。

（2）左右回旋法：上肢可取肘屈或肘伸。

（六）腰椎锻炼方法

1. 五点支撑法

取仰卧位，双肘、膝及髋关节屈曲，以头、双足、双肘为支撑点，慢慢将腰拱起，反复进行 3~5 次，每日重复 3~4 次。

2. 三点支撑法

在上法的基础上，如腰部肌力增强，可进一步锻炼腰肌。具体动作为原位不动，将两上肢屈曲置于胸前，以头和双足为支撑点，慢慢使腰拱起，反复 5~10 次，每日如此重复 3~4 次，如图 7-4。

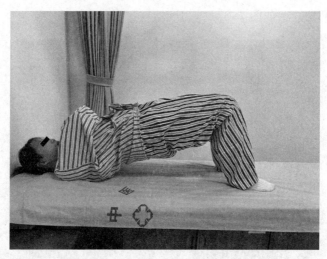

图 7-4　三点支撑

3. 飞燕式锻炼法

取俯卧位，两上肢伸直，置于身旁，然后抬头挺胸，与此同时，两上肢向后直伸，两腿直伸向后抬起，反复进行 5~5 次，每日如此重复 5~8 次。初次锻炼时，双上、下肢的动作也可分别进行。

4. 综合锻炼法

取站立位，两腿与肩同宽，两手叉腰，然后做腰椎前屈、后伸，左、右侧弯曲及顺、逆时针方向的回旋活动或者在做侧弯锻炼时，向左侧弯，左上肢下垂并尽量向下伸直，与此同时，右上肢随侧弯方向尽量向左上方伸直，向右侧弯时，则与此相反，反复进行 3~8 次，每日可重复 3~4 次。

5. 托天按地法

取站立位，抬头挺胸，一上肢向上高举过头顶，腕背伸，掌心向上，如托天状，向上用力，与此同时，另一上肢呈下垂伸直位，腕背伸位，掌心向下，如按地状用力向下，两上肢如此交替进行，反复 3~8 次，每日如此重复 3~4 次。此法不但可矫治腰椎畸形，增强腰部肌力，而且对矫治颈椎畸形也十分有利，如图 7-5。

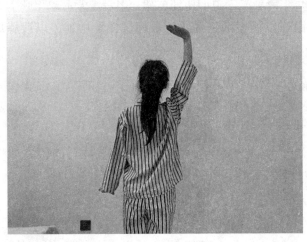

图 7-5　托天按地

（七）髋关节锻炼方法

1. 床上锻炼方法

（1）屈伸锻炼：髋关节自主或被动进行屈伸活动，每日 3~4 组，每组 3~8 次，活动度逐渐增加，每次活动次数也逐步增加，如果疼痛较重可配合下肢牵引或在牵引下做起坐活动。

（2）收展锻炼：取仰卧位，做患肢的分腿和收腿训练，次数同上。

（3）划圈锻炼：取仰卧位，做髋关节顺、逆时针的划圈训练，次数同上。

（4）外旋锻炼：健肢伸直，患肢半屈位置于健肢上，做患肢的外旋锻炼，随着外旋度的加大，患肢逐步上移，以增加其外旋度。

（5）侧卧内收法：患肢呈外展外旋畸形者，可取侧卧位，患肢在上，健肢在下做主、被动的内收活动。

2. 站立位锻炼法

若髋关节有一定的活动度、肌力在 3 级以上，可采用站立锻炼。

（1）屈伸锻炼：自然站立，两上肢向前平伸，做髋关节的下蹲、起立活动。若两侧患病，不能单独站立者，可一手扶持物体做上述活动，次数同上。

（2）收展锻炼：取自然站立位，然后两腿做分开和并腿活动或手扶物体，做患髋的收、展活动。

3. 自行车锻炼法

骑低位自行车锻炼髋关节的屈伸活动，但是，要避免单腿上、下车。

以上所有锻炼以循序渐进为主，锻炼量逐渐增加，以锻炼后疼痛不加重为宜。

七、案例分享

患者陈某某，男，31 岁，中医诊断：脊痹。

【主诉】

腰背痛 10 年余，加重 1 年。

【现病史】

患者颈腰背疼痛，活动受限，晨僵 2 小时，夜间翻身困难，胸锁关节、双肘、双髋、双膝、双踝、足跟肿胀疼痛，NRS 评分：6 分。活动不利，局部刺痛明显，固定不移，入夜尤甚，局部顽麻重着；偶发心慌胸闷，无明显加重缓解因素，发无定时，每次持续时间 30 分钟，伴有濒死感，时有乏力，纳少眠差，二便调。舌紫暗或暗，有瘀斑，苔白，脉弦涩。

【既往史】

1 年前于当地行腰椎减压术，术中无输血，10 年前存在工伤史，否认药物及食物过敏史。

【中医诊断】

脊痹（痰瘀阻络证）。

【入院后治疗】

1. 普通针刺

取腰阳关、肾俞、肝俞、大肠俞、曲池、手三里、委中、昆仑双穴，随证加减，留针 30 分钟，腰阳关、肾俞、肝俞、大肠俞为局部取穴以疏通局部气血、通络止痛，委中可疏通腰背部经脉气血。

2. 口服中药

以祛痰除瘀、通络止痛为原则，方选身痛逐瘀汤加减。水煎至 200 mL，分早晚 2 次于饭后温服，各 100 mL。整方如下：秦艽 15 g、羌活 15 g、红花 10 g、桃仁 10 g、当归 15 g、五灵脂 6 g、川牛膝 15 g、地龙 6 g、乳香 15 g、没药 6 g、陈皮 10 g、香附 15 g、赤芍 15 g。

【辨证施护】

1. 生活起居

（1）嘱患者注意保暖，并尽量选择向阳的房间居住，保持室内干燥、温暖、空气新鲜，温水洗手、洗脚，避免衣物潮湿，戒烟、酒。

（2）做好生活护理，防跌倒坠床。

2. 证候施护

（1）评估患者疼痛的部位、性质、强度、持续时间及伴随症状，做好 NRS 评分及记录。

（2）重度疼痛来袭时帮助患者适时地发泄，疏泄紧张、焦虑、急躁情绪。

（3）规范使用镇痛药，观察药物疗效及不良反应。

（4）记录晨僵持续的时间、程度及受累关节。平日患者宜卧硬板床。

（5）晨起适度运动，缓解紧张的肌肉和提升关节的灵巧度，晨僵的症状会逐渐减弱。

（6）睡前温水泡脚，饮热牛奶，禁止饮用浓茶、咖啡等刺激性饮品。

3. 中医特色护理技术

（1）耳穴贴压：取神门、脾、肝、肾、皮质下、腰椎、颈椎、交感、内分泌等穴，每周 2 次。

（2）中药封包：选用于脊柱、关节处，每天 1 次。

（3）督灸：每周 1 次。

（4）脐灸：每周 2 次。

（5）蜡疗腰背部：每次 30 分钟，每日 1 次。

（6）中频脉冲治疗：每次 20 分钟，每日 1 次。

4. 辨证施膳

指导患者饮食宜清淡，易消化，多吃新鲜的水果和蔬菜，少吃油炸食物，禁食鱼、虾、蟹、鸡肉、羊肉等发物，忌辛辣、刺激食物，禁烟酒。推荐食疗方：冬瓜排骨汤、田七藕汁鸡蛋羹等。

【治疗效果】

3 日后，患者颈腰背疼痛，活动受限，晨僵 2 小时，夜间翻身困难，胸锁关节、双肘、双髋、双膝、双踝、足跟肿胀疼痛，NRS 评分：5 分。活动不利，局部刺痛明显，固定不移，入夜尤甚，纳少眠差，二便调。舌暗红，苔白，脉弦涩。

治疗 1 周后 NRS 评分：3 分，眠可，纳可，二便调。患者住院 2 周后颈腰背疼痛缓解，活动自如，NRS 评分：1 分，症状明显好转出院。

【出院指导】

1. 注意保暖，清淡饮食。

2. 功能锻炼循序渐进，以不劳累为度。鼓励患者适当做功能锻炼和运动，如散步、做八段锦等。

3. 树立战胜疾病的信心，放下思想包袱，以促进身心康复。

【出院随访】

2 周后电话随访，疼痛明显好转，生活如常，嘱患者清淡饮食，舒畅情志，运动注意强度，循序渐进。

第八章　痿病（痿证）

一、概述

痿病也就是痿证，根据其表现相当于西医中的多发性神经病、运动神经元疾病、脊髓病变、周期性瘫痪、重症肌无力、进行性肌营养不良、萎缩性肌炎等。症状表现为肢体萎软无力，不能随意运动。

中医认为痿证是邪热伤津或气阴不足使经脉失养所致。以肢体软弱无力、筋脉弛缓，甚则肌肉萎缩或瘫痪为主要临床表现。病位在肝、脾、肾。形成的原因颇为复杂，外感温毒湿热之邪，内伤饮食，饮食劳倦，先天不足，房事不节，跌打损伤以及接触神经毒性药物，均可使五脏受损，气血亏耗，精津不足，肌肉经脉失养，发为痿证。

二、辨证分型与治疗

（一）脾胃虚弱证

患者多为素体虚弱，久病成虚，或饮食不节，脾胃受损，脾胃既不能运化水谷以化生气血而精血不足，也不能转输精微，五脏失其润养，筋脉失其滋煦，故发为痿证。

【证候要点】

肢体痿软无力日重，食少纳呆，腹胀便溏，面浮不华，神疲乏力，舌淡，舌体胖大，苔薄白，脉沉细或沉弱。

【治法】

健脾益气。

【方药】

参苓白术散加减。人参、白术、山药、扁豆、莲子肉、茯苓、薏苡仁、陈皮、砂仁等。

【中成药】

归脾丸、理中丸等。

（二）肝肾亏虚证

患者多病程较长、病情渐进发展、肌肉萎缩明显。肝血不足，肾精亏虚，肝不主筋，肾不主骨，髓枯筋痿，肌肉也随之不用，发为痿证。

【证候要点】

起病缓慢，下肢瘫软无力，腰脊酸软，不能久立，目眩耳鸣。舌红少苔，脉细数。

【治法】

补益肝肾，滋阴清热。

【方药】

虎潜丸（朱丹溪《丹溪心法》）加减。熟地黄、杜仲、枸杞、黄精、龟板、锁阳、当归、白芍、牛膝、黄柏、知母等。

【中成药】

济生肾气丸、二至丸等。

（三）肺热伤津证

患者因素体感受温热毒邪，高热不退，或病后余热燔灼，伤津耗气，皆令"肺热叶焦"，不能布送津液以润泽五脏，遂成四肢肌肉筋脉失养，痿弱不用。

【证候要点】

肺热津伤证发病急，病起发热，或热后突然出现肢体软弱无力，可较快发生肌肉瘦削，皮肤干燥，心烦口渴，咳呛少痰，咽干不利，小便黄赤或热痛，大便干燥。舌质红，苔黄，脉细数。

【治法】

清热润燥，养阴生津。

【方药】

清燥救肺汤加减。人参、麦冬、生甘草、生石膏、霜桑叶、苦杏仁、火麻仁、蜜炙枇杷叶、阿胶、炒胡麻仁、花粉、玉竹、百合等。

【中成药】

清肺抑火丸、四妙丸等。

（四）湿热浸淫证

患者外感湿热之邪，或久居湿地，冒受雨露，感受寒湿之邪郁遏化热，或饮食不节，生冷肥甘太过，损伤脾胃，脾不能运化水湿而内生湿热。若湿热未及时清除，濡滞肌肉，浸淫经脉，气血不运，肌肉筋脉失养而发为痿证。

【证候要点】

四肢痿软，肢体困重，或微肿麻木，尤多见于下肢，或足胫热蒸，或发热，胸脘痞闷，小便赤涩。舌红苔黄腻，脉细数而濡。

【治法】

清热利湿，通利经脉。

【方药】

加味二妙散加减。黄柏、苍术、牛膝、当归、泽兰、薏苡仁、乳香、没药、甘草、水蛭等。

【中成药】

二妙丸、三妙丸等。

三、辨证施护

（一）常见症状/证候施护

1. 肌肉萎缩

（1）评估患者肌肉萎缩的程度。

（2）对于肌肉力量很差、跌倒风险高的患者，建议卧床，避免跌倒；长期卧床的患者需要在家人的帮助下，保证足够的被动活动；即使肌肉力量足够独自活动，也最好有支具或者器械辅助。

（3）做好患肢保暖，防止受凉。

（4）遵医嘱给予经络穴位测评疗法，取曲池、足三里穴，每次 30 分钟，每日 1 次。

（5）遵医嘱给予中频脉冲治疗，取双足三里穴，每日 1 次。

（6）遵医嘱给予穴位按摩，取足三里、阳陵泉等穴，每日 2~3 次。

（7）遵医嘱给予灸法治疗，取双足三里穴，每次 20 分钟，每日 1 次。

（8）遵医嘱给予耳穴贴压，取神门、交感、皮质下、肝、肾、脾等穴，每周 2 次。

（9）康复锻炼，舒筋活络，增加肌肉耐力。

（10）康复锻炼护理：指导患者和家属采取功能体位摆放、运动等，对患者的肩关节、肘关节做外伸、外展、旋内、旋外的运动，而且要以患者的耐受力为度，幅度由小到大，逐渐活动；对患者的腕关节、手指各关节做屈曲活动。需要注意的是要对患者的髋关节、膝关节、踝关节做一些活动，这样才有利于患者的功能恢复。鼓励患者做主动运动，比如主动握手、桥式运动、床上运动，活动时间安排在每天的 6 点、10 点、16 点、20 点进行，让患者有规律地进行康复。

2. 肢体麻木

（1）评估麻木部位、程度以及伴随的症状，并做好记录。

（2）协助患者按摩拍打麻木肢体，力度适中，增进患者舒适度，并询问感受。

（3）麻木肢体做好保暖，指导患者进行双下肢关节屈伸运动，促进血液循环。

（4）遵医嘱给予中药活血止痛散熏洗患肢，每次 30 分钟，每日 1 次。

（5）遵医嘱给予中药溻渍，每次 30 分钟，每日 1 次。

（6）遵医嘱给予艾灸治疗，注意防止皮肤烫伤及损伤，观察治疗效果。

（7）遵医嘱给予穴位注射，取足三里、曲池等穴。

（8）遵医嘱给予气压泵治疗患肢，每日 20 分钟，每日 1 次。

（9）遵医嘱给予穴位按摩，取患肢伏兔、足三里、承山、委中、飞扬、太冲等穴。穴位拍打及穴位按摩时，应排除下肢静脉血栓。

3. 下肢活动受限

（1）评估患者双下肢肌力及步态，对肌力下降及步态不稳者，做好安全防护措施，防止跌倒及其他意外事件发生。

（2）做好健康教育，教会患者起床活动的注意事项，使用辅助工具行走。

（3）卧床期间或活动困难患者，指导其进行四肢关节主动运动及腰背肌运动，提高肌肉强度和耐力。

（4）保持病室环境安全，物品放置有序，协助患者生活料理。

（5）尽早指导患者进行床上的主动活动训练，包括翻身、床上移动、床边坐起、桥式运动等。如患者不能做主动活动，则应尽早进行各关节被动活动训练。

（6）做好各项基础护理，满足患者生活所需。

（7）遵医嘱给予中药活血止痛散熏洗患肢，每次20分钟，每日1次。

（8）遵医嘱给予经络穴位测评疗法：取上肢肩井、曲池、合谷、外关等穴，下肢委中、昆仑、悬钟、阳陵泉等穴，每次30分钟，每日1次。

（9）遵医嘱给予拔罐疗法：取阳陵泉、足三里、委中、三阴交等穴，留罐5~10分钟。

（10）遵医嘱给予艾灸治疗：采用电子灸，取足三里、曲池、阳陵泉、三阴交等穴，每次20分钟，每日1次。若患者感觉减退，施灸温度不宜过高，防烫伤。

（11）遵医嘱给予穴位拍打棒循患肢手阳明大肠经（上肢段）、足阳明胃经（下肢段）轻轻拍打，每日2次。有下肢静脉血栓者禁用，防止栓子脱落，造成其他组织器官血管栓塞。

（12）遵医嘱给予中药封包（双下肢），每日1~2次，温经通络，消肿止痛，以助于恢复肢体功能。

（13）遵医嘱给予上下肢主被动治疗仪治疗，每日双下肢功能锻炼2次。

（二）护理要点

1. 一般护理

注意保持病室空气清新，每日开窗通风2次，每次半小时。保持床单位清洁干燥、衣被柔软，宽松，最好采用纯棉制品以减少刺激，避免摩擦皮肤。生活上要规律休息、饮食，劳逸结合，避免过度劳累，保持积极、乐观的生活态度。

2. 皮肤护理

注意保持皮肤清洁干燥，下肢腰背痿软者至少要每2小时翻身，保持肢体功能位置，防止发生褥疮和垂足。若患者局部感觉障碍，应避免碰撞，并加强巡视。

3. 用药护理

肝肾亏虚证，中药宜温热服，合理选药，避免应用对肝肾有损害的药物。在服药过程中，若患者出现食欲减退、腹痛便溏、恶心呕吐时，应及时报告医生，并停服药物观察，并做好记录。

4. 饮食护理

要合理饮食，多食用富含蛋白质、脂肪、维生素、微量元素、膳食纤维等的食物。提倡荤素均匀、咸淡适宜，避免过度油腻、辛辣刺激、肥甘厚腻类食物，戒烟、限酒，多食用新鲜的水果和蔬菜。

5. 情志护理

要保持积极乐观的情绪，培养正念思维，避免出现焦虑、烦躁、悲观、紧张等不良情绪。因为这些刺激会使大脑皮质兴奋和抑制过程失调，不利于疾病的治疗和恢复。

6. 围手术期护理

（1）术前护理：①做好术前宣教与心理护理，告知手术注意事项及相关准备工作，取得患者的配合。②术前2天指导患者练习床上大小便及俯卧位训练。③对于吸烟者劝其戒烟，预防感冒；指导患者练习深呼吸、咳嗽和排痰的方法。④根据手术部位和方式，指导手术患者进行肢体功能锻炼。⑤常规进行术区皮肤准备、药物过敏试验及交叉配血等。

（2）术后护理：①术后妥善安置患者，搬运患者时，保持脊椎呈一条直线，防止扭曲，使用过床板平托过床。翻身时，采取轴线翻身方法。②根据不同的麻醉方式，正确指导患者进食，进食营养丰富易消化的食物。③注意患者生命体征变化，观察双下肢感觉、运动、肌力等神经功能的变化。④观察伤口敷料渗出情况，保持伤口负压引流管通畅，定时倾倒引流液，严格执行无菌操作。观察引流液色、质、量的变化并正确记录，如引流液为淡黄色液体，怀疑脑脊液漏，应通知医师及时处理，并将引流球负压排空，暂停负压引流。⑤指导患者进行足趾、踝部等主动活动，促进血液循环。⑥根据手术方式，术后1~3天协助患者用助行器慢慢练习下地行走，行走时姿势正确，抬头挺胸收腹，护理上做好安全防护。⑦积极进行护理干预，预防肺部感染、尿路感染及下肢静脉栓塞等并发症的发生。⑧对排尿困难者，可采取艾灸关元、气海、中极等穴位，或予中药热熨下腹部，配合按摩，以促进排尿。对于便秘患者，采取艾灸神阙、天枢、关元等穴位，或进行腹部按摩，每天4次，为晨起、午睡醒后、早餐及晚餐后1~3小时进行，顺时针方向按摩，以促进排便。⑨卧床期间协助患者做好生活护理，保持床单元整洁，满足各项需求。

7. 临证护理

（1）坠积性肺炎：①保持空气新鲜，无刺激性气味，严禁吸烟，温度控制在 28 ℃，湿度保持在 50%~60%。②指导患者进行有效的咳嗽和深呼吸。翻身后拍背，用空心拳由下向上，由外向内叩拍，以促排痰。③痰黄稠不易咳出者，可服鲜竹沥水 10~20 mL 咽下，每日 3 次，以化痰止咳。④遵医嘱雾化吸入，稀释痰液，促进痰液排出。

（2）淋证：①注意个人卫生，二便失禁患者每次便后要清洗会阴部，勤更换内衣，及时更换污染的床单。②鼓励患者多饮水，每日不少于 2 000 mL，以利排尿。③调整饮食结构，忌食肥甘、煎、炸、辛热、助湿、生火之物，忌饮酒。④留置导尿者，每日更换集尿袋，每周更换尿管 1 次。每日用碘伏棉球擦拭尿道口 2 次，遵医嘱行膀胱冲洗。⑤保持尿袋低于膀胱位置。搬动患者时要夹尿管。导尿期间定时夹管和放尿，训练膀胱收缩功能，以恢复膀胱的自主排尿功能。

（三）中医特色治疗护理

1. 针灸的护理

（1）针灸前告知患者针灸部位及配合注意事项。

（2）针灸后注意观察患者肢体活动度、双下肢感觉运动等情况。

（3）卧床休息，注意保暖，避风寒，定时翻身，增加患者舒适度。

（4）针灸的时候出现酸、麻、胀的感觉，针灸后的几个小时内，出现局部的酸胀或者针感，都属于正常的现象。当局部出现肿块，或者是肿胀、压痛、拒按明显，甚至出现放电样疼痛时，需要关注和了解是否为不良反应。

（5）局部针眼或者开放的毛孔在沾水后，有可能导致局部皮肤发生细菌感染，因此建议患者在治疗后，保证治疗部位的清洁干燥。

2. 康复锻炼的护理

（1）康复治疗前做好解释工作，告知患者注意事项以取得配合。

（2）下蹲训练，可以让患者站立，缓慢地蹲下，直到大腿与小腿贴合，持续 3 秒左右，然后缓慢起身。

（3）康复时嘱患者全身肌肉放松，以减少躯干部肌肉收缩抵抗力。

（4）康复过程中随时询问患者感受，观察患者是否有胸闷、心慌等不适，及时调整。出现肢体感觉不适立即停止治疗，休息片刻。

（5）注意康复的力度，劳逸结合，勿过度劳累。

（6）康复完后患者宜平卧 20 分钟休息，恢复体力。

（四）中医护理适宜技术

1. 经络穴位测评疗法。

2. 上下肢主被动治疗。

3. 穴位按摩。

4. 灸法。

5. 耳穴贴压。

6. 中药熏洗。

7. 中药溻渍。

8. 艾灸治疗。

9. 穴位注射。

10. 气压泵治疗。

11. 拔罐疗法。

12. 穴位拍打。

13. 中药封包。

14. 中频脉冲治疗。

15. 刮痧。

四、辨证施膳

根据患者的营养状况和辨证分型的不同，科学合理指导饮食，使患者达到最大程度的康复，在指导患者饮食期间，动态观察患者的胃纳情况和舌苔变化，随时更改饮食计划。痿证临床表现复杂多样，按照中医的辨证有寒、热、虚、实的不同，选择食物也应该辨证施食。若辨证属热者，宜多食清热通络之品，如绿豆、西瓜、丝瓜、梨、芹菜、豆制品等；若辨证属寒湿者，宜多食祛湿散寒之品，如牛肉、牛骨髓、羊肉、狗肉、蛇类、酒制品等；若辨证属肾虚者，宜多食补肾填精之品，如鸡、鸭、鳖、乌龟、核桃、芝麻、桂圆、蜂王浆等。

（一）肺热伤津证

饮食宜清淡，易消化，可食用梨、荸荠、鲜藕、西瓜、绿豆等，忌辛辣肥甘之品。推荐食疗方：山药玉竹黄瓜汤，川贝炖雪梨。

1. 山药玉竹黄瓜汤

【用料】

山药 15 g，玉竹 12 g，黄瓜 100 g。

【做法】

黄瓜洗净，去瓤，切成 3 cm 长的块；玉竹洗净，切成 4 cm 长的段；山药洗净，切薄片。黄瓜、山药、玉竹放在炖锅内，加水 600 mL，置武火烧沸，改用文火煮 35 分钟即成。

2. 川贝炖雪梨

【用料】

川贝母 5 g，糯米 50 g，陈皮 5 g，冬瓜 30 g，雪梨 30 g。

【做法】

把川贝母打成细粉，雪梨去皮切块，糯米淘洗干净，陈皮洗净切丝，冬瓜洗净，切成 4 cm 长的块。把冬瓜、陈皮、雪梨放入蒸碗底部，把糯米放在上面，加水淹过糯米。把蒸碗置武火大汽上蒸 50 分钟即可。

（二）湿热浸淫证

饮食宜清淡，易消化，忌生冷油腻辛辣；可多给予清热利湿之品，如赤豆、冬瓜、薏苡仁等。推荐食疗方：白玉猪小肚汤，红豆炖鲫鱼。

1. 白玉猪小肚汤

【用料】

白茅根 60 g，玉米须 60 g，红枣 10 个，猪小肚 500 g。

【做法】

将猪小肚洗净切块，用盐、生粉揉擦，再冲洗干净。先放入开水锅煮 15 分钟，取出在清水中冲洗。红枣去核后，与白茅根、玉米须一起洗净，用清水稍浸泡片刻，再与猪小肚一起放入瓦罐内，加入 8 碗左右清水。大火煮沸后，改用小火煲 2 小时，可加入适量食盐和少量生抽。

2. 红豆炖鲫鱼

【用料】

红豆 50 g，鲫鱼 1 条，盐 3 g。

【做法】

首先把准备好的鲫鱼处理干净，红豆洗净，泡发。鲫鱼和红豆放入锅内，加适量水清炖，炖至鱼和红豆熟烂，加盐调味即可。

（三）脾胃虚弱证

饮食有节，且选择易消化、营养丰富之品。可选用鸡蛋、瘦肉、牛奶、鱼类、红枣、山药等，慎用生冷肥甘之品。推荐食疗方：猴头菇排骨汤，参苓粥。

1. 猴头菇排骨汤

【用料】

猴头菇 50 g，排骨 1 斤，生姜适量。

【做法】

排骨切小段，过沸水焯一下，捞起沥干备用。猴头菇洗净后撕小朵，放在清水中充分浸泡。将排骨和生姜放入锅中，加清水煮开，然后倒入猴头菇，继续煮熟即可。

2. 参苓粥

【用料】

人参（或党参），白茯苓，生姜，粳米。

【做法】

先将人参（或党参）、生姜切为薄片，把茯苓捣碎，浸泡半小时，煎取药汁，后再煎取汁，将一、二煎药汁合并，分早晚 2 次同粳米煮粥服食。

（四）肝肾亏虚证

1. 肝肾阴虚

宜进食滋阴填精、滋养肝肾之品，如枸杞、黑芝麻、黑白木耳等。忌辛辣香燥之品。推荐食疗方：乌龟黑豆汤，枸杞淮山鸭汤。

（1）乌龟黑豆汤

【用料】

乌龟 1 只（约 250 g），黑豆 30 g。

【做法】

将乌龟去甲及内脏，洗净切成块先用清水煮一阵，然后放入黑豆，用文火熬至龟肉熟透，添入冰糖，吃肉及黑豆，喝汤，1 天食完，每周服 2 次。

（2）枸杞淮山鸭汤

【用料】

枸杞 10 g，淮山 20 g，鸭 1 只。

【做法】

鸭、枸杞和淮山放入锅内隔水炖熟，加点调味料即可。每周可食用 1～2 次。

2. 肝肾阳虚

宜进食温壮肾阳、补精益髓之品，如黑豆、核桃、杏仁、腰果等。忌生冷瓜果及寒凉食物。推荐食疗方：杜仲炖羊肉，鹿茸枸杞猪腰汤。

（1）杜仲炖羊肉

【用料】

羊肉、杜仲、五味子、姜、盐。

【做法】

把羊肉洗干净切成片，放入沸水中用大火煮3分钟捞出，然后和杜仲、五味子、姜片一起放入锅中，加入开水炖40分钟后食用。

（2）鹿茸枸杞猪腰汤

【用料】

鹿茸10 g，枸杞25 g，猪腰2个（去内膜，切碎）。

【做法】

将猪腰放入锅中，加生姜小炒至熟，与鹿茸、枸杞放入锅内隔水炖熟，调味即成（进食时可加半匙白酒）。每周可食用1~2次。

五、健康指导

（一）生活起居

1. 起居有常

患者要养成良好的生活习惯和按时作息，尽量不要熬夜，要注意劳逸结合，避免过度劳累。

2. 保持病室整洁

病室安静，整洁，定时通风。对不能自理者，应加强生活护理，如洗漱、进食、如厕、穿脱衣服及个人卫生，帮助患者翻身，保持床单位干净整洁。协助行动不便者如厕，若伴有排尿困难，可采用针刺及按摩方法促进排尿。

3. 防跌倒

做好安全保护工作，合理使用保护设施，防坠床。穿着舒适的衣服和鞋子，不合适的衣服和鞋子会增加摔倒的风险。衣服不能太长，不能碰到脚踝或地板。穿着鞋底质量好、鞋底合适的鞋子可以提供良好的支撑。行动不便者，专人陪护，防跌伤。

4. 注意保暖

避风寒、防感冒，肌无力患者抵抗力较差，伤风感冒不仅会促使疾病复发或加重，还会进一步降低机体对疾病的抵抗力。保暖不仅仅是为了让自己更加舒适，更重要的是保持体内温度稳定。当人们身体受到寒冷刺激时，身体会自动调整以维持体内的温度。这个过程需要不少能量来完成，所以容易消耗体内的热量，导致体温下降。如果体温过低，会导致人体免疫力下降，感染疾病的风险也就随之增加。

5. 功能锻炼

锻炼身体增强体质，但不能运动过量，特别是重症肌无力患者运动过量会加重症状，所以患者要根据自己的情况选择一些有助于恢复健康的运动。病情较重的患者或长期卧床不起者，应给予适当按摩，每2小时翻身1次，防止褥疮的产生。

6. 翻身叩背

翻身的目的是变换身体的姿势交替承担身体重量，减少局部组织长期受压，促进局部血液循环。维持皮肤完整，避免压疮发生，提供舒适体位，维持肢体功能。

翻身的注意事项：在翻身过程中要注意为患者保暖并防止坠床，翻身前检查局部受压皮肤情况。利用省力的原则将双手交叉抱于胸前，协助患者侧卧，角度不宜超过30°，用靠枕或三角枕支撑，若患者身上有导管或输液装置，应先将导管安置妥当，翻身后再检查导管有无扭曲、受压、折叠等，保持导管通畅。至少每2小时翻身1次，整理床褥，维持床单平整，避免进食后半小时内翻身，如有皮肤破损，避免患处再度受压，避免潮湿及摩擦刺激。

（二）情志调护

1. 情志传递

情志传递法是医护人员以高尚的情操、整洁的仪表、稳重的举止、亲切的语言、精良的技术唤起患者的乐观情绪，通过皮质和内脏相关的机理来改善机体调节机能，提高治疗效果的一种情志护理方法。可以尽快消除不良情志对人体的损害，帮助患者从各个不正常的心态中解脱出来，促进患者康复。

2. 语言开导

语言开导是情志护理最基本的护理方法。护士通过正面的语言开导能够取得患者的信任。在语言开导时，临床护士要明确患者的心理状态，适时、积极地引导患者自觉解除自身的不良心理因素，使其主动参与到情志护理中。在语言开导时，临床护士要对患者提出的对于疾病的疑惑做出及时、准确的解答，提高患者疾病知识水平，帮助其树立战胜疾病的信心。

3. 移情易性

移情易性也称转移法或移情法，指的是通过一定的护理措施改变或转移患者的意志及情绪水平，帮助其脱离负情绪的一种方法。目前，琴、棋、书、画、音乐、歌舞等是在中医情志护理中常使用的移情易性方法。

4. 清净养神

首先，应提醒患者保持清净的心态，使其少思、少念，做到精神内守、心平气和。其次，还要给患者创造能够清净养神的客观条件，避免外界事务对心神的不良刺激。如提供安静的居住环境，避免过强的噪音，制定合理的探视制度。

5. 顺情解郁

古人云："神者，伸也。人神好伸而恶郁，郁则伤神。"中医学认为，"郁则发之"。"郁"即郁结，主要指忧郁、悲伤等使人不愉快的消极情绪。"发"即舒发、发泄。顺情解郁对于一些内伤情志之病有一定的效果。患者只有将内心的郁闷吐露出来，郁结之气机才得以舒畅。

6. 志相胜法

志相胜法又称情志制约法，是一种情志抑制另一种情志，达到使不良情绪淡化甚至消除，以恢复正常精神状态的一种方法。

（三）服药注意事项

对于症状较轻的患者来说，适量服用药物并配合保守治疗，是有一定的效果的。症状较重的患者，建议进行全面的检查，选择最合适的治疗方法，听从专业医生的指导。

1. 祛寒利湿药、活血通络药物宜饭后半小时温热服用，以减少胃肠道刺激。

2. 丸剂用温开水送服，或用水溶化后服用。

3. 神志不清者给予鼻饲给药，或选用中药汤剂保留灌肠，服用通腑泻热药后观察大便排泄情况。

4. 肝肾亏虚证，中药宜温热服，合理选药，避免应用对肝肾有损害的药物。

5. 肺热津伤证，中药宜温服。

6. 湿热浸淫证，中药宜温服。

六、功能锻炼

痿证发生的主要原因是患者自身先天性气血、津液缺乏，或长期患病、体虚后肝肾受损导致的精血不足，四肢、肌肉营养丧失，四肢无力导致阳痿。如果久病未尽且长期低热，则会导致体液损伤、耗气、肺热、劳损，且不能滋润五脏，从而发生乏力。这类患者可出现肢体无力，不能随意移动，也可出现肌肉萎缩。在治疗过程中，应主要补充气血。

痿证主要肢体功能锻炼通常分为被动肢体功能锻炼和主动肢体功能锻炼。

（一）被动肢体功能锻炼

其目的在于保持瘫痪肢体的活动范围。在发病 2 小时之后，便可指导患者进行被动肢体功能训练。先做上肢功能训练，后做下肢功能训练，先做大关节功能训练，再做小关节内旋外展功能训练。肢体进行功能锻炼时动作要柔和，每个轴位的活动都要做到，要充分牵伸肌肉、肌腱和关节周围组织，肩部要做上举过头和旋转动作。踝部不仅要做关节的被动运动，还要在膝伸直的位置下，将足背屈以充分牵伸跟腱。若肌肉紧张度增高更应坚持锻炼。

（二）主动功能锻炼

当患者的主动运动开始恢复时，应及时指导和辅助患者进行主动肢体功能锻炼。

1. 股四头肌锻炼

有等长收缩、直腿抬高、屈髋屈膝等方法。

（1）等长收缩时保持平躺，双下肢自然放松，主动让双下肢用力，也就是主动地让股四头肌进行收缩锻炼，但是肢体并不做位置的移动。这是最基础的一种锻炼方法，适合无法下地活动的患者。

（2）直腿抬高，患者平躺，双下肢伸直，主动抬起双下肢或者单下肢，尽量往上抬，抬到最高点时维持 3~5 秒然后缓缓放下，可以做 20~30 次。

（3）屈髋屈膝的锻炼方法也就是空中蹬自行车的方法，平躺时做蹬自行车的动作，进行锻炼。

2. 四肢锻炼

病情较为严重的痿证患者正常走路会受到影响，患者可坚持每天在床上进行简单的四肢伸展锻炼，通过四肢锻炼能够加快肢体血液循环，有利于恢复肢体力量，如图 8-1。

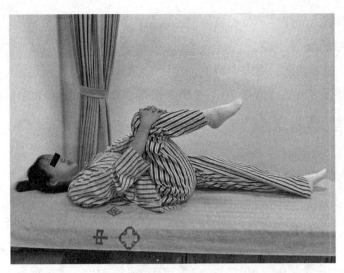

图 8-1　四肢锻炼

3. 练习坐起

练习坐起也是一种不错的方法，该种方法具体操作较为简单，患者仅需将床头抬高，随后扶着床边儿坐起来，再将双腿下垂至床下，保持正常的坐立姿势即可，如图 8-2。

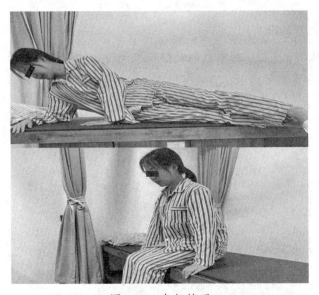

图 8-2　坐起练习

4. 慢走

能够下地行走的患者也可以每天坚持慢走，效果也较为明显。只是在慢走时要注意有家人陪伴，不可私自外出，以免摔倒。

5. 下蹲训练

可以让患者站立，缓慢地蹲下，直到大腿与小腿贴合，持续 3 秒左右，然后缓慢起身，每天坚持锻炼 10～15 次。锻炼时可以根据患者的情况调整训练量，不要过度训练，如图 8-3。

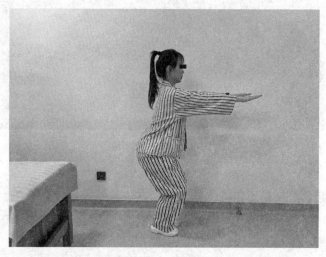

图 8-3　下蹲

6. 单腿站立辅助

若是单腿站立不稳，患者可以通过每次坚持 3 分钟来帮助保持平衡，每天大约 15 次，在保持平衡后，患者可以逐渐放开，如图 8-4。

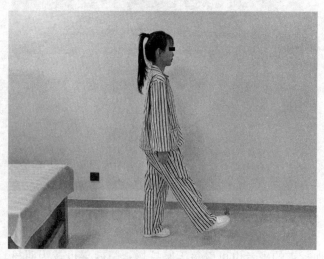

图 8-4　单腿站立

7. 深蹲或靠墙蹲

深蹲或靠墙蹲均能增加下肢肌力。靠墙蹲是指背部靠墙，做蹲式运动，充分弯曲臀部和膝盖，每日 10 组，每组下蹲 15 次，每次保持 1 分钟，如图 8-5。

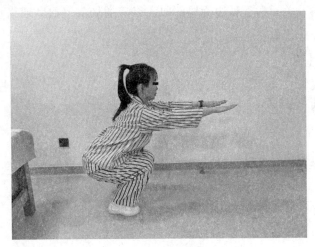

图 8-5　深蹲

七、案例分享

患者王某，女，52 岁，中医诊断：痿证。

【主诉】

双下肢无力伴感觉减退 3 年。

【现病史】

患者双下肢无力，活动受限，站立与行走时需护具辅助及扶拐，双膝以下感觉障碍，纳眠可，小便不利，大便可。

【既往史】

患者既往右足第三跖骨骨折 4 个月余，2019 年因脊髓栓系手术术中输"O"型血。

【阳性体征】

第五腰椎水平以下痛觉减退，双下肢近端肌力四级，双足下垂，双足背伸、趾屈肌力 0 级，双膝腱反射（-），双跟腱反射（+-），双巴氏征（-），双下肢深感觉消失。

【中医诊断】

痿证（肝肾亏虚证）。

【入院后治疗】

1. 普通针刺

大肠俞、关元、次髎、秩边、环跳、委中、昆仑双穴，随证加减，留针30分钟，大肠俞、关元俞、秩边为局部取穴以疏通局部气血、通络止痛，委中可疏通腰背部经脉气血。

2. 普通针刺

中脘、气海、关元、天枢、三阴交、太冲，留针30分钟，中脘、气海调理脾胃、补益后天之本，配合电针、拔罐、刮痧等以通经活络。

3. 口服药

钙尔奇咀嚼片以促进钙吸收。

4. 穴位注射

腺苷钴胺以营养神经。

【辨证施护】

1. 生活起居

（1）保持床单及衣物的整洁，病室安静，整洁，定时通风。

（2）做好安全保护工作，合理使用保护设施，防跌倒坠床。

（3）教会患者起蹲的注意事项。

（4）指导患者功能锻炼、如单腿站立。

2. 证候施护

（1）评估患者肌肉萎缩的程度。

（2）评估患者的步态，教会患者使用辅助工具行走。

（3）规范使用药物，合理选药，避免应用对肝肾有损害的药物。

3. 皮肤护理

保持床单元干净整洁，皮肤保持清洁干燥，防止压力性损伤。

4. 中医特色护理技术

（1）经络穴位测评疗法：取足三里穴处，每次30分钟，每日1次。

（2）灸法：取足三里穴处，每次20分钟，每日1次。

（3）耳穴贴压：取神门、交感、皮质下、肝、肾、交感等穴，每周2次。

（4）穴位注射：甲钴胺穴位注射足三里穴以营养神经，每日1次。

（5）上下肢主被动治疗仪：每日双下肢功能锻炼1次，每次20分钟。

（6）中频脉冲治疗，取足三里穴，每次20分钟，每日1次。

【辨证施膳】

宜进食滋阴填精、滋养肝肾之品，如枸杞、黑芝麻、黑白木耳等。忌辛辣香燥之品。推荐食疗方：乌龟黑豆汤、枸杞淮山鸭汤。

【治疗效果】

5 日后，患者双膝以下感觉障碍有所改善，可在护具辅助下自行用扶拐行走，继续穴位注射甲钴胺。此阶段鼓励患者适当锻炼，如蹲起动作。

1 周后，明显感觉双下肢有力气了，排尿困难的症状也有所改善。停穴位注射改为口服甲钴胺 1 片，一日 3 次。

患者住院 2 周后，已经可以脱离拐杖短距离行走，症状明显好转出院。

【出院指导】

1. 嘱患者养成良好的生活习惯和按时作息，尽量不要熬夜，劳逸结合，避免过度劳累。

2. 穿舒适的衣服和鞋子，不合适的衣服和鞋子会增加摔倒的风险。

3. 在家锻炼时可以根据自身的情况调整训练量，不要过度训练。

【出院随访】

2 周后电话随访双下肢有力气，脱离拐杖行走距离有所增加。

第九章　特发性耳鸣（耳鸣）

一、概述

耳鸣（tinnitus）为耳科疾病中的常见症状，患者在缺乏外部声源的情况下，耳内或颅内产生嗡嗡、嘶鸣等不成形的异常声幻觉。这种声音感觉可以是一种或一种以上，其出现或为间歇性，或为持续性。有时耳鸣可能是某些疾病的首发症状或伴随症状。成人中 10%~26% 有不同程度的耳鸣，其中 4%~8% 诉严重耳鸣，发生率随年龄增长而增高，74%~80% 的患者发病年龄在 40 岁以上，最常见的发病年龄为 50~70 岁，男女间的发病率相似。

中医认为耳鸣的发生主要是脾胃虚弱以致清阳下陷，病机是由于脾胃虚弱，清阳下陷，浊阴上逆，下陷的清阳试图冲破浊阴的阻力上跃时产生了振动，因而产生了鸣响的感觉。肝木克脾土是导致脾胃虚弱的常见原因。

二、辨证分型与治疗

（一）风热侵袭型

此型开始多有感冒等先兆表现，起病较迅速，局部检查可见耳膜轻度潮红及内陷。

【证候要点】

耳鸣初起，病程较短，可伴耳内堵塞感或听力下降，或伴有鼻塞、流涕、头痛、咳嗽等症。舌质稍红，苔薄黄或薄白，脉浮数。

【治法】

疏风清热散邪。

【方药】

常用方如银翘散、蔓荆子散等。方中薄荷、荆芥、淡豆豉、牛蒡子等核散风邪，使邪从汗泄；金银花、连翘、竹叶、芦根、甘菊花、桑白皮、甘草轻清解热。更配以桔梗、蔓荆子、升麻者，使清气上升，邪气得于清解。同时还可酌用石菖蒲、路路通等，以行气通窍。

（二）肝火上扰型

本型患者耳鸣如闻潮声，或如风雷声，耳聋时轻时重，每于郁怒之后，耳鸣耳聋突发加重，兼耳胀耳痛感，或有头痛，眩晕。

【证候要点】

耳鸣的起病或加重与情志抑郁或恼怒有关，口苦，咽干，面红目赤，尿黄，便秘，夜寐不宁，胸胁胀痛，头痛或眩晕。舌红苔黄，脉弦数有力。

【治法】

清肝泄热，开郁通窍。

【方药】

龙胆泻肝汤加石菖蒲。方中以龙胆草、栀子、黄芩、柴胡清泻肝胆，苦寒直折火势为主，并以木通、车前、泽泻等利水、导热下行，助以柴胡、石菖蒲以开郁通窍。

【中成药】

通窍耳聋丸。

（三）痰火郁结型

本型患者均为痰火之证。

【证候要点】

耳鸣，耳中胀闷，头重如裹，胸脘满闷，咳嗽痰多，口苦或淡而无味，大便不爽。舌质红，苔黄腻，脉滑数。

【治法】

清火化痰，和胃降浊。

【方药】

选用加味二陈汤，或用清气化痰丸。二陈汤是治湿痰之主方，益以黄芩、黄连、枳实之类是取其清热之功，加入杏仁、瓜蒌仁、胆南星之属，则除痰之力更强。

【中成药】

杞菊地黄丸。

（四）脾胃虚弱型

脾胃为气血生化之源，脾胃虚弱则清气不能上升，耳部经脉空虚，故耳鸣时作。

【证候要点】

耳鸣的起病或加重与劳累有关，或在下蹲站起时加重，倦怠乏力，少气懒言，面色无华，纳呆，腹胀，便溏。舌质淡红，苔薄白，脉细弱。

【治法】

健脾、益气、升阳。

【方药】

补中益气汤或益气聪明汤加石菖蒲。方中以党参、黄芪为主，健脾益气，以升麻、柴胡、葛根、蔓荆子、石菖蒲之类，轻清之品，升提清阳之气，以达清窍。

【中成药】

益气聪明丸。

（五）肾精亏损型

本型患者多为中老年人，因肾精亏损，不能上充于清窍，以致耳鸣、耳聋日渐加重。

【证候要点】

耳鸣已久，腰膝酸软，头晕眼花，发脱或齿摇，夜尿频多，性功能减退，潮热盗汗或畏寒肢冷。舌质淡或嫩红，脉虚弱或细数。

【治法】

补肾益精，滋阴潜阳。

【方药】

1. 阳虚证方药

补骨脂丸加减。方中以补骨脂、胡芦巴、杜仲、菟丝子填精益肾，加肉桂、川椒以温阳散寒，加熟地黄、当归、川芎以补血，加菖蒲、白芷、蒺藜以通窍行气，加磁石以镇纳浮阳。附桂八味丸等也可择宜取用。

2. 阴虚证方药

耳聋左慈丸加减。本方即在六味地黄丸滋养肾阴基础上，加入五味子以补

肾纳气，兼用磁石，以重坠潜阳降火

【中成药】

耳聋左慈丸。

三、辨证施护

（一）常见症状/证候施护

1. 耳鸣

（1）观察患者耳鸣的性质，音调高低，有无头痛眩晕的症状。

（2）观察患者的血压、睡眠状况。

（3）遵医嘱给予耳穴贴压（耳穴埋豆），取内耳、肾、肝、神门、皮质下等穴位，以王不留行籽贴压。

（4）遵医嘱给予中药声频耳聋治疗仪治疗，选用耳鸣方。

（5）遵医嘱给予声信息治疗仪治疗。

（6）遵医嘱行耳部的按摩术：①鸣天鼓：两手掌心紧贴两耳，两手示指、中指、无名指、小指横按在两侧枕部，两中指相接触，将两示指翘起叠在中指上面，用力滑下，重重地叩击脑后枕部，即可闻及洪亮清晰之声如击鼓。每日1次，振动50次。②鼓膜按摩：以手示指（或中指）按压耳屏，随按随放。每日3次，每次15~30次为宜。③营治城廓：以两手分别自上而下按摩两侧耳轮。每日1次，每次做15分钟。以耳郭微热为度。

2. 失眠

（1）嘱患者每晚睡前温水泡脚或遵医嘱给予中药浴足，以促进气血运行，改善睡眠。

（2）嘱患者用手按摩两足底的涌泉穴直至发热，有引火归原的作用，可减轻耳鸣促使入睡。

（3）嘱患者晚餐不可过饱，饮食以清淡富营养为宜。

（4）遵医嘱给予穴位敷贴：用吴茱萸等药粉，温水或醋调和，每日睡前敷贴于双足涌泉穴。

（5）遵医嘱给予耳穴贴压（耳穴埋豆），取内耳、肾、肝、神门、皮质下等穴位，以王不留行籽贴压。

3. 心烦焦虑

（1）为患者提供安静、舒适的休养环境，室内光线柔和，温度适宜。

（2）观察患者情绪变化，根据患者的心理问题给予相应的心理疏导。

（3）对于忧郁、焦虑的患者，要安慰患者，讲解情志与疾病的密切关系，告知患者情志与耳鸣息息相关，保持愉快的心情有利于耳鸣康复。

（二）护理要点

1. 一般护理

注意保持病室空气清新，每日开窗通风2次，每次半小时。病室内保持安静，尤应注意噪声防护，如佩戴防护耳罩、耳塞等，保持床单元清洁干燥，给患者创造一个良好的休养环境。

2. 预防感冒

加强锻炼，注意勿劳累过度，做到起居有常，及时增添衣物，注意身体及耳后保暖，避风寒。

3. 用药护理

在服用中药汤剂时，应清淡饮食，忌食辛辣、生冷、肥甘厚味之品，若患者出现食欲减退、腹痛便溏时，应及时报告医生，并停服药物观察。服药期间出现恶心、呕吐等不适时，也应报告医生，并做好记录。

4. 饮食护理

本病患者要减少脂肪的摄入，少吃动物内脏、油炸类食品，多吃含铁和含锌丰富的食物，如虾皮、紫菜、鸡肉、西红柿等，常吃有活血作用的食物，如黑木耳、桃仁等。

5. 情志护理

患者常因耳鸣导致失眠及听力下降，容易急躁易怒，护理人员应该耐心的安慰患者、理解患者，多与患者沟通，做好疏导工作，同时给患者讲解本病的相关知识，放松耳鸣患者的情绪，使其树立信心，转移对耳鸣的注意力，更好地配合治疗。

（三）中医特色治疗护理

1. 中医外治

（1）可用滴鼻灵滴鼻，以宣利鼻窍，开通耳窍。

（2）用鲜菖蒲捣汁，滴耳。

（3）可用咽鼓管自行吹张法和耳膜按摩术。

2. 揿针

埋针时间一般为2~3天，埋针期间，注意保持局部清洁干燥，以防感染。

请勿挠抓，勿带针洗澡。留针期间，每天按压 3~4 次，每次约 1 分钟，强度以自己能耐受为度，可增强疗效。埋针后如果出现发红、发痒，应立即取下撤针。埋针过程中，如需手术、核磁共振等检查时务必取下撤针。

3. 苇管灸

用苇管或竹管作为灸器，将装有点燃艾绒的灸器插入耳孔内施灸的一种方法。苇管灸具有温通耳窍、舒经活络、调和气血、祛风散邪等疗效。用生理盐水清理外耳道，用棉花填充外耳道，固定苇管，防止脱落。施灸共 6 柱，每柱约 5 分钟，治疗时间约 30 分钟，过程中及时更换艾炷，如有灼热感等不适，请及时通知医护。施灸过程中防止艾灰及苇管脱落烧坏衣物，应及时将艾灰清理进弯盘。谨慎控制施灸温度，注意观察耳部皮肤情况，防止烫伤。

4. 温针灸

温针灸也称温针、针柄灸等，是艾灸与针刺相结合的治疗方法，适用于需留针及艾灸的疾病。针刺手、足少阳经穴以清窍止鸣，另以艾火温热之力温通经脉，引导气血运行，扶正祛邪，起事半功倍之效。

5. 艾灸

主要是指借助灸火的热力和药物的作用，对腧穴或者病变部位进行烧灼，艾叶归肝、脾、肾经，具有通经络、理气血之功，将艾叶捣绒，制成艾条、艾炷等，用其熏久体表穴位，具有温经通络，调和气血之用。做好艾灸护理，防止烫伤。

（四）中医护理适宜技术

1. 耳穴贴压（耳穴埋豆）：取肺、肝、脾、内分泌、皮质下、肾上腺等穴，每周 2 次。

2. 穴位注射：甲钴胺注射液注射足三里穴位，以营养神经，提高免疫力，每日 1 次。

3. 中药足浴：促进气血运行，改善睡眠。中药泡脚一般使用木质用料的泡脚桶，这样吸收药物的效果更好：睡前中药泡脚水温度控制在 40 度左右，深度要没过脚踝。

4. 穴位按摩：取耳门、听宫、翳风等穴。

5. 吴茱萸穴位贴敷：吴茱萸穴位贴敷双涌泉穴，改善眠差情况，每晚 1 次。

6. 灸法：采用电子灸，取听宫、翳风穴，每次 20 分钟，每日 1 次。

四、辨证施膳

根据患者的营养状况和辨证分型的不同，科学合理地指导饮食，使患者达到最大程度的康复，在指导患者饮食期间，动态观察患者的胃纳情况和舌苔变化，随时更改饮食计划。

（一）风热侵袭证

宜食疏风清热、宣肺通窍之品，如桑叶、菊花、杏仁等。推荐食疗方：菊花雪梨饮，菠菜汤。

1. 菊花雪梨饮

【用料】

干菊花 10 g 与雪梨半只。

【做法】

雪梨半只（切块），放入菊花 10 g 泡水代茶饮。

2. 菠菜汤

【用料】

菠菜 200 g，盐 1 茶匙，蒜 3 瓣，鸡精 1 茶匙，生抽 1 茶匙，油适量。

【做法】

菠菜切成段洗净，蒜切末。起锅倒水，水开放入菠菜，焯水 2 分钟，捞出备用。起锅倒油，油热放入蒜末爆香。加入适量清水大火烧开，再放入菠菜煮沸。加入生抽、盐、鸡精调味，即可食用。

（二）肝火上扰证

宜食清肝泻热、解郁通窍之品，饮食宜清淡富营养，多食富含维生素 B 的食物，如苦瓜、苦菜、西红柿、动物肝脏等。推荐食疗方：菊花马蹄粥，苦瓜拌猪肝。

1. 菊花马蹄粥

【用料】

羊肉，当归，大枣，枸杞，干菊花 10 g，鲜马蹄片 50 g，粳米 100 g。

【做法】

一同煮粥，每日早晚服用。

2. 苦瓜拌猪肝

【用料】

猪肝 300 g，苦瓜 100 g，香菜 15 g，虾米 15 g，香油 5 g，酱油 5 g，白皮

大蒜5g，盐2g，醋5g。

【做法】

将猪肝洗净，切成薄片，经开水烫到断生，控干水分。将苦瓜切薄片，用开水烫至断生，晾凉后切成段，香菜择洗净，切成段。将苦瓜、肝片、香菜、海米、酱油、香油、醋、盐、蒜泥拌匀即可。

（三）痰火郁结证

宜食清热祛火之品，如菊花、黄瓜、竹笋等，禁食辛辣、燥热及鱼腥之品。推荐食疗方：山楂橘皮饮，冬瓜荷叶汤。

1. 山楂橘皮饮

【用料】

生山楂20g切片，橘皮20g切丝。

【做法】

泡水代茶饮。

2. 冬瓜荷叶汤

【用料】

冬瓜500g，荷叶20g，盐4g，味精少许。

【做法】

将冬瓜洗净，去皮切块；鲜荷叶洗净剪碎，共入砂锅中。加水炖熟，调入盐及味精即成。

（四）脾胃虚弱证

宜多食健脾益气养胃之品，多吃些新鲜蔬菜水果和富含蛋白质的食物如山药、玉米、秋葵等，忌辛辣刺激的食物，禁烟、酒、咖啡和浓茶。推荐食疗方：莲子红枣扁豆粥，红枣小米粥。

1. 莲子红枣扁豆粥

【用料】

干莲子肉10g，红枣10枚，鲜白扁豆20g，粳米100g。

【做法】

一同煮粥。

2. 红枣小米粥

【用料】

红枣10枚，小米50g。

【做法】

一同煮粥。

（五）肾精亏损证

宜进食补肾益精之物，可多食胡桃仁、山药、白果、莲子等能补肾固精的食物，多食富含锌、硒的蔬菜和水果。在饮食上，耳鸣患者也要注意取舍。咖啡因和酒精可使耳鸣症状加重。偏爱甜食者容易肥胖，易患糖尿病，容易产生和糖尿病有关的耳鸣。辛辣的调味品和辣的食品容易助长内火，损伤津液，加重炎症，使耳鸣加剧。而那些具有补肾清肝、活血通窍作用的食物可以在患者的调护中多使用。耳鸣患者饮食宜富含营养，主食宜大米、小米、玉米、面粉、大豆、高粱米等，副食宜牛肉、猪肉、鸭肉、鸡肉、牛奶、羊奶、鲫鱼、黄鱼、鲤鱼、带鱼、龟、鳖、泥鳅、鱼翅、豆腐、豆浆等。蔬菜宜多吃白菜、菠菜、芹菜、扁豆、西红柿、黄瓜、茄子、黄豆芽、绿豆芽、竹笋等。水果宜食苹果、橘子、李子、桃子、柿子、香蕉、西瓜、哈密瓜等。这些食品也可用以滋补肾精，治疗耳聋，如胡桃肉、桂圆肉、黑芝麻等。推荐食疗方：腰花粥，芝麻粥。

1. 腰花粥

【用料】

猪腰1对，粳米100 g。

【做法】

将猪腰去臊腺洗净，切成腰花后与粳米一起煮粥，加葱白2根，每日早晚服用。

2. 芝麻粥

【用料】

50 g 黑芝麻，100 g 粳米。

【做法】

黑芝麻炒熟，与粳米一起煮粥，每日早晚服用。

五、健康指导

（一）生活起居

1. 指导患者适时增减衣服，避风寒，防止感冒。外出注意耳后保暖。

2. 避免噪声的刺激，减少噪声源或佩戴防护耳罩、耳塞等，保护耳鸣患者的听力。忌戴耳机听音乐。

3. 长期处于精神高度紧张和在身体疲劳状态时也容易使耳鸣加重，嘱患者适当休息，避免过度劳累，避免熬夜等不良的生活习惯。

4. 根据患者年龄、病情等选择太极拳、散步等活动，以增强体质。

5. 宜低盐、低脂饮食。指导患者戒烟、限酒，并忌饮浓茶、咖啡、可可等刺激性饮料。

6. 避免处于过分安静的环境下，适宜的环境声有助于减轻耳鸣的困扰。

7. 对于重度耳鸣耳聋的患者，外出时要注意交通安全。

（二）情志调护

1. 说理开导

通过正面说理开导，使患者认识到喜怒不节的情志失调，是"生乃不固"的重要因素之一，从而开导和引导患者自觉地戒除恼怒，调和情志，启发患者自我分析来戒除或缓解其心理压力，调整情绪，从而起到改变患者精神状态及身体状况的目的。

2. 劝说疏导

进一步了解患者的生活习惯、兴趣爱好、性格特征、对疾病的认识，从而进一步了解患者对疾病的态度是紧张、害怕、恐惧还是乐观，了解患者是否有战胜疾病的坚强意志，了解患者家属的思想状况及其存在的实际困难，从而有效地为患者做好思想疏导工作，消除各种消极因素，建立良好的情志状态，从而收到较好的治疗效果。鼓励病友间多沟通交流，提高患者对治疗、护理的依从性。

3. 移情相制

移情就是将注意力转移。使思想焦点转移他处，转移患者的精神，以达到调整患者的气机，使精神内守以治病的方法。也可通过语言、行动等方式，调动患者的积极性，形成良好的精神内守状态，移易精气，变利气血，调动患者自身的祛除病邪的能力。常用的移情方法有运动、音乐欣赏、书法绘画、读书赋诗、种花养鸟、弈棋垂钓等。

4. 顺情从欲

是指顺从患者的意志、情绪，满足其心身需要的一种治疗方法。患者在患病过程中，情绪多有反常，对此，先顺其情，从其意，有助于患者心身健康。所以对于患者心理上的欲望，鼓励其毫无保留的进行倾诉，充分宣泄，若是合理的，条件有允许，应尽力满足。或对其想法表示同情、理解和支持。

（三）服药注意事项

中医药在治疗耳鸣方面具有一定优势，不良反应小、并发症少，对于慢性病程患者，中药治疗效果显著。患者经过治疗出院后，仍需服用一段时间口服药，应遵医嘱给予患者用药指导，并定期到医院进行复诊。

1. 活血通络药物宜饭后半小时服用，以减少胃肠道刺激。

2. 中药宜温热服。

六、功能锻炼

（一）穴位按摩

每天早、晚分别做 1 次，此外，在耳鸣发作时及时按摩，如此坚持下去定见成效。

1. 先用示指和大拇指轻柔按摩听会穴（在耳屏的前下方与小豁口平齐，张嘴时凹窝处）5 分钟左右，约 350~400 次，如图 9-1。

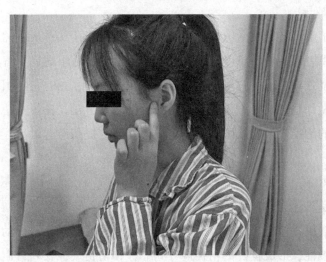

图 9-1　穴位按摩

2. 击天鼓 50 次。即两掌搓热，用两掌心掩耳，十指按在后头部。再将示指叠在中指上，敲击枕骨下方，使耳内可闻及类似击鼓的声音。

3. 用已搓热的两手掌心捂住两耳，手掌与耳朵完全封闭，然后两掌突然松开，这样重复捂耳 30 次。

4. 之后用示指和大拇指，先从上至下按捏耳郭，然后从下至上按捏，这样反复按捏至双耳有发热感，共按捏耳郭 100 次。

5. 按摩合谷穴（伸臂，俯掌，大拇指、示指二个手指并拢，在肌肉最高处取穴）80 次，如图 9-2。

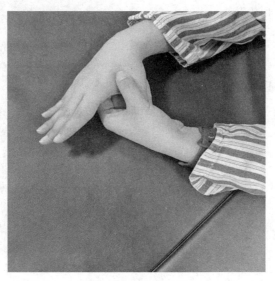

图 9-2　穴位按摩

（二）耳保健操

长期坚持有强肾、健脑、聪耳之功效，对耳鸣有良好疗效。

1. 摩耳轮

以双手拇指、示指沿耳轮上下推摩，直到耳轮发热。

2. 拉耳垂

用示指、拇指提拉耳垂 60 次。

3. 拔双耳

两手示指插入耳孔，先旋转 3 次，然后突然松手拔出，耳中"啪啪"鸣响 6 次。

4. 鸣天鼓

用掌心堵住双耳，手指放在脑后，用示指压中指并滑下，轻弹后脑部"咚咚"鸣响 60 次。

5. 推摩耳根法

示指放在耳前，拇指放在耳后，沿耳根由下向上推摩，每次 40~50 下。推后感觉耳部发热，面部、头部也会有发热的感觉。

6. 按摩全耳

用双掌心磨擦发热后，分别磨擦耳正面与背面各6次，如图9-4。

（三）其他疗法

1. 外敷疗法

（1）生地黄截断塞耳，每天更换10次。

（2）生乌头乘湿削如枣核大，塞耳中，每天1次。

2. 沐足

虚证耳鸣夜间较甚，令人心烦，患者常因此而妨碍睡眠，故睡前可用热水浸泡双足，或以手用力摩按两足底涌泉穴，令其极热，可引火归元，导其阴阳相交，从而改轻耳鸣症状。

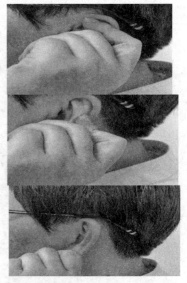

图9-4 耳部保健示意图

七、案例分享

患者王某，女，48岁，中医诊断：耳鸣。

【主诉】

耳鸣及听力下降1月余。

【现病史】

患者1月余前无明显诱因出现左耳突发听力下降，于当地医院就诊，给予药物注射及前庭康复等综合疗法，患者自觉症状缓解不明显，为求进一步治疗前来入院就诊。

【阳性体征】

现患者有耳内闷堵感伴耳鸣，左耳听力下降，情绪易怒急躁，纳可，眠差，二便调。舌暗红、苔黄厚腻、脉弦。既往体健，否认药物、食物过敏史。

【中医诊断】

耳鸣（肝火上扰证）。

【入院后治疗】

1. 普通针刺选穴

（1）普通针刺：耳门、听宫、听会、角孙、率谷、翳风、中渚、足三里、三阴交、太冲、阿是穴，留针30分钟，配合电针。

（2）头针：顶中线、顶颞前斜线、顶颞后斜线/左右交替，留针30分钟，配合电针、微针针刺、红外线治疗。

2. 口服中药

口服中药温胆汤加减以清利肝胆湿热，方中半夏、陈皮燥湿化痰。茯苓、甘草健脾祛湿，竹茹清膈上痰，枳壳理气，柴胡、黄芩和解少阳、疏肝理气。生地、丹皮、泽泻滋阴清热，磁石重镇潜阳，甘草调和诸药。处方：清半夏9 g、陈皮9 g、泽泻15 g、牡丹皮15 g、磁石18 g、生地黄15 g、黄芩9 g、柴胡9 g、竹茹12 g、茯苓12 g、麸炒枳壳12 g、甘草6 g，每日1剂，水煎400 mL，分早晚温服。

【辨证施护】

1. 注意保持病室内安静，尤应注意噪声防护，如配戴合适型号的耳塞减轻噪音刺激。

2. 保持床单元清洁干燥，给患者创造一个良好的休养环境。

3. 注意身体及耳后保暖，避风寒。

【证候施护】

1. 观察患者耳鸣的性质，音调高低，做好记录。

2. 观察患者睡眠状况及精神状况。

3. 中医特色技术

（1）耳穴贴压：取神门、心、肝、肾、耳、内分泌等穴，每周2次。

（2）刮痧治疗：取耳门、听宫、翳风、足三里、太冲等穴，每次10～20分钟，隔日1次。

（3）电子灸：取左听宫、翳风等穴，每次20分钟，每日1次。

（4）吴茱萸穴位贴敷：取涌泉穴贴敷吴茱萸以改善眠差情况。

【辨证施膳】

进食清肝泻热、解郁通窍之品，饮食宜清淡富含营养，多食富含维生素B的食物，如苦瓜、苦菜、西红柿、动物肝脏等。推荐食疗方：菊花马蹄粥。

【治疗效果】

5日后：患者耳鸣减轻，耳部闷堵感减轻，听力下降明显改善，情绪较入院时好转，但仍入睡困难，入睡后不易醒，睡眠改善。七叶皂苷钠片减轻水肿，口服甲钴胺片营养神经，银杏叶提取物片改善循环。

此阶段鼓励患者适当运动,如散步、做八段锦、打太极拳等。

1 周后:耳鸣症状及耳闷堵感明显减轻,听力下降稍有改善,情绪舒畅,易怒感消失,夜眠可,纳可,二便正常。

患者住院 14 天:耳鸣消失,闷堵感症状较前减轻,听力下降明显改善,症状明显好转出院。

【出院指导】

1. 嘱患者清淡饮食,注意耳后保暖,出门时注意安全,注意用耳卫生。

2. 保持环境安静,避免噪音刺激诱发耳鸣。

3. 畅情志,按时复诊。

【出院随访】

2 周后电话随访:耳鸣及闷堵感消失,听力进一步改善,情绪稳定,无焦虑、烦躁、易怒情况,生活如常。

第十章　高血压（眩晕病）

一、概述

高血压是指在未使用降压药物或在静息状态下，动脉收缩压和（或）舒张压增高（≥140/90 mmHg）。高血压患者常伴有脂肪和糖代谢紊乱以及心、脑、肾和视网膜等器官功能性或器质性改变。高血压是一种"心血管综合征"，应根据心血管总体风险，决定治疗措施。关注对多种心血管危险因素的综合干预。高血压是一种"生活方式病"，认真改变不良生活方式，限盐、限酒、控制体重，有利于预防和控制高血压。高血压患者按其病因是否明确分为原发性高血压和继发性高血压，绝大多数患者高血压病因不明，称为原发性高血压。约5%患者血压升高是在某些疾病的基础之上继发的症状，称为继发性高血压。

古代中医无相应的疾病名称记载，因头痛、头晕、目眩、耳鸣多为其主要临床症候，因此大多数医家将其中医病名归属于眩晕、头痛的范畴。其记载最早见于《内经》，如《素问·标本病传论》中云"肝病头目眩，胁支满"，《灵枢·五邪》曰"邪在心，则病心痛喜悲，时眩仆"等，其所述的"目眩""眩仆"等不同的名称，即类似于现今的高血压病。后世医家在此基础上又有所扩展，如"冒眩""目瞑""眩运""眩晕"等病名。

二、辨证分型与治疗

（一）肾气亏虚证

腰脊酸痛（外伤性除外），胫酸膝软，足跟痛，耳鸣或耳聋，心悸或气短，发脱或齿摇，夜尿频、尿后有余沥或失禁。舌淡苔白、脉沉细弱。

【治法】

平补肾气，调和血脉。

【方药】

补肾和脉方加减。

（二）痰瘀互结证

头如裹，胸闷，呕吐痰涎，胸痛（刺痛、痛有定处或拒按），脉络瘀血，皮下瘀斑，肢体麻木或偏瘫，口淡食少。舌胖苔腻脉滑，或舌质紫暗有瘀斑瘀点，脉涩。

【治法】

祛痰化浊、活血通络。

【方药】

半夏白术天麻汤和通窍活血汤加减。

（三）肝火亢盛证

眩晕，头痛，急躁易怒，面红，目赤，口干，口苦，便秘，溲赤。舌红苔黄，脉弦数。阴虚证可因脏腑阳气不足，功能减退，所以症见少气懒言，精神萎靡，脉沉弱等。阳气虚少则产热不足，故有畏寒肢冷，喜热等症。

【治法】

清肝泻火，疏肝凉肝。

【方药】

调肝降压方加减。

（四）阴虚阳亢证

腰酸，膝软，五心烦热，心悸，失眠，耳鸣，健忘。舌红少苔，脉弦细而数。

【治法】

滋阴补肾，平肝潜阳。

【方药】

天麻钩藤饮加减。

三、辨证施护

（一）常见症状/证候施护

1. 眩晕

（1）眩晕发作时应卧床休息，改变体位时应动作缓慢，防止跌倒，避免深低头、旋转等动作。环境宜清静，避免声光刺激。眩晕缓解后可指导患者做降压操或者眩晕康复操。

（2）观察眩晕发作的次数、持续时间、伴随症状及血压等变化。

（3）进行双侧血压监测并做好记录。若出现血压持续上升或伴有眩晕加重、头痛剧烈、呕吐、视物模糊、语言謇涩、肢体麻木或行动不便者，要立即报告医师并做好抢救准备。

（4）遵医嘱给予耳穴贴压，取神门、肝、脾、肾、降压沟、心、交感等穴，指导患者每日自行按压刺激穴位，每次每穴按压 1~2 分钟，每日 3~5 次，每周 2 次。

（5）遵医嘱给予穴位按摩，取百会、风池、上星、头维、太阳、印堂、天柱、太冲等穴，每次 20 分钟，每晚睡前 1 次。

（6）遵医嘱给予中药泡足，根据不同证型，选用相应中药制剂，每日 1 次，每次足浴 20~30 分钟。

（7）遵医嘱给予穴位贴敷，使用吴茱萸穴位贴敷，取双足涌泉穴，每日 1 次。

2. 头痛

（1）观察头痛的性质、持续时间、发作次数及伴随症状。

（2）进行血压监测并做好记录，血压异常及时报告医师并遵医嘱给予处理。

（3）头痛时嘱患者卧床休息，抬高床头，改变体位时如起、坐、下床动作要缓慢，必要时有人扶持。

（4）避免劳累、情绪激动、精神紧张、环境嘈杂等不良因素。

（5）遵医嘱给予穴位按摩，取太阳、印堂、风池、百会等穴。

（6）遵医嘱给予耳穴贴压，取内分泌、神门、皮质下、交感、降压沟等穴。每日 2 次，双耳交替。

（7）遵医嘱给予穴位贴敷，取两侧太阳穴。

（8）遵医嘱给予刮痧治疗，取两侧太阳穴，印堂等穴。

（9）目赤心烦、头痛者，可用菊花泡水代茶饮。或将夏枯草、菊花、决明子和晚蚕沙匀量装入布袋制成枕芯枕于头部，通过药物的发散作用以达到清肝明目、息风化痰之功效。注意使用药枕治疗护理时，需每隔 15 天将药枕置于通风处，促使枕上汗气、湿气发散。

3. 心悸气短

（1）观察心悸发作是否与情志、进食、体力活动等变化有关。

（2）心悸发作时卧床休息，观察患者心率、心律、血压、呼吸、神色、汗出等变化。

（3）心悸发作有恐惧感者，应有专人陪伴，并给予心理安慰。必要时遵医嘱给予镇静安神类药物。

（4）遵医嘱给予耳穴贴压，取心、交感、神门、枕等穴。

（5）遵医嘱给予穴位按摩，取内关、通里、配穴取大陵、心俞、膻中、内劳宫、照海等穴。

4. 呕吐痰涎

（1）急性发作期呕吐剧烈的患者暂禁食，根据医嘱给予静脉补液，以防水、电解质紊乱。呕吐停止后可给予流质或半流质易消化饮食。

（2）出现恶心呕吐者及时清理呕吐物，指导患者采取正确体位，以防止发生窒息，根据病情及医嘱，给予止吐药、镇静药、解痉药，可按揉双侧内关、合谷、膻中、足三里等穴，以降压止吐。必要时遵医嘱给予甲氧氯普胺穴位注射。

（3）呕吐甚者，中药宜少量多次频服，并可在服药前口含鲜生姜片，或服少量姜汁。

（4）呕吐停止后，协助患者用温开水或淡盐水漱口以保持口腔清洁。

（5）饮食宜细软、温热素食，如生姜枇杷叶粥或生姜陈皮饮，忌食生冷、肥甘、甜腻生痰之品。

（二）护理要点

1. 起居护理

（1）病室保持安静、舒适，空气新鲜，光线不宜过强。

（2）眩晕轻者可适当休息，不宜过度疲劳。眩晕急性发作时，应卧床休息，闭目养神，减少头部晃动，切勿摇动床架，症状缓解后方可下床活动，动作宜缓慢，防止跌倒。

（3）为避免强光刺激，外出时佩戴有色眼镜，不宜从事高空作业。

（4）指导患者自我监测血压，建议每天早晚各测量血压 1 次，如实做好记录，以供临床治疗参考。

（5）指导患者减少钠盐摄入（每人每天不超过 6 g）、减轻体重、保持规律的中等强度运动、戒烟限酒。不提倡高血压患者饮酒，如饮酒则应少量：白酒 50 mL、葡萄酒 100 mL、啤酒 300 mL。

2. 饮食护理

饮食调节原则：指导患者正确选择清淡、高维生素、高钾、低脂肪、低胆固醇、低盐饮食。

（1）肾气亏虚证：饮食宜富含营养，如甲鱼、淡菜、银耳等，忌食煎、炸、炙烤及辛辣食物，忌烟、酒。日常可以黑芝麻、核桃肉捣烂加适当蜂蜜调服。

（2）痰瘀互结证：少食肥甘厚腻、生冷荤腥。避免超重和肥胖。素体肥胖者控制能量摄入和增加体力活动。高血压患者饮食不宜过饱，急性发作呕吐剧烈者暂时禁食，呕吐停止后可给予半流质饮食。可配合食疗，如荷叶粥等。

（3）肝火亢盛证：饮食以清淡为主，宜食山楂、淡菜、紫菜、芹菜等，禁食辛辣、油腻及过咸之品。

（5）阴虚阳亢证：饮食宜清淡和富含营养、低盐，多吃新鲜蔬菜、水果，如芹菜、萝卜、海带、雪梨等，忌食辛辣食物，忌烟、酒，忌食动物内脏等。可配合枸杞菊花泡水代茶饮。

3. 用药护理

（1）中药与西药的服药时间应间隔 1~2 小时，补心脾、安心神、镇静安眠的药物在睡前 15~30 分钟服用。

（2）眩晕伴有呕吐者宜姜汁滴舌后服，并采用少量频服。

（3）遵医嘱服用调节血压的药物，密切观察患者血压变化情况。

4. 情志护理

（1）护理人员多与患者沟通，了解其心理状态，针对性给予心理支持。

（2）肝阳上亢，情绪易激动者，讲解情绪激动对疾病的不良影响，指导患者学会自我情绪控制，鼓励听音乐，如《江河水》《潇乡水云》《汉宫秋月》等有商调式音乐，有调神、宁心净脑和稳定血压作用；阴虚阳亢者，可给予

《二泉映月》《寒江残雪》《梁祝》等羽调式的音乐，有滋阴潜阳、保养肾气的作用。

（3）眩晕较重，心烦焦虑者，减少探视人群，给患者提供安静的休养空间。

（4）多与患者介绍相关疾病知识及治疗成功经验，增强患者信心，鼓励患者积极面对疾病。

5. 运动疗法

（1）根据患者病情，在医师指导下可适当选择降压操、患者坐在椅子上，正视前方。双手掌放在大腿，双足与肩同宽、全身放松。按揉太阳穴、百会穴、风池穴、曲池穴、内关穴，摩头，擦颈，引血下行，扩胸调气，每日 2~3 遍。

（2）根据患者具体情况，指导患者进行导引疗法，锻炼八段锦、五禽戏、气功、太极拳等。

6. 一般护理

（1）高血压初期可不限制一般的体力活动，避免重体力活动，保证足够多的睡眠。血压较高，症状较多或有并发症的患者应卧床休息，避免体力和脑力的过度兴奋。

（2）高血压脑血管意外患者应半卧位，避免活动，安定情绪，遵医嘱给予镇静剂，血压增高时遵医嘱静点硝普钠治疗。

（3）发生心衰时给予吸氧 4~6 L/分钟，有急性肺水肿可给予 20%~30%乙醇湿化吸氧，6~8 L/分钟。

（4）用药护理：小剂量开始，联合用药。

（5）限制钠盐摄入，每天小于 6 g，可减少水钠潴留，减轻心脏负荷，降低外周阻力，达到降压的目的，改善心功能。

（6）减轻体重，特别是向心性肥胖的患者，应限制每日摄入总热量，以达到控制和减轻体重的目的。

（7）运动如慢跑、行走、游泳等，每周运动 2~3 次，每次 20~30 分钟，以有氧运动为主。

（8）避免情绪激动、精神紧张、身心过劳、精神创伤等诱因，避免噪声刺激和引起精神过度兴奋的活动；避免寒冷刺激，冬天外出时注意保暖，室温不宜过低；保持大便通畅，避免剧烈运动和用力咳嗽；避免突然改变体位，禁止长时间站立；嘱患者不要用过热的水洗澡和蒸气浴。

7. 临证护理——高血压危象护理

（1）当患者出现异样或意识不清时，立即采取保护措施，协助患者平卧位，床头抬高30°，头偏向一侧，防止发生呕吐物窒息。发生抽搐的患者，要尽力保护好头、手、脚，防止自伤或碰伤，立即用牙垫插入患者口中，防止患者咬伤自己。及时清除口鼻分泌物，保持呼吸道通畅。

（2）极度躁动的患者，必要时给予约束带保护，遵医生给予镇静剂。严密观察患者意识、生命体征、瞳孔的变化。立即给予血压、血氧、心电监测，根据病情调节氧流量，迅速建立静脉通道，遵医嘱迅速、准确给予降压药物。保持病室安静，避免不良刺激和不必要的活动，安抚患者情绪。调整给药速度，严密监测血压；脱水剂滴速宜快，同时注意保护用药血管，防止药液外渗。

（3）高血压脑病：遵医嘱给予20%甘露醇快速静脉点滴以降低颅内压，使用30%水合氯醛保留灌肠以制止躁动和抽搐。

（4）对于高血压合并急性左心衰竭、主动脉夹层、不稳定性心绞痛和急性心肌梗死的患者，血压可降至接近正常水平，同时要密切观察患者生命体征变化。急性左心衰者应予半坐位，持续吸氧，于湿化瓶内加入20%~30%的酒精。有心绞痛者除高流量（4~6 L/分）吸氧外还要应用扩张冠状动脉的药物，及时缓解心绞痛。

（5）向患者及家属解释引起原发性高血压的生物、心理、社会因素及高血压对健康的危害，引起足够重视。坚持长期的饮食、运动、药物治疗，将血压控制在正常水平，以减少对靶器官的进一步损害。

（6）指导患者坚持低盐、低脂饮食，限制动物脂肪、内脏、鱼籽、软体动物、甲壳类食物，多吃新鲜蔬菜、水果，防止便秘。肥胖者控制体重，细嚼慢咽，避免过饱，少吃零食。

（7）改变不良生活方式：劳逸结合，保证充分睡眠，保持乐观情绪。适当运动，如选择慢跑、快步走、太极拳、气功等运动。若运动过程中出现头晕、心慌、气急的情况应就地休息，避免剧烈运动。

（8）告知患者及家属降压药名称、剂量、用法、作用与不良反应，并提供书面资料。服药必须遵医嘱，不可随意增减药量或突然撤换药物。教会患者或家属定时测量血压并记录，定期门诊复查。若血压控制不满意或出现不良反应及时就诊。

（三）中医特色治疗护理

1. 中药足浴护理

（1）空腹时不要进行足浴，足浴时身体会消耗很多热量，尤其在糖原储量较少时，更容易因血糖过低而发生低血糖性休克，因此在饭前 1 小时或处于饥饿状态时不要进行足浴。

（2）饭后不要立即进行足浴。因为温度升高会导致皮肤血管扩张，导致消化器官中的血液流量相对减少，妨碍食物的消化和吸收，建议饭后休息 1 小时后再进行足浴。

（3）足浴时要避风，足浴时会使全身毛孔张开或者出汗，对着通风口进行足浴可能会导致感冒、腰腿痛等。

（4）水温不宜过高，否则会影响人体热量的散发，并容易发生虚脱，甚至烫伤。足浴时不要用力搓擦皮肤，否则会损伤表皮细胞，甚至出血，而降低皮肤的防御能力，致使皮肤微细胞破损处的细菌和病毒乘虚而入。

2. 刮痧护理

（1）刮痧部位出现红紫色痧点或瘀斑为正常表现，数日可消除。刮痧结束后最好饮用一杯温水，不宜即刻食用生冷食物，出痧后 4~6 小时不宜洗冷水澡。

（2）冬季应避免感受风寒，夏季避免风扇，空调直吹刮痧部位。刮痧部位皮肤有轻微疼痛，灼热感，刮痧过程中如有不适及时告知护士。

（3）刮痧过程中，若出现头晕目眩，心慌，出冷汗，面色苍白，恶心欲吐等现象，应立即停止刮痧，取平卧位并立即告知医生。

（四）中医护理适宜技术

1. 中药泡足。

2. 穴位贴敷。

3. 耳穴贴压。

4. 穴位按摩。

5. 中药药枕。

6. 导引疗法。

7. 刮痧治疗。

四、辨证施膳

指导患者选择清淡、高维生素、高钾、低脂肪、低胆固醇、低盐的食物。

（一）肾气亏虚证

宜食平补肾气，调和血脉之品，饮食宜富含营养，如甲鱼、淡菜、银耳等，忌食煎、炸、炙烤及辛辣食物，忌烟、酒。日常可以将黑芝麻、核桃肉捣烂，加适当蜂蜜调服。推荐食疗方：首乌粥、黑米党参山楂粥。

1. 首乌粥

【用料】

制首乌 30 g，红枣 5 颗，粳米 100 g。

【制作】

红枣洗净，去核，切片。制首乌洗净，烘干，打成细粉。粳米放入锅内，放入何首乌粉、红枣、800 mL 水，用武火烧沸，文火煮 40 分钟即成。

【食法】

每天 1 次，每次吃粥 100 g。

2. 黑米党参山楂粥

【用料】

党参 15 g，山楂 10 g，黑米 100 g。

【做法】

党参洗净、切片；山楂洗净，去核切片；黑米淘净。黑米放锅内，放入山楂、党参、800 mL 水，锅置武火烧沸，文火煮 55 分钟即成。

【食法】

每日 1 次，每次吃 100 g，早餐食用。

（二）痰瘀互结证

宜食祛痰化浊、活血通络之品。少食肥甘厚腻、生冷荤腥。避免超重和肥胖。素体肥胖者控制能量摄入和增加体力活动。高血压患者饮食不宜过饱，急性发作期呕吐剧烈者暂时禁食，呕吐停止后可给予半流质饮食。推荐食疗方：豆蔻首乌馒头。

【用料】

白豆蔻 3 g，何首乌 6 g，面粉 200 g，发酵粉适量。

【做法】

白豆蔻除去杂质，去壳，打成细粉；何首乌烘干，打成细粉，待用。面粉、白豆蔻、何首乌粉放入盘中，加水和发酵粉，和匀，揉成面团，待发酵好后，再把而团揉成直径约 4 cm 粗的长条，按量切块，每块约 50 g。面坯放入蒸笼内摆好，间隔距离合适，盖上笼盖，用武火蒸 15 分钟即成。

【食法】

每日早餐食用，每次吃 100 g。

（三）肝火亢盛证

宜食清肝泻火，疏肝凉肝之品。饮食以清淡为主，宜食山楂、淡菜、紫菜、芹菜等，禁食辛辣、油腻及过咸之品。推荐食疗方：菠菜芹菜粥、菊花核桃粥。

1. 菠菜芹菜粥

【用料】

菠菜、芹菜各 250 g，粳米 100 g。

【做法】

菠菜、芹菜洗净、切 4 cm 长的段；粳米淘净，待用。粳米放入锅内，加 800 mL 水。锅置武火上烧沸，改用文火煮 30 分钟后，放入芹菜、菠菜，烧沸，打开盖煮 10 分钟即成。

【食法】

每日 1 次，每次吃粥 100 g。

2. 菊花核桃粥

【用料】

菊花、核桃仁各 15 g，粳米 100 g。

【做法】

菊花洗净，去杂质；核桃去壳留仁，洗净；粳米淘净待用。粳米、菊花、核桃仁同放锅内，放入 800 mL 水。把锅置武火上烧沸，改用文火煮 45 分钟即成。

【食法】

每日 1 次，每次吃 100 g。

（四）阴虚阳亢证

宜食滋阴补肾，平肝潜阳之品。饮食宜清淡，选择富含营养、低盐的食物，多吃新鲜蔬菜水果，如芹菜、萝卜、海带、雪梨等，忌食辛辣食物、动物内脏等，忌烟、酒。推荐食疗方：红枣海参淡菜粥，枸杞菊花饮。

1. 红枣海参淡菜粥

【用料】

红枣 10 颗，海参、淡菜各 50 g，粳米 100 g。

【做法】

红枣洗净，去核，切片；海参发透，切成颗粒状；淡菜洗净，切成小块；粳米淘净。粳米放入锅内，加 800 mL 水，放入红枣、海参、淡菜。炒锅置武火上烧沸，改用文火煮 45 分钟即成。

【食法】

每 2 日 1 次，每次吃粥 100 g。

2. 枸杞菊花饮

【用料】

枸杞、菊花适量。

【食法】

开水冲泡，代茶饮。

五、健康指导

1. 生活起居

（1）良好的环境、合理的生活规律有利于健康；定时作息，保证充足的睡眠，做到静心休养。

（2）饮食调养，戒烟、酒，进低盐、低脂、易消化食物。

（3）合理安排运动量，注意劳逸结合，运动时间、轻度及频率以不出现不适反应为度，避免竞技性和力量型运动。

2. 情志护理

高血压患者的心理表现是紧张、易怒、情绪不稳，大多数患者多有紧张、焦虑、孤独感，而以上这些又都是血压升高的诱因。根据心理特点以及高血压的发病机理、临床特点及预防和治疗原则，帮助他们理解高血压是终身性的疾病。并给予患者足够的关怀，积极满足患者合理的需要，多与其进行沟通，缓解焦虑。

3. 服药注意事项

强调长期服药的重要性，用降压药使血压降至理想水平后，应继续遵医嘱服用维持剂量，以保持血压相对稳定。经治疗后血压得到满意控制后，可逐渐减少剂量，不可擅自突然停药，如果突然停药，会导致血压突然升高，会诱发心绞痛、心肌梗死等，必须遵医嘱按时按量服药。指导患者定期随访，以便有效的控制血压，并根据降压效果及药物的不良反应及时调整治疗方案。

六、功能锻炼

适当晨练，不宜剧烈运动，可散步，做体操，打太极拳，以增强血管的舒缩能力，缓解全身中小动脉的紧张，有利于降压。例如：散步、做八段锦、打太极拳等。

八段锦是中医祖先用形体活动结合呼吸提出来的健身方法，八段锦可以舒展筋骨，充分拉伸筋骨、疏通经络。并且与呼吸相配合，起到防病、治病、炼筋、炼骨的功能，比如两手托天理三焦、摇头摆尾去心火。通过和缓、温和的运动，可以宣畅气血，达到舒展筋骨的目的。另外，很好地牵拉运动的肌群，同时对五官、头颈、躯干、四肢、腰腹全身的各个部位进行了锻炼，并且起到保健、调理的作用，使机体进行了全面的调整。锻炼筋骨的同时，也对五脏起到了升发阳气的作用。

七、案例分享

患者韩某，男，45 岁，西医诊断：高血压。

【主诉】
自述头晕、头痛 3 天。

【现病史】
患者于 3 天前生气后出现血压升高，给测量为 203/100 mmHg，头晕无恶心呕吐，遂来就诊。现患者血压不稳，生气后血压升高，伴有头晕，头痛，急躁易怒，面红，目赤，口干，口苦，便秘，溲赤。舌红苔黄，脉弦数。

【既往史】
既往身体健康状况可，否认食物及药物过敏史。

【中医诊断】
高血压（肝火亢盛证）。

【入院后治疗】

1. 普通针刺
取曲池、合谷、足三里，三阴交、太冲等穴，留针 30 分钟。

2. 头针疗法
取百会、印堂、阿是等穴，留针 30 分钟，风池、天柱穴不留针，配合微针针刺。

3. 口服中药

以清肝泻火，用龙胆泻肝汤方剂。处方：龙胆草 15 g、栀子 15 g、黄芩 15 g、当归 15 g、生地黄 15 g、茵陈 12 g、大青叶 12 g、泽泻 12 g、柴胡 9 g、车前子 9 g、延胡索 9 g、薏苡仁 9 g、川楝子 9 g、甘草 9 g，共 5 剂，每天 1 剂，水煎，早晚饭后半小时送服。

4. 静脉输液

遵医嘱静脉滴注甘露醇以减轻脑部水肿。

【辨证施护】

1. 生活起居

（1）眩晕发作时应卧床休息，改变体位时应动作缓慢，防止跌倒，避免深低头、旋转等动作。

（2）畅情志，保持情绪稳定，勿恼怒，定时作息，保证充足的睡眠，做到静心休养。

（3）环境宜清静，避免声光刺激，避免劳累、精神紧张、环境嘈杂等不良因素。

2. 证候施护

（1）观察眩晕、头痛发作的次数、持续时间、伴随症状及血压等变化。

（2）进行双侧血压监测并做好记录。

（3）遵医嘱规范使用药物，观察药物疗效及不良反应。

（4）多食新鲜蔬菜水果，多饮水，防便秘，养成良好排便习惯。

3. 护理要点

（1）头痛、头晕时嘱患者卧床休息，抬高床头，改变体位时如起、坐、下床动作要缓慢，必要时有人扶持。

（2）避免劳累、情绪激动、精神紧张、环境嘈杂等不良因素。

（3）按时服药、密切检测血压。

（4）眩晕缓解后可指导患者做降压操。

4. 中医特色护理技术

（1）耳穴贴压：取神门、交感、降压沟、内分泌、皮质下、肾上腺等穴，每周 2 次。

（2）穴位按摩：取风池、百会穴、大椎穴每日数次。

（3）刮痧治疗：取太阳、印堂等穴，每周 3 次。

（4）穴位贴敷：涌泉、神阙穴贴敷 6~8 小时，每晚 1 次。

【辨证施膳】

宜食清肝泻火的食品，如新鲜绿叶蔬菜、西瓜、香蕉、橙子、冬瓜、黄瓜、苦瓜、绿豆，忌食腥发之品。推荐食疗方：金银花菊花饮、苦丁茶。

【治疗】

3 日后：患者血压平稳，此阶段鼓励患者适当运动，如散步、做八段锦、打太极拳等。

患者住院 7 天，血压正常症状明显好转，出院。

【出院指导】

1. 嘱患者清淡饮食，戒烟酒，进低盐、低脂、易消化食物，保持心情舒畅。

2. 合理安排运动量，注意劳逸结合，运动时间、轻度及频率以不出现不适反应为度，避免力量型运动。

3. 必须遵医嘱按时按量服药，不能擅自停药。

【出院随访】

2 周后电话随访，患者按时按量服药，血压正常，生活如常。

第十一章　后循环缺血（眩晕）

一、概述

后循环缺血（posterior circulation ischemia，PCI）是指脑部的后循环的短暂性缺血发作（transient ischemic attack，TIA）和脑梗死，又称为椎基底动脉系统缺血、后循环的 TIA 与脑梗死、椎基底动脉血栓栓塞性疾病。后循环包括椎动脉、基底动脉和大脑后动脉及其各分支组成，主要供应脑干、小脑上部、丘脑、枕叶、颞叶内侧及上段脊髓，占缺血性脑血管病的20%。发生后循环缺血时患者可表现为头晕、眩晕、恶心、呕吐、肢体麻木、无力等症状。包括后循环的 TIA 和脑梗死，占缺血性卒中的20%，症状有头晕、麻木、无力、短暂意识丧失等，单用或联合使用抗血小板制剂有重要预防作用。

根据后循环缺血症状其可归属于中医"晕""中风"范畴，以眩为主证而无肢体活动障碍者，多以眩晕辨证。以眩晕、头昏沉重、步态不稳为主要特点，归属中国医学"眩晕"范畴。《黄帝内经》中称为"眩仆""眩冒""眩转""掉眩"；《伤寒论》中张仲景记载为"头眩"；东汉《诸病源候论》中见"风眩"一词；唐代医家王冰提出"眩，谓目眩，视如转也"；《医学心悟》中记载"眩谓眼黑，晕者头旋也，故称头旋眼花是也"，金元时期至明清时期，对眩晕的称谓逐渐达成共识，多命名为"眩晕"。

二、辨证分型与治疗

（一）风痰上扰证

【证候要点】

眩晕有旋转感或摇晃感，漂浮感，头重如裹，伴有恶心欲呕，呕吐痰涎，食少便溏，舌苔白或白腻，脉弦滑。

【治法】

祛风化痰，健脾和胃。

【方药】

半夏白术天麻汤加减。

【常用中药】

制半夏、白术、天麻、茯苓、生姜、橘红、大枣。

（二）阴虚阳亢证

【证候要点】

头晕且痛，其势较剧，目赤口苦，胸胁胀痛，烦躁易怒，寐少多梦，小便黄，大便干结，舌红苔黄，脉弦数。

【治法】

镇肝息风，滋阴潜阳。

【方药】

镇肝息风汤加减。

【常用中药】

怀牛膝、代赭石、生龙骨、生牡蛎、生龟板、生白芍、元参、天冬、川楝子、生麦芽、茵陈、甘草。

（三）肝火上炎证

【证候要点】

头晕且痛，其势较剧，目赤口苦，胸胁胀痛，烦躁易怒，寐少多梦，小便黄，大便干结，舌红苔黄，脉弦数。

【治法】

平肝潜阳，清火息风。

【方药】

天麻钩藤饮加减。

【常用中药】

天麻、钩藤、石决明、川牛膝、益母草、黄芩、栀子、杜仲、桑寄生、夜交藤、茯神。

（四）痰瘀阻窍证

【证候要点】

眩晕而头重昏蒙，伴胸闷、恶心、肢体麻木或刺痛、唇甲紫绀、肌肤甲错，或皮肤如蚁行状，或头痛，舌质暗有瘀斑，苔薄白，脉滑或涩。

【治法】

活血化痰，通络开窍。

【方药】

涤痰汤合通窍活血汤加减。

【常用中药】

胆南星、半夏、枳实、茯苓、陈皮、石菖蒲、竹茹、麝香（冲服，或白芷代）、丹参、赤芍、桃仁、川芎、红花、牛膝、葱白、生姜、大枣。

（五）气血亏虚证

【证候要点】

头晕目眩，动则加剧，遇劳则发，面色苍白，爪甲不荣，神疲乏力，心悸少寐，纳差食少，便溏，舌淡苔薄白，脉细弱。

【治法】

补益气血，健运脾胃。

【方药】

八珍汤加减。

【常用中药】

人参（或党参）、黄芪、当归、炒白术、茯苓、川芎、熟地黄、生白芍、肉桂、枸杞、怀牛膝、炙甘草。

（六）肾精不足证

【证候要点】

眩晕久发不已，听力减退，耳鸣，少寐健忘，神倦乏力，腰酸膝软，舌红，苔薄，脉弦细。

【治法】

补肾填精，充养脑髓。

【方药】

河车大造丸加减。

【常用中药】

紫河车、龟甲、黄柏、杜仲、怀牛膝。

三、辨证施护

（一）常见症状/证候施护

1. 眩晕

（1）眩晕发作时应卧床休息，改变体位时应动作缓慢，防止跌倒，避免深低头、旋转等动作。

（2）环境宜清静，避免声光刺激。眩晕缓解后可指导患者适度活动如散步等。

（3）观察眩晕发作的次数、持续时间、伴随症状及血压等变化。

（4）进行眩晕监测并做好记录。若出现血压持续上升或伴有眩晕加重、头痛剧烈、呕吐、视物模糊、语言謇涩、肢体麻木或行动不便者，要立即报告医师，并做好抢救准备。

（5）遵医嘱给予耳穴贴压，取神门、肝、脾、肾、枕、心、交感等穴，指导患者每日自行按压刺激穴位，每次按压1~2分钟，每日3~5次，每周2次。

（6）遵医嘱给予穴位按摩，取百会、风池、上星、头维、太阳、印堂、天柱、太冲等穴，每次20分钟，每晚睡前1次。

（7）遵医嘱给予中药泡足，根据不同证型，选用相应中药制剂，每日1次，每次足浴20~30分钟。

2. 头痛

（1）观察头痛的性质、持续时间、发作次数及伴随症状。

（2）进行头痛监测并做好记录，如有血压异常及时报告医师并遵医嘱给予处理。

（3）头痛时嘱患者卧床休息，改变体位时如起、坐、下床动作要缓慢，必要时有人扶持。

（4）避免劳累、情绪激动、精神紧张、环境嘈杂等不良因素。

（5）遵医嘱给予穴位按摩，取太阳、印堂、风池、百会等穴。

（6）遵医嘱给予耳穴贴压，取内分泌、神门、皮质下、交感、枕等穴。每周2次。

（7）目赤头痛者，可用菊花泡水代茶饮。

（8）遵医嘱给予刮痧治疗。取太阳、印堂、头维等穴。

3. 恶心、呕吐

（1）急性发作期呕吐剧烈者应暂禁食，呕吐停止后可进食流质或半流质易消化饮食。

（2）出现恶心呕吐者及时清理呕吐物，以防止发生误吸。

（3）可按揉双侧内关、合谷、足三里等穴，以降逆止吐。

（4）呕吐甚者，服用中药时宜少量多次频服，并可在服药前口含鲜生姜片，或服少量姜汁。

4. 肢体麻木、无力

（1）评估肢体麻木范围、性质、程度。

（2）指导患者拍打按摩麻木部位，以减轻或缓解症状、促进舒适感。

（3）注意肢体保暖。

（4）遵医嘱给予穴位注射。取曲池、足三里穴。

（5）遵医嘱给予干扰电治疗。取血海、深丘、阴陵泉等穴。

（二）护理要点

1. 起居护理

（1）轻症可闭目养神，重症宜卧床休息。

（2）避免劳累、情绪激动、精神紧张、声光刺激、环境嘈杂等不良因素。

（3）改变体位时动作缓慢，避免深低头、旋转等动作；眩晕严重患者的坐椅、床铺避免晃动。

（4）饮食宜清淡，忌食辛辣、肥甘厚腻、生冷制品。

（5）观察眩晕常见症状的发作时间、程度、诱发因素、伴发症状及血压等变化。若头痛剧烈、呕吐、视物模糊、语言謇涩、肢体麻木或行动不便者，要立即到医院就诊。

（6）注意劳逸结合，循序渐进地进行体育锻炼，增强体质。

2. 饮食护理

（1）多选用优质蛋白，蛋白质是大脑记忆思维的基础物质，优质蛋白质可使大脑皮层处于良好的生理活动状态，而且蛋白质生理效价高，吸收率高。常见有肉、禽、蛋、奶、鱼、虾。

（2）摄入必需脂肪酸和卵磷脂，含有丰富必需脂肪酸的食物如芝麻、核桃、松子、猪心及压榨的花生油、橄榄油、亚麻油等。另外，鸡、兔肉、鳝鱼含有较多的亚油酸、亚麻酸，动物的肾、血、脑、对虾、深海鱼（如三文鱼、大黄鱼、沙丁鱼、金枪鱼）等含有较多的 DHA 和 EPA。含卵磷脂丰富的食物有蛋黄、牡蛎、芝麻酱、肝、肾、脑、大豆制品等。

（3）控制精制加工食物的摄入，多摄入粮食、水果、龙眼、香菇、蔬菜、蜂蜜及未精加工的谷类等。

（4）维持血液的弱碱性，多食碱性食物如蔬菜、豆类、牛奶、菌藻类、茶叶等。

（5）补充含丰富维生素 A、C、E 的食物。维生素 A、C、E 具有很强的抗氧化性，能消除自由基，对防止衰老、改善脑血液循环是极为重要的。

3. 情志护理

（1）沟通：用语言疏导法加强与患者沟通，了解其心理状态，进行针对性指导其进行自我情绪控制。

（2）移情易志：用移情易志法（即通过戏娱、音乐等手段或设法培养患者某种兴趣、爱好以分散患者注意力，调节其心境情志，使之闲情逸致）稳定患者情绪，可采用看书读报、听音乐等方式分散抑郁和心烦焦虑感。因眩晕出现情绪抑郁焦虑感时，可使用安神静志法，该法采用静志安神、清心静养的心理疗法帮助患者自觉地戒除恼怒，调和情志，不为某些症状而惶惶不安，忧虑不宁，恬淡无求，顺从自然，心情舒畅，从而稳定患者情绪。

（3）社会支持：取得家庭社会理解，鼓励家属陪伴以增加其战胜疾病的信心。

4. 康复护理

康复训练主要针对前庭及小脑功能的康复锻炼，包括坐位转头平衡法、直行转头转身平衡法等康复锻炼，掌握循序渐进及保护原则，避免摔跤。

（1）闭目直立：闭上双眼，双脚并拢直立，站立 1 分钟，如果能够平稳站立，就改为单足站立，持续站立半分钟以上。

（2）退步试验：闭目前进5步，后退5步，前庭功能不正常者前进时偏向患侧，后退时偏向健侧，如此反复进退5次。

（3）疾病宣教：正确认识疾病常识，学会心理的自我调节，避免焦虑、紧张、抑郁、恐惧等不良情绪，保持心情舒畅。

（三）中医特色治疗护理

1. 耳尖放血

耳尖放血是中医外治法的一种，取消毒的三棱针，轻轻揉捏耳垂尖，使之充血后，局部消毒，将三棱针垂直、快速扎刺耳尖，针尖进入皮下即可，再轻轻揉挤耳尖，放血8~10滴血即可。放血后观察患者面部表情，防晕针、晕血，放血后伤口处注意消毒，预防感染。

2. 药物外治

吴茱萸（胆汁拌制）100 g、龙胆草50 g、土硫黄20 g、朱砂10 g、明矾30 g，小蓟根适量的比例配制，先将前5味药粉碎为末，加入小蓟根汁调制成糊，敷于神阙穴或双侧涌泉穴，每穴10~15 g，2日换1次，1个月为1个疗程，用于治疗阴虚阳亢之证。白芥子30 g、胆南星15 g、明矾15 g、川芎10 g、郁金10 g，姜汁适量比例配制，先将前5味药粉碎为末，加入姜汁调制成膏状，敷于神阙穴，外以纱布覆盖，胶布固定，每日换药1次，用1周，用于治疗痰瘀阻窍之证。

（四）中医护理适宜技术

1. 中药封包。

2. 艾条灸法。

3. 中药熏洗。

4. 耳穴贴压。

5. 敷脐疗法。

6. 穴位贴敷。

7. 穴位按摩。

8. 经络穴位测评疗法。

9. 干扰电治疗。

四、辨证施膳

根据患者的营养状况和辨证分型的不同，科学合理地指导饮食，使患者达到最大程度地康复，在指导患者饮食期间，动态观察患者的胃纳情况和舌苔变化，随时更改饮食计划。

（一）风痰上扰证

宜食祛风化痰，健脾和胃之品。如泥鳅、鳝鱼、萝卜、雪梨等。推荐食疗方：芹菜苦菜汤，雪梨汤。

1. 芹菜苦菜汤

【用料】

芹菜 100 g，苦菜 100 g。

【做法】

芹菜、苦菜洗净，过开水 1 分钟，清水浸泡 1 个小时以上备用。（不怕苦可直接鲜吃）捞出苦菜捏出水。汤锅放少许油，烧热倒入芹菜、苦菜翻炒 30 秒（鲜菜要多炒一会），兑入凉白开，加入白虾皮、盐与胡椒粉，开锅即可关火盛出。

2. 雪梨汤

【用料】

川贝母、枸杞各 10 g，雪梨 2 个，盐少量。

【做法】

将雪梨去皮、核，切长 3 cm、宽 2 cm 的块，川母、枸杞用清水浸泡。将雪梨、川贝母、枸杞、盐放入炖锅内，加入清水，将锅置大火上烧沸，再用小火煮 45 分钟即成。

（二）阴虚阳亢证

宜食镇肝熄风，滋阴潜阳之品。如甲鱼、枸杞、银耳等。推荐食疗方：甲鱼汤，枸杞银耳羹。

1. 甲鱼汤

【用料】

甲鱼 500 g，火腿 100 g，香菇 20 g，姜、葱、蒜适量。

【做法】

甲鱼 500 g，火腿 100 g，香菇 20 g，姜、葱、蒜适量，甲鱼清洗处理是关键，被宰杀的甲鱼需要控血，用冷水清洗甲鱼的背面、肚皮和四肢，然后用烧开的热水将甲鱼全身各个部位浸泡，保证清洗彻底。清洗后，需要将甲鱼肢解并清洗内脏，内脏中心和肝是可以食用的，在冲洗干净后存放好以备用。甲鱼在肢解的过程中注意将躯壳、四肢、尾部等分解拆好即可以开始炖汤。将清洗好的甲鱼及葱、姜、蒜等配料，一起放入蒸锅中，大火烧开后，即可转小火熬煮，大约2小时甲鱼汤可熬好。煮熟加黄酒、盐、味精适量。

2. 枸杞银耳羹

【用料】

银耳，红枣，枸杞，冰糖。

【做法】

首先将银耳用凉水泡发，整个放入水中，不用剪碎，然后可以在水里加点白醋，加速银耳泡发；银耳泡发好之后清洗干净，沥干水分，去掉黄色根蒂部分，撕成越小越好的小朵；红枣和枸杞分别泡洗好备用。将银耳放入锅中，倒入适量的冷水，先开大火将水烧开，然后转小火慢炖，加入红枣，然后继续熬煮大约20分钟之后，水分明显减少，汤汁变的浓稠的时候加入枸杞和冰糖，继续熬煮5分钟，把冰糖熬化，关火焖3~5分钟之后即可出锅。

（三）肝火上炎证

宜食平肝潜阳，清肝泻火之品。如芹菜、紫菜、雪梨、豆制品等。推荐食疗方：菊花粳米粥，银耳绿豆羹。

1. 菊花粳米粥

【用料】

菊花10~15 g，粳米60 g，冰糖适量。

【做法】

于秋季霜降前，采摘鲜菊花烘干（或蒸后晒干），磨粉待用。将粳米煮粥，粥成调入菊花末，再煮1~2分钟即可。早晚空腹食用。

2. 银耳绿豆羹

【用料】

银耳，绿豆，冰糖。

【做法】

绿豆和银耳提前浸泡好，将两样食材放入锅中加清水煮开转小火慢煮半小时，边煮边搅拌，煮至绿豆熟烂即可加冰糖调味饮用。

（四）痰瘀阻窍证

宜食活血通络、化痰开窍之品。如西瓜、冬瓜、金橘、橙子、红豆等。推荐食疗方：车前子粳米粥，蜂蜜金橘水。

1. 车前子粳米粥

【用料】

车前子适量，粳米 100 g。

【做法】

取车前子加水 500 mL，煎剩 300 mL，去渣，加粳米 100 g 煮成稀粥。

2. 蜂蜜金橘水

【用料】

金橘 1 000 g，冰糖适量（根据自己口味定），蜂蜜 1 勺。

【做法】

金橘用清水洗干净，再用盐水泡半小时，沥干水。用小刀把金橘划十字花口，不喜欢整个的也可以切成两半，把子取出来，捏烂一点。锅里倒入清水和冰糖，小火煮开直至冰糖全部融化，倒入金橘，大火煮开后，改用小火。煮至金橘扁了后关火，加一勺蜂蜜（或不加）。等晾凉后装进无水、无油经过消毒风干的玻璃罐里，密封，冷藏，吃的时候取出直接吃或者冲水吃。

（五）气血亏虚证

宜食补益气血，健运脾胃之品。如红枣、山药、莲子、薏苡仁、党参等。推荐食疗方：当归黄芪乌鸡汤，山药红枣粥。

1. 当归黄芪乌鸡汤

【用料】

乌鸡肉 250 g 洗净切块，当归 5 g，炙黄芪 30 g。

【做法】

洗净，一起置瓦锅内，加水适量，文火煮熟调味即可食用。注意：黄芪应选用炙黄芪也叫熟黄芪，当归应选择甜当归，使用当归头和当归尾最好。黄芪当归比例为 5∶1，如果比例错误，炖出来的汤苦涩难喝。

2. 山药红枣粥

【用料】

红枣 25 g，山药 25 g，粳米 100 g，枸杞 3~4 粒，白糖适量。

【做法】

将红枣用温水泡软洗净，山药去皮洗净切成小块，粳米 100 g 淘洗干净。水没过食材 2 cm，烧开后将红枣、山药、粳米放入，慢熬成粥状。放入白糖调味即可食用（糖尿病患者尽量不加糖，也可选用木糖醇、麦芽糖醇等低热量的甜味剂调味）。

（六）肾精不足证

宜食之补肾填精，充养脑髓之品。如鸽子肉、蛇肉、韭菜、枸杞等。推荐食疗方：枸杞乌鸡汤，杜仲炖羊肉。

1. 枸杞乌鸡汤

【用料】

乌鸡 500 g，淮山药 40 g，枸杞 20 g，生姜 10 g，黄酒 50 g，食盐 5 g。

【做法】

将枸杞、淮山、乌肉鸡肉、红枣、生姜洗净，放入瓦锅内，加清水适量，武火煮后转文火煮 2 小时，调味即可。

2. 杜仲炖羊肉

【用料】

羊肉 500 g 左右，杜仲 20 g，葱、姜、盐、料酒少许。

【做法】

杜仲洗净，加适量水浸泡 20 分钟，之后煎成汤汁备用。羊肉洗净，去筋膜，入沸水中焯去血污、切成小块沥干。锅内水煮沸，放入羊肉块煮开后，撇清浮沫，入葱、姜，大火煮沸，转小火炖 3 小时左右。将煎好的杜仲倒入羊肉汤，加盐调味后即可食用。

五、健康指导

（一）生活起居

1. 养成良好的生活习惯，保持乐观情绪，避免精神紧张、焦虑，保证充足的睡眠，保持大便通畅，睡前及早晨起床时可喝一些温开水。

2. 老年人夜间如厕和早晨睡醒时不要急于起床，先在床上躺半分钟，再在床上坐半分钟，然后下地站半分钟后再迈腿行走，以防直立性低血压致脑血栓形成。体位变化时动作要慢。颈部动作不宜过猛，枕头不宜过高，高度以 1 个拳头的高度为宜。

3. 洗澡时间不宜过长。

4. 适当参加活动，如散步，打太极拳等。眩晕轻者可适当休息，不宜过度疲劳。

5. 眩晕急性发作时，应卧床休息，闭目养神，减少头部晃动，切勿摇动床架，症状缓解后方可下床活动，动作宜缓慢，防止跌倒。

6. 为避免强光刺激，外出时佩戴有色眼镜，不宜从事高空作业。

7. 指导患者自我监测血压，建议每天早晚各测量血压 1 次，如实做好记录，以供临床治疗参考。

（二）情志调护

1. 关心尊重患者，多与患者沟通，了解其心理状态，及时予以心理疏导。

2. 解除患者因突然得病而产生的恐惧、焦虑、悲观情绪，可采用释放、宣泄法，使患者心中的焦躁、痛苦释放出来。

3. 鼓励家属多陪伴患者，多给予情感支持。

4. 鼓励病友间相互交流治疗体会，提高认知，增强治疗信心。

5. 在情志调护中，护士要善于运用《内经》情志治疗中的五行制约法则，即"怒伤肝，悲胜怒；喜伤心，恐胜喜；思伤脾，怒胜思；忧伤肺，喜胜忧；恐伤肾，思胜恐"。同时，要注意掌握情绪刺激的程度，避免刺激过度带来新的身心问题。肝阳上亢，情绪易激动者，讲明情绪激动对疾病的不良影响，指导患者学会自我情绪控制，鼓励听音乐，如《江河水》《潇湘水云》《汉宫秋月》等有商调式音乐，有调神、宁心净脑和稳定血压作用；阴虚阳亢者，可给予《二泉映月》《寒江残雪》《梁祝》等羽调式的音乐，有滋阴潜阳，保养肾气的作用。

6. 眩晕较重，心烦焦虑者，减少探视人群，给患者提供安静的休养空间。

（三）服药注意事项

1. 中药治疗护理

（1）中药口服具有祛风化痰，健脾和胃、平肝潜阳，清火熄风、补益气血，健运脾胃、活血化痰，通络开窍、镇肝熄风，滋阴潜阳、补肾填精，充养脑髓的作用。

（2）中药汤剂宜温服，观察药后效果及反应。

（3）眩晕伴呕吐者中药易温服，或姜汁滴舌后服用，采用少量频服。

2. 专科用药护理

（1）如眩晕定时发作，可在发作前 1 小时服药。

（2）呕吐严重者，可将药液浓缩，少量频服，服药后静卧 1 小时。

（3）服用改善微循环的药物时应注意患者用药后的反应。

六、功能锻炼

可坚持体育锻炼，增强体质。如进行太极拳、慢跑、快走等有氧训练。

太极拳是传统体育锻炼的方式之一，也是传统武术中的一种，对人体有非常好的调节作用。太极拳有轻松、自然、舒展、柔和的特点，动作柔和缓慢，节节贯穿，强调以意领气，以气运身，让呼吸、意念和运动这三者和谐统一。太极拳的协调性的训练对身体的整个的调节可以起到很重要和关键的作用。通过锻炼也可以调节内脏，让脏腑功能也得到很好的改善。

七、案例分享

周某某，男，年龄 61 岁，中医诊断：眩晕。

【主诉】

发作性头晕 3 年余，加重 1 周。

【现病史】

患者于 3 年前无明显诱因出现发作性头晕，发时站立不稳，头昏沉不清，无视物旋转，曾于当地医院就诊，给予改善循环，营养神经等治疗，效可。1 周前上述症状无明显诱因加重，于我院门诊治疗效尚可，现为求进一步中西医结合诊疗，特入住针灸科。现患者发作性头晕，发时站立不稳，行走欠稳，无恶心呕吐，无视物旋转，晨起时尤为明显，双上肢麻木，拘紧不适，左侧尤甚，左肩疼痛，纳眠可，大便调，尿频。

【既往史】

高血压史 20 年，糖尿病病史 10 年余，高脂血症病史 3 年余。

【阳性体征】

血红蛋白：125 g/L，红细胞比容：38.5%，总蛋白：60.7 g/L，白蛋白：35 g/L，糖化血红蛋白：11.6%。

【中医诊断】

眩晕（肝火上炎证）。

【入院后治疗】

1. 普通针刺

取百会、尺泽、内关、合谷、委中、足三里、三阴交、太冲、阿是穴等，配合耳穴贴压、微针针刺、电针、灸法、红外线治疗、经络穴位测评疗法以疏通经络。

2. 口服药物

口服胞磷胆碱钠片以改善脑循环，缬沙坦胶囊以降压，阿司匹林肠溶片、氯吡格雷片以抗血小板聚集，清痹片以消炎止痛，天丹通络片以活血通络，盐酸坦索罗辛缓释胶囊、非那雄胺片以改善微循环，标准桃金娘油肠溶胶囊以祛痰。盐酸二甲双胍片以控制血糖，瑞舒伐他汀钙片以控制血脂。

3. 皮下注射

皮下注射胰岛素以控制血糖。

【辨证施护】

1. 生活护理

（1）注意肢体保暖，协助患者生活料理，指导患者进行功能锻炼。

（2）穴位按摩患肢，促进患者舒适度。

（3）多饮水，多食新鲜蔬菜，保持大便通畅。

（4）活动有人陪同，观察防跌倒坠床，密切观察病情变化。

（5）畅情志，听舒缓音乐，保持心情平和。

2. 证候施护

（1）眩晕发作时应卧床休息，改变体位时应动作缓慢，防止跌倒。

（2）避免深低头、旋转等动作。环境宜清静，避免声光刺激。

（3）眩晕缓解后可指导患者散步、做八段锦活动。

（4）观察眩晕发作的次数、持续时间、伴随症状及血压等变化。

（5）拍打麻木的肢体，促进舒适度。

3. 中医特色护理技术

（1）灸法：使用电子艾灸仪取穴风池、太阳，每次 20 分钟，每日 1 次。

（2）经络穴位测评疗法：双曲池、足三里左右交替，每次 30 分钟，每日 1 次。

（3）耳穴贴压：取神门、交感、皮质下、肝、肾、心等穴。每周 2 次。

（4）穴位贴敷：取涌泉穴，每晚 1 次。

（5）穴位按摩：取太阳、印堂、百会等穴，每穴按摩 50～100 次，每日 2～3 次。

【辨证施膳】

患者证型为肝火上炎，宜食平肝潜阳，清肝泻火之品。如芹菜、紫菜、雪梨、豆制品等。告知患者多饮水，多吃新鲜蔬菜水果。推荐食疗方：菊花粳米粥。

【运动指导】

1. 闭目直立：闭上双眼，双脚并拢直立，站立 1 分钟，如果能够平稳站立，就改为单足站立，持续站立半分钟以上。

2. 退步试验：闭目前进 5 步，后退 5 步，前庭功能不正常者前进时偏向患侧，后退时偏向健侧，如此反复进退 5 次。

3. 指导患者踝泵运动，防止下肢深静脉血栓形成。

4. 指导患者进行四肢关节主动运动及腰背肌运动，提高肌肉强度和耐力。

【治疗效果】

住院 7 天，患者头晕症状较前缓解，继续针灸配合理疗，适度康复锻炼。住院 13 天出院。患者头晕症状明显减轻。

【出院指导】

1. 指导平时动作宜轻、柔、和缓，在卧位或蹲位时不可猛然起立，以免发生眩晕、跌倒。

2. 不宜骑自行车，以防突发眩晕产生危险。一旦发生眩晕，立即靠边站立，闭目扶持物体，如无物体扶持，则应蹲下防止摔倒，休息片刻，有条件者应立即躺下，待好转后再缓慢行走。

3. 增强体质，避免和消除各种诱发因素，加强坚持体育锻炼，如进行太极拳、气功、八段锦、慢跑等有氧训练。积极治疗原发疾病，如高血压、贫血、颈椎病或脑部病变，及早消除眩晕病症。定时定位测量血压，发生异常变化或有自身其他不适嘱患者及时就医。

【出院随访】

出院 1 周后随访：患者头晕症状已基本缓解。

第十二章 失眠（不寐）

一、概述

失眠（insomnia）是睡眠障碍的一种表现形式，常表现为难以入睡、维持睡眠困难、过早或者间歇性醒等，可产生一些不适的感觉，比如疲倦、乏力、头痛、情绪不佳及注意力不集中等，影响患者的社会功能。根据睡眠发生时间的长短，分为短期失眠和慢性失眠。根据慢性失眠的不同症状表现和病因，将失眠分为原发性失眠和继发性失眠。

失眠比较常见，根据对失眠的不同定义，失眠在普通人群中发病率为4%~48%，在人群中约有10%的人满足所有慢性失眠的临床症状；短暂性失眠的流行率更高，人群中的发病率为30%~35%。

失眠中医称之为不寐，中医认为不寐的发病原因与饮食、情志、劳累、以及体虚等因素有关，这些致病的因素引起脏腑功能紊乱，阴阳失调，气血失和就会出现失眠的症状。中医认为心主神志，所以失眠与心的功能失调有很大的关系，同时又涉及肝肾脾胃等其他的脏腑。病机是由七情所伤，即恼怒、忧思、悲恐、惊吓而致气血、阴阳失和、脏腑功能失调，以至心神被扰，神不守舍而不寐。

二、辨证分型与治疗

本病与饮食、情志、劳倦、体虚等因素有关。情志不遂，肝阳扰动；思虑劳倦，内伤心脾，生血之源不足；惊恐、房劳伤肾，肾水不能上济于心，心火独炽，心肾不交；体质虚弱，心胆气虚；饮食不节，宿食停滞，胃不和则卧不安，均可导致邪气扰动心神或心神失于濡养、温煦，心神不安，阴跷脉、阳跷脉功能失于平衡而出现不寐。现根据病机归纳整理如下：

（一）肝郁化火证

入睡困难、眠浅多梦易醒、食欲减退、二便异常及口干口苦，舌质红，苔薄黄，脉弦或滑。

【治法】

疏肝泻热，佐以安神。

【方药】

龙胆泄肝汤加减。

【常用中药】

龙胆草、栀子、黄芩、柴胡、香附、木通、郁金、车前子、龙骨、牡蛎、茯苓、当归、生地、甘草等。

【中成药】

龙胆泻肝丸，解郁安神胶囊等。

（二）痰热内扰证

入睡困难、眠浅易醒，醒难再寐，多梦，大便黏滞或燥结，舌质红，苔黄腻，脉滑数。

【治法】

化痰清热，和中安神。

【方药】

温胆汤加减。

【常用中药】

半夏、陈皮、枳实、竹茹、茯苓、黄连、山栀子、珍珠母、神曲、山楂、炒莱菔子、生姜、大枣、甘草等。

【中成药】

百乐眠胶囊，远志安神胶囊等。

（三）心脾两虚证

多梦易醒，心悸健忘，头晕目眩，四肢倦怠，饮食无味，腹胀便溏，面色少华。舌质淡，苔薄白，脉细弱无力。

【治法】

补养心脾，以生气血。

【方药】

归脾汤加减。

【常用中药】

白术、当归、黄芪、茯苓、龙眼肉、远志、酸枣仁、人参、木香、甘草等。

【中成药】

柏子养心丸，归脾丸等。

（四）阴虚火旺证

心烦不寐、心悸不安，并伴有头晕、耳鸣、遗精、健忘、腰酸足软、五心烦热、口干津少、舌红少苔，脉细而数。

【治法】

滋阴降火，清心安神。

【方药】

黄连阿胶汤加减。

【常用中药】

黄连、阿胶、黄芩、白芍、鸡子、熟地黄、山萸肉、山药、茯苓、泽泻、丹皮等。

【中成药】

珍枣胶囊，枣仁安神胶囊等。

（五）心胆气虚证

虚烦多梦，易于惊醒，遇事善惊，伴有气短自汗，小便清长。舌质淡，苔薄白，脉弦细或弦弱。

【治法】

益气镇惊，安神定志。

【方药】

安神定志丸加减。

【常用中药】

人参、石菖蒲、龙齿、茯苓、茯神、远志、酸枣仁、知母、川芎、茯苓、甘草等。

【中成药】

天王补心丸等。

三、辨证施护

（一）常见症状/证候施护

1. 纳呆

（1）观察患者饮食状况、口腔气味、口中感觉、伴随症状及舌质舌苔的变化。

（2）定期测量体重，监测有关营养指标的变化，并做好记录。

（3）指导患者少食多餐，宜进高热量、高优质蛋白、高维生素、易消化的饮食，忌食肥甘厚味、煎炸之品。

（4）遵医嘱穴位按摩，取足三里、内关穴，注意观察疗效。

（5）遵医嘱穴位贴敷，取涌泉穴，每晚1次，每次贴敷6~8小时，观察治疗后的效果，及时向医师反馈。

（6）遵医嘱耳穴贴压，取神门、心、脾、肾、皮质下等穴，配穴取枕、交感、内分泌、神经衰弱点，每周2次。

（7）遵医嘱给予隔物灸，取中脘、神阙等穴，每周2次。

2. 头痛

（1）观察头痛的性质、持续时间、发作次数及伴随症状。做好NRS评分并记录具体分值。

（2）进行血压监测并做好记录，血压异常及时报告医师并遵医嘱给予处理。

（3）头痛时嘱患者卧床休息，抬高床头，改变体位时如起、坐、下床动作要缓慢，必要时有人扶持，防止跌倒坠床。

（4）避免劳累、情绪激动、精神紧张、环境嘈杂等不良因素。

（5）遵医嘱给予耳穴贴压，取内分泌、神门、皮质下、交感、降压沟等穴，每周2次。

（6）遵医嘱给予穴位贴敷，取太阳穴，贴敷6~8小时。

（7）遵医嘱给予穴位按摩，采用推法，从印堂穴向上推到神庭穴或者百会穴；双手拇指指腹置于攒竹穴，分别向外推至眉梢；双手示指、中指指腹揉两侧太阳穴，手法力度要适宜；采用揉法、点法，揉压两侧风池穴。

（8）遵医嘱给予中药足浴，每次 20 分钟，每晚 1 次。

3. 倦怠乏力

（1）观察乏力程度，恢复情况。

（2）注意休息，适度活动，劳逸结合。

（3）给予生活护理，防跌倒。

（4）遵医嘱给予灸法，采用电子灸，取足三里、三阴交、脾俞、肾俞等穴，每次 20 分钟，每日 1 次。

（5）遵医嘱给予耳穴贴压，取颈、内分泌、缘中、皮质下、肾等穴。每周 2 次。

（6）遵医嘱给予脐灸治疗，每周 2 次。

（二）护理要点

1. 一般护理

保持乐观的生活态度，对社会竞争、个人得失等有充分的认识，避免因挫折致心理失衡，进行自我调节、自我暗示，可做一些放松的活动，也可反复计数等，有时稍一放松反而能够加快入睡。保持正常人的睡眠时间，养成良好的睡眠习惯，比如保持卧室清洁、安静、远离噪音、避开光线、避免睡觉前喝茶、喝咖啡、饮酒等。患者还应该注意创造有利于入睡的条件反射机制，比如说睡前半小时洗个热水澡、泡脚、喝杯牛奶等，白天适度地进行体育锻炼，有助于晚上的入睡。限制白天睡眠时间，除老年人白天可适当午睡或打盹片刻以外，应该避免午睡或打盹，否则会减少晚上的睡意以及睡眠时间。

2. 饮食护理

本病宜清淡饮食，禁止或限制烟、酒、茶、奶茶、咖啡、可乐等的摄入，傍晚和夜间尤其应当避免，睡前不宜暴饮暴食或进食不易消化及辛辣刺激的食物。

3. 情绪护理

做好患者的心理疏导，鼓励患者多参加一些有意义的娱乐活动，可以多出门旅游、散心，改变心境，可以指导患者在睡前做一些室内体操、瑜伽等，有利于放松肌肉的活动。可以听一些舒缓、轻松的音乐，促进睡眠。

4. 用药护理

在服用安眠药时，遵医嘱的剂量与规定时间服用，不要自行增减药量，并看清楚药物注明的注意事项，了解药品使用后可能产生的不良反应、发生频率与重要警告。在服用安眠药期间，防跌倒、坠床。要避免开车、从事需要专注力的工作或操作危险机械。

（三）中医特色治疗护理

1. 针刺疗法护理

针刺主要是调和阴阳，可以使亢盛的阳气或阴虚的状态得到改善，调整阴阳可以调节我们的心、肝、脾、肺、肾五脏的功能。机体阴阳转化功能正常则夜寐安。若阴阳转化失常，便可致不寐。针灸能疏通经脉，调和阴阳气血平衡，调节脏腑功能。针灸后需要注意保暖，不要吹凉风以免风寒湿邪入侵，还要防止晕针等不良反应。针灸后宜安静休息，不宜运动或者过度劳累。

2. 推拿疗法及护理

按摩的作用就是通过一定的手法刺激人体的某些穴位和部位，通过经络传递连署的脏腑，起到激发精气、调节脏腑精气血、平衡阴阳的作用。先以鱼际揉法施术于颜面部诸穴，以眼周及额顶为重点，手法轻柔和缓，深透有力，达到轻而不浮，重而不滞；继以指揉法、点按法施术于睛明、四白、太阳、攒竹等穴，得气为度，每穴 3~5 次，最后以颜面部抹法结束。

（1）注意事项：推拿会加速人体的血液循环，同时推拿部位的毛孔处于打开状态，容易受到外界冷空气的刺激，引起疼痛等不适症状，此时建议多穿衣服，注意保暖，避免受凉。而且通过推拿可以促进人体的新陈代谢，加速代谢物的排出，同时也会消耗掉人体的部分水分，建议在推拿后喝杯温开水，补充水分。

（2）推拿治疗原则：血气流通，神志安宁。

（3）取穴及部位：取神门、三阴交、印堂、安眠穴、完骨、足三里、神庭、攒竹、睛明、太阳、涌泉、百会、内关等穴。

（4）操作方法：患者仰卧位，推拿手法常用的有一指禅推法、按揉法、拿法、捏法、掌推法、主要是通过按揉法，一般是推拿头部的穴位，头部穴位主要是用按揉法，比如按揉百会穴、印堂穴、神庭穴、攒竹穴、睛明穴、太阳穴这些穴位，每次推拿以感觉酸沉，治疗后自觉轻松舒适为佳，每日 1~2 次。

3. 音乐疗法

中国传统医学的五行音乐疗法根据不同的音乐、配器和适当的节奏，组成不同调式的音乐，包括宫调式、商调式、角调式、微调式、羽调式。患者在中医理论指导下，遵循五行生克制化的规律，因季、因时、因人、因症地辨证选乐。温馨、舒缓的音乐能缓解患者交感神经的兴奋性，避免过度紧张，平静情绪，减轻各种噪音刺激对患者的不良影响。音乐疗法以心理治疗的理论和方法为基础，应用音乐特有的生理、心理效应，使失眠患者在音乐的影响下，消除紧张、焦虑、不安的不良情绪，改善睡眠。

4. 导引术

（1）放松疗法：从上至下依次放松各个部位，头部、颈部、肩与上肢、胸背、腰腹、大腿、小腿，最后放松足部，反复做3~5遍即可。

（2）鼓漱咽津：①练功姿势：患者盘腿而坐，单盘、双盘、自然盘坐均可，如有腿疾不能盘坐的可改用平坐式。上身正直，下颌收敛，含胸拔背，臀部可稍微垫高（约6.7 cm左右，以舒适为度），两手回握（拇指握于四指之内）置于两膝部，身心放松，闭目垂帘。②叩齿咽津：以上练功姿势做好之后，作叩齿，上下牙齿轻轻着地叩齿击36次，然后舌头在口腔内（牙齿外口唇内）顺时针舔、逆时针舔各8圈；鼓漱，以舌头带动36次（如初练功者唾液不多，可鼓漱100~200次），待津液盈接口时（久练口中可觉清爽甘甜），分3口咽下丹田。

（3）呼吸导引：练功姿势同上，作深呼吸。以下丹田为中心，在自然呼吸的基础上加深延长，以不感憋气为度，静心操练，逐渐做深长细匀，共50次。

（四）中医护理适宜技术

1. 耳穴贴压：取神门、心、脾、肾、皮质下、枕、交感、内分泌等穴，每周2次。

2. 穴位贴敷：取涌泉穴，每晚1次，贴敷6~8小时。

3. 电子灸：取太阳穴，每次20分钟，每日1次。

4. 中药足浴：用活血止痛散浸泡双足，每日1次。

5. 穴位按摩：取神门、内关、印堂等穴。

6. 脐灸：每周2次。

四、辨证施膳

根据患者的营养状况和辨证分型的不同，科学合理指导其饮食，使患者达到最大程度的康复，在指导患者饮食期间，动态观察患者的胃纳情况和舌苔变化，随时更改饮食计划。

（一）肝郁化火证

宜食清肝泻火之品，如芹菜、菊花、金银花、山栀、丹皮等，可熬粥、泡茶、拌凉菜等，如：菊花茶、凉拌芹菜。推荐食疗方：酸枣仁粥，合欢花茶。

1. 酸枣仁粥

【原料】

酸枣仁 30 g，粳米 50 g。

【做法】

酸枣仁捣烂，用纱布包好，放入锅内，加水 600 mL，煎 20 分钟，去枣仁加粳米，煮粥食用。

【功效】

酸枣仁甘平无毒，归心肝二经，养肝血益胆气，宁心安神。研究证明，酸枣仁确有镇静催眠作用。粳米补中益气，健脾和胃。

2. 合欢花茶

【用料】

合欢花 10 g，白糖适量。

【做法】

合欢花洗净，放入带盖杯中，用沸水冲泡，加盖焖 3 分钟，酌加白糖，代茶饮。

【功效】

舒肝、解郁、安神，适用于情志不舒所致的抑郁、多思多虑、失眠者。

（二）痰热内扰证

宜食清热化痰、健脾和胃之品，如海带、萝卜、薏苡仁等，有消化不良者，可食用荸荠、山楂等消食导滞之品。推荐食疗方：咸蛋牡蛎粥，白鸭冬瓜煲。

1. 咸蛋牡蛎粥

【用料】

咸鸭蛋 2 个，牡蛎 60~100 g，白米适量。

【做法】

将咸鸭蛋煮熟，去壳，切碎，与牡蛎煮粥。

【功效】

鸭蛋，性味甘、凉，功能滋阴清肺，治肺热、齿痛。牡蛎性味甘咸、平、含牛磺酸、无机盐、多种氨基酸和维生素等，滋阴养血，为极佳营养品，可以"治夜不眠，意志不定"。常食咸蛋牡蛎粥有滋阴养血、降火宁心的功效。

2. 白鸭冬瓜煲

【用料】

白鸭1只，冬瓜500 g，茯神、麦冬各30 g，精盐适量，味精少许，香菜2根。

【做法】

香菜洗净切段备用。白鸭去毛和内脏，洗净切成小块。砂锅里加足量清水，放入鸭块、茯神和麦冬，旺火煮开，文火煲至鸭肉将熟时加入冬瓜，中火继续煮至鸭肉熟透、冬瓜烂熟加入适量精盐、少许味精和香菜段。吃鸭肉和冬瓜，喝汤汁。分2~3次食用。

【功效】

滋阴清热、宁心安神，适用于阴虚火旺症见心烦、失眠、多梦者。

（三）心脾两虚证

宜食健脾养心、益气生血之品，如山药、莲子、小麦、大枣、龙眼肉等，食疗可选用龙眼肉、莲子、大枣煎汤服用，以补气养血安神。推荐食疗方：川芎白芷炖鱼头，龙眼莲子汤。

1. 川芎白芷炖鱼头

【原料】

鱼头1个，川芎3~9 g，白芷6~9 g。料酒、姜片、葱段、胡椒粉、味精、食盐、酱油、生油各适量。

【做法】

用鱼头加川芎、白芷清炖，炖至鱼头熟烂，调味后即可食用。

【功效】

川芎性温味辛，有活血行气，祛风止痛的作用，白芷性温，味辛微甘，有祛风、消肿、止痛作用。鱼头以鲢鱼为好，性味甘、温，有暖胃养血的作用。

2. 龙眼莲子汤

【用料】

龙眼肉20 g，白莲子15 g，冰糖适量。

【做法】

莲子洗净，用温水泡软，与龙眼肉同入锅中，加适量清水和冰糖煎汤，睡前饮用。

【功效】

补益心脾、养血安神。适用于气血不足所致的心悸、头晕、失眠、健忘等症。

（四）阴虚火旺证

宜食滋阴降火之品，如百合、莲子、海参、鸡蛋、牡蛎、淡菜等，食疗可选择鲜桑葚制成的桑葚膏，以滋阴降火，忌食辛燥动火之品。推荐食疗方：糖水百合，远志莲子羹。

1. 糖水百合

【用料】

百合 100 g，白糖适量。

【做法】

百合、白糖入锅，加水 500 mL，煮至百合烂熟即可食。

【功效】

糖水百合清心、除烦、安神。主治心阴不足而引起的虚烦失眠。热病之后，心阴被耗，血不养心，证见心悸不安，睡而不稳，时睡时醒，甚至虚烦不得眠。百合性味甘，微寒，补虚清心，除烦安神。白糖益胃养心。每晚食糖水百合一碗，对心阴不足之失眠疗效较佳。

2. 远志莲子羹

【用料】

远志 15 g，莲子 30 g，粳米或玉米渣 50 g，调味品适量。

【做法】

将远志浸泡去心，皮焙干，与莲子一起研成粉末备用。粳米或玉米渣淘洗干净后煮粥，粥将熟时，加入远志与莲子粉，边加边搅拌，继续煮沸，调味后食用。

【功效】

补中益气、定志安神，适用于神经衰弱所致的心悸、失眠、健忘。

（五）心胆气虚证

宜食益气养心之品，以党参、大枣、粳米煮成参枣米饭，以益气安神。推荐食疗方：核桃茯苓粥，党参元肉炖猪心。

1. 核桃茯苓粥

【用料】

核桃仁 50 g，茯苓 25 g，粳米 100 g。

【做法】

将核桃仁用热水泡软备用。粳米淘洗干净,与茯苓同入砂锅中,加适量清水,旺火煮开后,文火焖煮 30 分钟,加入核桃仁,再煮 15 分钟,根据个人口味调味(喜甜食者可加入适量蜂蜜,喜咸味者加入少许精盐和香油)。

【功效】

益脑增智、健脾安神,适用于老年人因心胆气虚所致的失眠、健忘、多梦。

2. 党参元肉炖猪心

【用料】

党参 15 g,龙眼肉 12 g,猪心 1 个(洗净)。

【做法】

材料共同放入炖盅内,加水适量,隔水炖熟,盐调味后服食。

【功效】

党参可以增强抵抗力和补中益气,能够增强机体抵抗力,适用于各种气虚所致失眠的患者。

五、健康指导

(一) 生活起居

1. 养成良好的睡眠习惯,学会放松心情的技巧,如渐进性肌肉放松、冥想、自我暗示等,以增加舒适感。

2. 养成良好的生活习惯,合理安排作息时间,适量运动如气功锻炼、打太极等活动以增强体质。在上床前不要有剧烈运动,在睡眠期间噪音、光线、温度等都降到最低或适宜的状态。

3. 保持良好的心态,出现失眠不必过分担心,越是紧张,越是难以入睡,结果适得其反。白天要尽量不去想失眠这件事,需要用脑的工作都尽量安排在上午完成,晚上尽量少用脑思考,睡前尽量少玩手机。

4. 指导患者养成良好的饮食卫生习惯,制定推荐食谱,改变以往不合理的饮食结构。入睡前 4~6 小时不要服用含咖啡因或尼古丁类的食物或药物,因为这些食物或药物会导致兴奋。

5. 可以在睡前 90 分钟泡澡,水温 40℃上下,泡 15 分钟左右就行。泡澡助眠的原理为泡澡会使体表温度和体内温度上升,泡完澡到睡觉时,体内温度和体表温度下降达到2℃以内的差值，这个温度差有助于睡眠。如果时间不允许可以选择淋浴或足浴，从而将体内的热量释放出去，体内热量得到释放，大脑就不会那么活跃。对于那些手脚冰凉的人，这个方法尤其适用。

6. 学会自我穴位按摩法，以疏通经络、安神促眠。如按压涌泉穴（足底前1/3处）5分钟，左右交替；按摩神门穴（掌侧腕横纹的拇指一侧末端的凹陷处）20次，左右交替；用示指、中指压在穴位上，顺时针方向按揉，力度适宜，按摩后做均匀的深呼吸30次，全身放松。

（二）情志调护

1. 自我转移

保持心情舒畅，保持乐观情绪，多与他人交流，回忆并讲述日常生活中愉快的事情，多听风趣幽默的故事，让心中喜悦以克服焦虑忧伤等情绪，精神放松，从而改善睡眠。

2. 睡眠诱导

转移注意力，聆听平淡而有节律的音响，例如：火车运行声、蟋蟀叫、滴水声以及雨声的磁带，或音乐催眠音带。

3. 关心患者

由于心理因素诱发的睡眠障碍，应及时的解除患者紧张、焦虑、兴奋激动、抑郁、思虑等不良的情绪和精神刺激，保持心理的平衡。

4. 自我暗示

调整自我认知能力，保持乐观、知足常乐的良好心态，对社会竞争、个人得失等有充分的认识，避免因挫折导致心理失衡。

5. 心理疏导

可通过加强人际交往进行认知行为治疗，通过帮助患者认识并纠正自身信念的错误缓解情感压力。

（三）服药注意事项

1. 服药期间忌烟、酒、浓茶，保持心情舒畅，适度锻炼。

2. 应严格按照医嘱正确服用镇静、助眠药物。在服用安眠药期间，要避免开车、从事需要专注力的工作或操作危险机械。

3. 安眠药物只是辅助睡眠的工具，要正确使用药物而不滥用，应明确失眠原因进行科学的治疗，并调整生活习惯才是治疗失眠的关键。

4. 服用镇静、助睡眠药物后，起夜如厕时注意防跌倒。

（四）运动疗法

1. 养成良好的生活习惯，加强体育锻炼，如进行太极拳、气功、八段锦、慢跑、骑自行车等有氧训练。

2. 注意养成良好的睡眠习惯，按时就寝，睡前避免不良情绪刺激，忌烟、酒、咖啡、浓茶等。

3. 睡前按摩涌泉穴。每日临睡前取仰卧位，微屈小腿，以两足心紧贴床面，做上下摩擦动作，如图12-1。

4. 揉捻耳垂。双手拇指和示指分别捏住双侧耳垂部位，轻轻地捻揉，使之产生酸胀和疼痛的感觉，揉捻约2分钟，如图12-2。

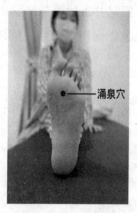

图12-1　涌泉穴

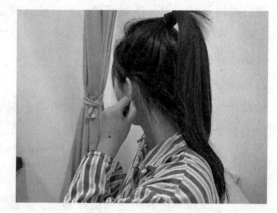

图12-2　揉捻耳垂

5. 梳头法。用指叩法，双手弯曲，除拇指外，余四指垂直叩击头皮，方向为前发际、头顶、后头、项部，左中右三行。每天3~5次，每次至少5分钟。也可用梳子代替手指。

6. 音乐疗法：需要环境安静，调暗灯光，轻闭双眼，深呼吸，放松情绪，使其陶醉于音乐中促进睡眠。

7. 睡眠环境要安静，床铺要舒适，卧室光线要柔和，并努力减少噪音，去除各种可能影响睡眠的外在因素。

六、案例分享

患者孙某，女，44岁，中医诊断：不寐病。

【主诉】

失眠半年余，加重半月。

【现病史】

失眠，易早醒（凌晨 3：00～4：00），醒后不易入睡，头痛，巅顶及头部两侧胀痛，周身乏力。纳可，二便调。NRS 评分：2 分。

【既往史】

患者既往亚急性甲状腺炎病史半年余，贫血病史 7 年余，左眼眼底黄斑区出血病史半年余，否认药物食物过敏史。

【中医诊断】

不寐病（心脾两虚症）。

【入院后治疗】

1. 入院给予患者普通针刺：取神门、中脘、气海、归来、曲池、合谷、足三里、三阴交、太冲等穴，留针 30 分钟。

2. 头针：取百会、四神聪、印堂、安眠等穴，留针 30 分钟。

3. 口服中成药：滋肾安神合剂，下午 14 时口服 15 mL，睡前口服 20 mL。

4. 口服西药：艾司唑仑片，每晚睡前 1 片。

【辨证施护】

1. 生活起居

（1）尽量在晚上给自己创造一个良好的睡眠环境，保持安静、昏暗，避免躺在床上看电视或玩手机。

（2）保持良好的睡眠作息习惯，可以在睡前洗热水澡，听舒缓的音乐。白天尽量避免打盹睡觉，把睡意留在晚上。可以起床做一些安静的活动或深呼吸，使之助眠。

（3）患者醒后不易入睡，睡前减少饮水量，减少起夜次数。

（4）嘱患者的饮食宜清淡可口，勿食辛辣、肥腻之品，晚餐不宜过饱，临睡前不宜进食，不宜饮浓茶、咖啡等，可于睡前饮适量热牛奶。

2. 证候施护

（1）观察头痛的性质、持续时间、发作次数及伴随症状。做好 NRS 评分并记录。

（2）头痛时嘱患者卧床休息，抬高床头，改变体位时如起、坐、下床动作要缓慢，必要时有人扶持，防止跌倒坠床。

（3）做好患者的心理疏导、鼓励患者多参加一些有意义的室内娱乐活动。

（4）规范使用安眠药，遵医嘱执行，观察药物疗效及不良反应。

（5）每天下午进行八段锦锻炼，舒筋通络，改善疲乏。

3. 中医特色护理技术

（1）耳穴贴压：取神门、心、脾、肾、皮质下、枕、交感、内分泌等穴，每周两次。

（2）中药足浴：用活血止痛散浸泡双足，每天 1 次。

（3）穴位贴敷：取双涌泉穴，每晚 1 次。

（4）穴位按摩：取太阳、百会，印堂等穴。

4. 辨证施膳

宜食健脾养心、益气生血之品，如山药、莲子、小麦、大枣、龙眼肉等。推荐食疗方：川芎白芷炖鱼头、龙眼莲子汤。

【治疗效果】

4 日后，患者易早醒（凌晨 3：00～4：00），醒后继续入睡，头痛，NRS 得分：2 分，周身乏力，纳可，二便调。继续口服滋肾安神合剂和艾司唑仑片。此阶段教会患者睡前养成良好的生活习惯如用热水泡脚，保持每天一定时间的力所能及的运动或活动，睡前或饭后以散步为宜，睡前 1 小时应停止剧烈的运动。

1 周后，患者易早醒（凌晨 3：00～4：00），醒后继续入睡，头痛症状较前减轻，NRS 评分：1 分。周身乏力，纳可，二便调。

患者住院 8 天，睡眠质量有所改善，头痛症状较前缓解，NRS 评分：0 分，症状明显好转出院。

【出院指导】

1. 嘱患者注意情志调摄，喜怒有节，心情愉快。

2. 每日应有适当的活动，以增强体质。注意生活起居，按时作息。

3. 嘱患者饮食宜清淡可口，勿食辛辣、肥腻之品，晚餐不宜过饱，临睡前不宜进食，饮浓茶、咖啡等，可于睡前饮适量牛奶。

4. 要注意睡眠环境的安宁，床铺要舒适，卧室光线要柔和，避免噪声的干扰。指导患者正确的睡眠姿势，并指导患者进行以下活动促进睡眠：（1）腹式呼吸：放松腹肌，进行腹式呼吸。（2）穴位按摩：如百会穴、安眠穴、失眠穴、风池穴等。（3）体育锻炼：如气功、太极拳、散步、慢跑肌肉放松疗法等。（4）音乐疗法：需要环境安静，调暗灯光，轻闭双眼，深呼吸，放松情绪，使其陶醉于音乐中促进睡眠。

5. 就寝前不做剧烈活动，看电视、小说不宜过久，避免过度兴奋。睡前用热水泡脚或热水浴。

6. 轻度不寐者可加强诱导，形成条件反射，如睡前听钟表声或口念数字，均可促进其渐渐入睡。

【出院随访】

2周后电话随访：睡眠质量明显改善，生活如常。

第十三章 缺血性脑卒中（脑梗死恢复期）

一、概述

缺血性脑卒中主要是指脑梗死发作后经过急性期，通常是发病 2 周后到脑梗死不能再恢复的阶段，通常在脑梗死发病后 0.5~1 年左右，也被称为脑梗死恢复期。目前认为脑梗在发病 6 小时内可称为超急性期，可以进行溶栓、取栓的治疗，通过积极的溶栓、取栓可为后续的恢复奠定基础，而之后使用脑保护和抗血小板聚集的药物以及使用稳定斑块的药物而改善症状，通过积极的康复锻炼可以使 80%~90% 的功能障碍得到恢复。

中医将该种疾病称为缺血性中风，是由于供应脑组织的血管发生了梗塞或者栓塞的情况，从而导致脑组织出现缺血、缺氧、软化，甚至坏死，从而影响脑组织功能。中风主要分为出血性中风和缺血性中风。如果患者出现口眼歪斜、一侧的肢体活动不灵活、胳膊抬不起来的症状通常是缺血性中风，部分患者还会出现严重的头晕、头痛、说话不流利、眼睛无法正常闭合的症状。

二、辨证分型与治疗

（一）风痰瘀阻证

【证候要点】

口眼歪斜，舌强语塞或失语，半身不遂，肢体麻木、舌暗紫，苔滑腻，脉弦滑。

【治法】

祛风化痰，化瘀通络。

【方药】

解语丹加减。主要成分：白附子、石菖蒲、远志、天麻、全蝎、羌活、胆星、木香等。瘀血重，舌质紫暗或有瘀斑，加桃仁、红花、赤芍；舌苔黄腻、烦躁不安等有热象者，加黄芩、山栀。

【中成药】

华佗再造丸等。

（二）气虚血瘀证

【证候要点】

肢体偏枯不用，肢软无力，面色萎黄，舌质淡紫或有瘀斑。

【治法】

益气养血，化瘀通络。

【方药】

补阳还五汤加减。主要成分：黄芪、桃仁、红花、赤芍、归尾、川芎、地龙等。气虚明显者，加党参、太子参；言语不利，加远志、石菖蒲、郁金。

【中成药】

补阳还五丸等。

（三）肝肾亏虚证

【证候要点】

半身不遂，患肢僵硬，拘挛变形，舌强不语，偏瘫，肢体肌肉萎缩，舌红脉细，舌淡红，脉沉细。

【治法】

滋养肝肾。

【方药】

左归丸合地黄饮子加减。主要成分：干地黄、首乌、枸杞、山黄肉、麦冬、石斛、当归、鸡血藤等。若久病阴损及阳，症见怕冷，阳痿，小便清长，舌淡，脉沉细无力者，可加补骨脂、肉桂、附子、肉苁蓉、巴戟天等温肾壮阳。

【中成药】

六味地黄丸、左归丸等。

三、辨证施护

（一）常见症状/证候施护

1. 半身不遂

（1）观察四肢肌力、肌张力、关节活动度和肢体活动的变化。

（2）根据疾病不同阶段，指导协助患者良肢位摆放、肌肉收缩及关节运动，减少或减轻肌肉挛缩及关节畸形。

（3）尽早指导患者进行床上的主动性活动训练，包括翻身、床上移动、床边坐起、桥式运动等。如患者不能做主动活动，则应尽早进行各关节被动活动训练。

（4）做好各项基础护理，满足患者生活所需。

（5）遵医嘱选用以下中医护理特色技术：

①中药熏洗：给予活血止痛散熏洗。

②经络穴位测评疗法：取上肢肩井、曲池、合谷、外关等穴，下肢委中、昆仑、悬钟、阳陵泉等穴。适用于肢体萎软乏力、麻木，严禁直接刺激痉挛肌肉。

③拔罐疗法：遵医嘱取穴，每日 1 次，留罐 5~10 分钟。适用于肢体萎缩、关节疼痛。

④艾灸治疗：遵医嘱取穴。

⑤穴位拍打：穴位拍打棒循患肢手阳明大肠经（上肢段）、足阳明胃经（下肢段）轻轻拍打，每日 2 次，每次 30 分钟。有下肢静脉血栓者禁用，防止栓子脱落，造成其他组织器官血管栓塞。

⑥中药封包：遵医嘱取穴，每日 1~2 次，达到温经通络，消肿止痛，以助于恢复肢体功能。

2. 舌强语塞

（1）建立护患交流板，从患者手势及表情中理解其需要，可与患者共同协调设定一种表达需求的方法。无法用手势及语言表达的患者可利用物品或自制卡片，对于无书写障碍的失语患者可借助文字书写的方式来表达患者及亲属双方的要求。

（2）训练有关发音肌肉，先做简单的张口、伸舌、露齿、鼓腮动作，再进行软腭提高训练，再做舌部训练，还有唇部训练，指导患者反复进行抿嘴、噘嘴、叩齿等动作。采用吞咽言语治疗仪电刺激发音肌群同时配合发音训练。

（3）利用口形及声音训练采用"示教—模仿方法"，即训练者先做好口形与发音示范，然后指导患者通过镜子观察自己发音的口形，来纠正发音错误。

（4）进行字、词、句训练，单音训练1周后逐步训练患者"单词—词组—短句"发音。从简单的单词开始，然后再说短句。阅读训练及书写训练，经过1~2周时间训练，掌握一般词组、短句后即能接受跟读或阅读短文的训练。

（5）对家属进行健康宣教，共同参与语言康复训练。

（6）遵医嘱给予穴位按摩：取穴廉泉、哑门、承浆、通里等穴，以促进语言功能恢复。

3. 吞咽困难

（1）对于轻度吞咽障碍的患者，以摄食训练和体位训练为主。

（2）对中度、重度吞咽障碍患者采用间接训练为主，主要包括增强口面部肌群运动、舌体运动和下颌骨的张合运动，咽部冷刺激，空吞咽训练，呼吸功能训练等。

（3）有误吸风险患者，给予鼻饲饮食。

（4）使用吞咽神经和肌肉电刺激仪治疗，每日1次。

4. 便秘

（1）鼓励患者多饮水，每天在1 500 mL左右；养成每日清晨定时排便的习惯，克服长时间如厕、忌努挣。

（2）饮食以粗纤维为主，多吃增加胃肠蠕动的食物，如黑芝麻、蔬菜、瓜果等；多饮水，戒烟、酒，禁食产气多、刺激性的食物，如甜食、豆制品、圆葱等。热秘患者以清热、润肠、通便饮食为佳，可食用白萝卜、蜂蜜汁；气虚便秘患者以补气血，润肠通便饮食为佳，可食用核桃仁、松子仁，芝麻粥适用于各种症状的便秘。

（3）气虚血瘀证患者大多为慢传输型便秘，可教会患者或家属用双手沿脐周顺时针按摩，每次20~30圈，每日2~3次，促进肠蠕动。

（4）遵医嘱选用以下中医护理特色技术：

①穴位按摩：取胃俞、脾俞、内关、足三里、中脘、关元等穴，腹胀者加涌泉，用揉法。

②耳穴贴压：取大肠、直肠、三焦、脾、皮质下等主穴。配穴包括小肠、肺。

③艾灸治疗：脾弱气虚者取脾俞、气海、太白、三阴交、足三里。肠道气秘者取太冲、大敦、大都、支沟、天枢等穴。脾肾阳虚者取肾俞、大钟、关元、承山、太溪等穴。

④葱白敷脐（行气通腑）：取适量青葱洗净沥干、用葱白，加适量食盐，置于研钵内捣烂成糊状后敷贴于脐周，厚薄约 0.2～0.3 cm，外用医用胶贴包裹，用纱布固定，每日 1～2 次，每次 1～2 时。

⑤中药茶饮：必要时遵医嘱番泻叶 10～15 g 泡水顿服，气虚血瘀肝肾亏虚的患者不宜使用。

⑥穴位贴敷：取神阙穴，虚秘用吴茱萸，热秘用大黄粉。

5. 二便失禁

（1）观察患者排便次数、量、质，观察患者有无里急后重感，观察患者尿液的色、质、量，有无尿频、尿急、尿痛感。

（2）保持会阴皮肤清洁干燥，如留置导尿，做好留置导尿护理。

（3）进食健脾养胃益肾食物，如山药、薏苡仁、小米、木瓜、南瓜、胡萝卜等。

（4）遵医嘱选用以下中医护理特色技术：

①艾灸治疗：取神阙、气海、关元、百会、三阴交、足三里穴。适用于气虚及元气衰败所致的二便失禁。

②耳穴贴压：取大肠、小肠、胃、脾穴，配交感、神门穴。

③穴位按摩：取肾俞、八髎、足三里、天枢等穴。适用于气虚及元气衰败所致的二便失禁。

④穴位贴敷加红外线灯照射：中药置于患者中脘或神阙穴，予红外线灯在距离相应穴位或病变部位 30～40 cm 处直接照射，治疗 30 分钟，注意防烫伤。

（二）护理要点

1. 一般护理

患者新入院时，护士会给患者作初步检查，如血压、脉搏、心率、呼吸等作为日后复康护理的基础评估。医生给予中风患者常用的药物处方有多种，如降血压药、肌肉松弛剂、止痛及轻泻剂等，当患者服用这些药物时，需要护士的协助，观察药物作用。护理的内容包括体位选择、饮食、口腔护理、呼吸道护理、皮肤护理、导管护理、血压的调理与护理、并发症的预防与护理等。

2. 皮肤护理

患者的个人卫生及皮肤护理亦非常重要，患者应定时洗澡及更换衣服，皮肤要经常保持干爽，床单亦须清洁及整齐。此外，定时替患者转换卧姿，为有需要的患者提供羊毛垫、坐垫及气垫床等，均能减低患者身体所受的压力。皮肤按摩适用于长期卧床患者压力性损伤的预防。

（1）保持皮肤清洁、床单位清洁干燥平整。

（2）操作者右手大鱼际处喷取适量1%当归红花液，于受压部位或骨突处中心向外旋转按摩，力量由轻到重，再由重到轻。

（3）按摩过程中观察患者局部皮肤情况，如皮肤已有破损，严禁按摩。

3. 生活护理

（1）保持室内安静，空气清新、流通。

（2）防止外感，随天气变化增减衣被，注意保暖。

（3）积极治疗原发病，按时服药，注意血压的变化，定期复查。

（4）急性发作期患者应卧床休息。

（5）病情稳定后，积极进行肢体康复训练，制定训练计划，循序渐进，注意观察训练效果。

（6）注意安全防护，防止坠床跌倒。

（7）顺应自然气候的变化调节生活起居。

4. 饮食护理

（1）中风患者康复期宜以清淡、少油腻、易消化的软食为主。

（2）食用植物油代替动物油以降低血中胆固醇含量，推迟和减轻动脉硬化。

（3）常吃些蛋清、瘦肉、鱼类和各种豆类及豆制品，以供给身体所需要的氨基酸。

（4）多吃新鲜蔬菜和水果。

（5）可多吃含碘丰富的食物，如海带、紫菜、虾米等，碘可减少胆固醇在动脉壁沉积，防止动脉硬化的发生。

（6）每日食盐在6g以下为宜，因为食盐摄入过多，可增加血容量和心脏负担，使血压升高，对中风患者不利。

5. 情志护理

中医学认为，中风病系平素气血亏虚、阴阳失调，加之忧思恼怒等致气血运行受阻，或肝阳上亢、阴虚火旺致气血逆乱所致。因而患者多情绪急躁，且因病程较长，生活不能自理，患者往往多疑、固执而易激动，有的甚至产生悲观情绪。针对这种情况，要及时调整患者的精神及心理状态，积极与患者沟通，开导和安慰患者，帮助其树立战胜疾病的信心，并要求家属配合做其思想工作。

6. 功能锻炼

（1）主动训练：①翻身训练：让患者练习床上左右翻身。②坐起训练：坐起是日后站立、行走等一些日常活动所必需的基本动作，同时可以预防直立性低血压。练习从健侧或患侧坐起。③站位训练：患者能独立坐稳后，可开始站位训练。患者能独自站稳后，让重心逐渐转移向患腿，以训练患腿的持重能力。④步行训练：当患者可独立站稳，并可向前迈步时，才能开始步行训练。训练前，先练习双腿交替前后迈步和重心转移。练习时不宜过早地使用手杖，以免影响患侧训练。⑤使用主被动上下肢治疗仪，每日2次。

中风后的偏瘫步行锻炼，偏瘫是脑中风最多的并发症。因此，患者步行康复是独立生活的重要步骤。步行锻炼要循序渐进，一步一步进行。先做平衡训练：开始扶患者在床上坐，双腿下垂，再下地坐椅子，每次坚持30分钟；然后练习站立平衡，即扶杖站立，身体左右转动，左右侧弯和前后侧斜。迈步练习：每天扶墙行走3次，每次10分钟左右。上下台阶练习：走平路平稳后，开始做上下台阶练习。在步行锻炼的同时，指导患者进行瘫痪上肢锻炼，顺序是：先活动手指，后持生活用品，再叫患者用健身球，锻炼手指的灵活性。

（三）中医特色治疗护理

1. 推拿治疗

依据辨证论治原则，根据肢体功能缺损程度和状态进行中医按摩循经治疗，可使用不同手法以增加全关节活动度、缓解疼痛、抑制痉挛和被动运动等。避免对痉挛组肌肉群的强刺激，是偏瘫按摩中应注意的问题。按摩手法常用揉、捏法，亦可配合其他手法如弹拨法、叩击法、擦法等。

2. 康复训练

康复训练内容包括物理治疗（良肢位设定、被动关节活动度维持训练、体位变化适应性训练、平衡反应诱发训练、抑制痉挛训练、吞咽功能训练）、作业治疗、语言康复训练等多项内容。

3. 熏洗疗法

患有该疾病的患者常见肩手综合征、偏瘫痉挛状态、瘫侧手部或同时见到瘫侧手、足部的肿胀，按之无凹陷，似肿非肿，实胀而非肿。可在辨证论治原则下给予具有活血通络的中药为主，局部熏洗患肢，每日 1~2 次或隔日 1 次。可选用智能型中药熏蒸汽自控治疗仪配合治疗。

（四）中医护理适宜技术

1. 中药封包。

2. 艾条灸法。

3. 中药熏洗。

4. 耳穴贴压。

5. 敷脐疗法。

6. 穴位贴敷。

7. 穴位按摩。

8. 穴位电刺激。

9. 经络穴位测评疗法。

四、辨证施膳

（一）风痰瘀阻证

进食祛风化痰开窍的食品，如山药、荸荠、黄瓜。忌食羊肉、牛肉、狗肉等。推荐食疗方：鱼头汤、山药百合马蹄粥。

1. 鱼头汤

【用料】

丝瓜 1 条，豆腐 2 块，大鱼头 1 个。

【做法】

先将鱼头剁成数块，放进油锅里双面煎至黄色。煎时加少量盐，盛起备用。豆腐也是同样煎至微黄色，盛起备用。热油锅，将丝瓜放进锅里爆炒至软，将煎好的鱼头、豆腐一同放进锅里加热水用大火煮 10 分钟，调味后即可食用。

2. 山药百合马蹄粥

【用料】

鲜山药 30 g，鲜百合 30 g，马蹄 5~6 个，粳米 100 g。

【做法】

山药刮去皮，洗净切块；鲜百合洗净，掰成小块；马蹄去皮，洗净切小块；粳米洗净；所有食材一起放入砂锅中，加入清水，大火先煮开后关为小火，同煮成粥后放少许盐调味即可。

（二）气虚血瘀证

进食益气活血的食物，如山药。推荐食疗方：大枣滋补粥（大枣、枸杞、瘦猪肉）、参枣米饭。

1. 大枣滋补粥

【用料】

瘦肉，大米，红枣，食盐，酱油，枸杞。

【做法】

将瘦肉洗干净，切成小块，放置备用；在锅中加入适量水，把大米、红枣、枸杞洗干净放入锅中煮 10 分钟；将肉块放入锅中继续煮 10 分钟；根据个人口味加入适量的食盐、酱油，继续煮 20 分钟。时间到后，即可食用。

2. 参枣米饭

【用料】

党参 15 g，糯米 250 g，大枣 30 g，白糖 50 g。

【做法】

先将党参、大枣煎取药汁备用；再将糯米淘净，置瓷碗中加水适量，煮熟，扣于盘中；然后将煮好的党参、大枣摆在饭上，最后加白糖于药汁内，煎成浓汁，浇在枣饭上即成。

（三）肝肾亏虚证

进食滋养肝肾的食品。推荐食疗方：百合莲子薏苡仁粥、枸杞黑芝麻粥。

1. 百合莲子薏苡仁粥

【用料】

取百合 30 g，薏苡仁 30 g，莲子 25 g，粳米 100 g。

【做法】

将百合、薏苡仁、莲子洗净后，用水浸泡 2~3 个小时，粳米淘洗干净后用水浸泡半小时。然后将四者混合，加适量水一起熬煮，煮成浓稠的粥后食用。

2. 枸杞黑芝麻粥

【用料】

大米 80 g，糯米 20 g，枸杞 10 g，黑芝麻 30 g，冰糖 10 g。

【做法】

糯米洗净提前泡几个小时，枸杞泡发备用。坐锅水，水开后把大米、糯米和黑芝麻倒入，并搅拌至开锅。水开后转小火慢煮，大约煮 40 分钟，其间要搅拌几次。最后加入冰糖煮至糖融化即可。

五、健康指导

（一）生活起居

1. 调摄情志，建立信心，起居有常，不妄劳作，戒烟、酒，慎避外邪。

2. 注意安全，防呛咳窒息、防跌倒坠床、防压疮、防烫伤、防走失等意外。

（二）情志调护

1. 语言疏导法：运用语言，鼓励病友间多沟通、多交流。鼓励家属多陪伴患者，家庭温暖是疏导患者情志的重要方法。

2. 移情易志法：通过戏娱、音乐等手段或设法培养患者某种兴趣、爱好，以分散患者注意力，调节其心境情志，使之闲情逸致。

3. 五行相胜法：在情志调护中，护士要善于运用《内经》情志治疗中的五行制约法则，即"怒伤肝，悲胜怒；喜伤心，恐胜喜；思伤脾，怒胜思；忧伤肺，喜胜忧；恐伤肾，思胜恐"。同时，要注意掌握情绪刺激的程度，避免刺激过度带来新的身心问题。

（三）服药注意事项

1. 内服中药

（1）胶囊：如活血化瘀的通心络胶囊、脑安胶囊、丹灯通脑胶囊等，脑出血急性期忌服。

（2）丸剂：如华佗再造丸，服药期间有燥热感，可用白菊花蜜糖水送服，或减半服用，必要时暂停服用 1~2 天。服安宫牛黄丸期间饮食宜清淡，忌食辛辣、油腻之品，以免助火生痰。

（3）颗粒：如服养血清脑颗粒，服药期间忌烟、酒及辛辣、油腻食物，低血压者慎服。

2. 外用中药

紫草油外涂（清热凉血、收敛止痛），适用于二便失禁或便溏所致的肛周潮红、湿疹。涂药次数视病情而定，涂药后观察局部皮肤情况，如有皮疹、奇痒或局部肿胀等过敏现象时，应立即停止用药，并将药物拭净或清洗，遵医嘱内服或外用抗过敏药物。

（四）功能锻炼

1. 正确姿位的摆放

（1）仰卧位：①偏瘫侧肩放在枕头上，保持肩前伸，外旋。②偏瘫侧上肢放在枕头上，外展20~40°，肘、腕、指关节尽量伸直，掌心向上。③偏瘫侧臀部固定于枕头上。④偏瘫侧膝部的膝外侧应放在枕头，防止屈膝位控制不住突然髋膝外旋造成股内收肌拉伤，膝下垫一小枕保持患膝稍屈，足尖向上。

（2）患侧卧位：①躯干略后仰，背后放枕头固定。②偏瘫侧肩向前平伸外旋。③偏瘫侧上肢和躯干呈90°，肘关节尽量伸直，手掌向上。④偏瘫侧下肢膝关节略弯曲，髋关节伸直。⑤健侧上肢放在身上或枕头上。⑥健侧下肢保持踏步姿势，放枕头上，膝关节和踝关节略为屈曲。

（3）健侧卧位：①躯干略为前倾。②偏瘫侧肩关节向前平伸，患肩前屈90°~100°左右。③偏瘫侧上肢放在枕头上。④偏瘫侧下肢膝关节、髋关节略为弯曲，下肢放在枕头上，避免足外翻。⑤健侧上肢摆放以患者舒适为宜。⑥健侧下肢膝关节、髋关节伸直。

2. 功能锻炼方法

（1）防止肩关节僵硬：平卧于床上，两手相握，肘部保持伸直，以健侧手牵拉患侧肢体向上伸展，越过头顶，直至双手能触及床面。

（2）防止前臂伸肌挛缩：仰卧，屈膝，两手互握，环抱双膝，臀部稍用力伸展，使双肘受牵拉而伸直，臂也受牵拉伸展，重复做这样的动作，也可以只屈患侧腿，另一腿平置于床上。

（3）保持前臂旋转：坐在桌旁，两手掌心相对，手指互握，手臂伸直，身体略向患侧倾斜，以健侧手推动患侧手外旋，直至大拇指能触及桌面。反复锻炼，逐渐过渡到两手手指伸直对合，健侧手指能使患侧大拇指接触桌面。

（4）保持手腕背屈：双肘支撑于桌面，双手互握，置于前方，健侧手用力按压患侧手，使患侧手腕充分背屈。

（5）防止腕、指、肘屈肌挛缩：站立于桌前，双手掌对合，手指交叉互握，将掌心向下支撑于桌面，然后伸直手臂，将体重施加于上，使手腕充分背屈，屈肌群收到牵拉伸展；或坐于椅上，用健侧手帮助患侧手腕背屈，掌心置于椅面，并将蜷曲的患指逐一伸直，然后以健侧手保持患肢伸直，稍倾斜身体，将体重施加于患肢。

（6）防止跟腱缩短和脚趾屈曲：将一条毛巾卷成一卷，放在患肢脚趾下，站立起来，用健侧手按压患肢膝盖，尽量使足跟触地。站稳后，抬起健侧腿，让患肢承受体重，并反复屈曲膝关节。

（7）保持患臂水平外展：患者平卧，两手相握，向上举过头顶，然后由助手抓住患臂，保持伸直并慢慢水平移动，直至手臂平置于床面上，掌心向上，患肢与身体成90°；再将其大拇指拉直、外展，并将其余患指伸展。在锻炼时，患者背部垫枕头，可增强锻炼的效果，同时还可以使胸椎保持伸直。

六、案例分享

许某某，男，64岁，西医诊断：脑梗死恢复期。

【主诉】

右侧肢体活动不利2月余。

【现病史】

患者于2023年2月无明显诱因出现右侧肢体乏力，右侧上肢上抬困难，不能持物，于当地医院治疗，保守治疗后右侧肢体乏力、言语不利较前改善，今日因"右侧肢体活动不利"来院就诊，门诊以"脑梗死恢复期"收治入院。现患者右侧肢体乏力，右侧上肢上抬困难，不能持物，可水平活动，右侧下肢站立欠稳，伴言语不利，语速下降，稍含糊，伴头昏、头痛，无恶心、呕吐，无视物模糊，无意识不清，无饮水呛咳，无口角流涎，表情淡漠，纳眠可，二便调。

【既往史】

高血压史10年，血压最高200/100 mmHg，有"腔隙性脑梗死"病史6个月，院外就诊后治疗好转，无后遗症。

【阳性体征】

意识清楚，言语不利，语速降低，稍含糊，查体合作。时间、地点、定向力、计算力、记忆力下降。双侧瞳孔等大等圆，直径3 mm，对光反射灵敏，双眼无震颤，眼球运动无异常。双侧额纹对称，双侧鼻唇沟对称，伸舌居中，左上肢、下肢肌力正常，右上肢肌力3级，右下肢肌力3级，四肢肌张力正常。左侧共济检查正常。全身深、浅感觉正常。四肢腱反射存在。右侧巴宾斯基征及查多克征可疑阳性，左侧阴性。

【中医诊断】

缺血性中风（气虚血瘀症）。

【入院后治疗】

1. 普通针刺：取百会、印堂、神庭、曲池、外关、合谷、足三里、三阴交、太冲等穴。配合耳穴贴压、微针针刺、电针、灸法、红外线治疗、经络穴位测评疗法以疏通经络。

2. 口服药物：长期服用硝苯地平缓释片、阿司匹林肠溶片、阿托伐他汀钙片以控制血压和血脂。服用中药汤剂以活血通络。

3. 静脉输液：银杏二萜内酯葡胺注射液活血通络。

【辨证施护】

（一）生活护理

调摄情志、建立信心，起居有常、不妄作劳，戒烟酒、慎避外邪。注意安全，防呛咳窒息、防跌倒坠床、防压疮、防烫伤等意外。

（二）证候施护

观察四肢肌力、肌张力、关节活动度和肢体活动的变化。根据疾病不同阶段协助患者良肢位摆放、肌肉收缩及关节运动，减少或减轻肌肉挛缩及关节畸形。尽早指导患者进行床上的主动性活动训练，包括翻身、床上移动、床边坐起、桥式运动等。如患者不能作主动活动，则应尽早进行各关节被动活动训练。做好各项基础护理，满足患者生活所需。

建立护患交流板，从患者手势及表情中理解其需要，可与患者共同协调设定一种表达需求的方法。训练有关发音肌肉，先做简单的张口、伸舌、露齿、鼓腮动作，再进行软腭提高训练，再做舌部训练，还有唇部训练，指导患者反复进行抿嘴、噘嘴、叩齿等动作。采用吞咽言语治疗仪电刺激发音肌群同时配合发音训练。利用口形及声音训练采用"示教—模仿方法"，即训练者先做好口形与发音示范，然后指导患者通过镜子观察自己发音的口形，来纠正发音错误。进行字、词、句训练，单音训练1周后逐步训练患者"单词—词组—短句"发音，从简单的单词开始，然后再说短句。之后进行阅读训练及书写训练，经过1~2周，掌握一般词组、短句后即能接受跟读或阅读短文的训练。

（三）中医特色护理技术

1. 灸法：使用电子艾灸仪，取右侧曲池穴、足三里穴，每次20分钟，每日1次。

2. 经络穴位测评疗法：取曲池穴、足三里穴，每次 30 分钟，每日 1 次。

3. 耳穴贴压：取神门、交感、皮质下、肝、肾、心等穴，每周 2 次。

4. 穴位拍打：穴位拍打棒循患肢手阳明大肠经（上肢段）、足阳明胃经（下肢段）轻轻拍打，每日 2 次，每次 30 分钟。有下肢静脉血栓者禁用，防止栓子脱落，造成其他组织器官血管栓塞。

5. 中药熏洗：给予活血止痛散熏洗。

6. 穴位按摩：取廉泉、哑门、承浆、通里等穴，以促进语言功能恢复。

7. 中药封包：遵医嘱取穴，每日 1~2 次，达到温经通络，消肿止痛，以助于恢复肢体功能。

（四）辨证施膳

进食益气活血的食物，如山药等。推荐食疗方：大枣滋补粥。

（五）功能锻炼

1. 翻身训练：让患者练习床上左右翻身。

2. 坐起训练：坐起是预防直立性低血压及日后站立、行走等一些日常活动所必需的基本动作。练习从健侧或患侧坐起。

3. 站位训练：患者能独立坐稳后，可开始站位训练。患者能独自站稳后，让重心逐渐转移向患腿，以训练患腿的持重能力。

4. 步行训练：当患者可独立站稳并可向前迈步时，才能开始步行训练。训练前，先练习双腿交替前后迈步和重心转移。练习时不宜过早地使用手杖，以免影响患侧训练。

【治疗效果】

住院 10 天：患者右侧肢体乏力症状较前缓解，继续针灸配合理疗，适度康复锻炼。

治疗 14 天：患者右侧肢体乏力明显改善，言语较前清晰，右上肢无力较前改善，右侧肌力约 4 级，好转出院。

【出院指导】

1. 居室定时通风，保持空气新鲜，生活要有规律，注意劳逸结合。

2. 严格按照医嘱用药。

3. 保持低盐、低脂、低糖饮食，营养搭配合理等。

4. 加强皮肤和肢体关节活动度、肌力、肌张力训练平衡、步行、构音训练、语言训练、适当有氧运动训练、日常生活能力训练、无障碍居家改造及辅助器具的应用。

5. 定期进行复查，随时调整治疗方案，如有不适及时就诊。

【出院随访】

出院 1 周后随访，右侧肢体乏力症状已基本缓解。

下篇

针灸科常用护理适宜技术

第十四章　灸法

第一节　中药泥灸

一、概述

中药泥灸是药灸疗法以及温敷疗法相结合的一种疗法，如图14-1，其含义是热灼、熨烫、药物疗效和穴位刺激。中药泥是在外敷疗法的基础上配合火山能量泥、药粉（根据不同病症，采用不同协定处方，充分体现中医辨证施治）配置而成的。

二、作用机理

中药泥灸具有温经通络、除湿散寒、行血益气、活血化瘀、扶阳固本等功效。

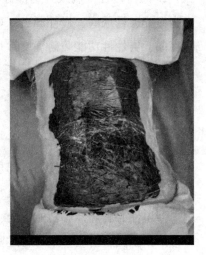

图14-1　泥灸

三、护理评估

1. 评估病情、既往史、过敏史。

2. 评估施灸部位的皮肤情况。

3. 评估有无出血性疾病及出血情况。

4. 评估患者对温热的耐受度及敏感度。

5. 评估患者饥、饱状态。

6. 评估患者的血压水平，观察其精神状态。

四、操作方法

1. 核对医嘱，备齐用物，先将药泥放入微波炉中加热 2 分钟待成泥状，之后晾凉至 50℃ 左右即可。

2. 拉上床幔，选取施灸部位，注意保护患者隐私。

3. 将药泥均匀地敷在施灸部位上，用保鲜膜覆盖，施灸时间为 20 分钟。

4. 治疗过程中询问患者温热感觉，防止灼伤皮肤。

5. 完毕后将药泥取下，用纱布擦拭皮肤，整理衣物。

6. 施灸后测血压，注意保暖，多饮温开水，清淡饮食。

五、适应证

1. 处于亚健康状态的人群。

2. 患有慢性疾病或久病体虚者，如慢性支气管炎、肺气肿、支气管哮喘、高脂血症、糖尿病、慢性肝炎、早期肝硬化、慢性胃炎、慢性肾炎、贫血、腰腿疼痛、男性性功能障碍、女性月经不调等。

3. 处于康复期的患者，如手术后、大病重病后、产后身体虚弱等。

4. 软组织损伤，即风湿骨痛，如腰肌劳损、肩周炎等。

六、禁忌证

凡确凿热证或阴虚发热、邪热内炽等证，如高烧、高血压危象、肺结核晚期、大量咯血、呕吐、重度贫血、亚急性传染病、皮肤痈疽疮疖并有发热者禁用；器质性心脏病伴心功能不全、精神分裂症、妊娠期妇女、颜面部及大血管走行的体表黏膜附近、中药材过敏者禁用。

七、注意事项

1. 灸后如有局部发红、发紫或发黑，此乃泥灸所拔之"瘀毒"溢于肌肤而致，不久即可消退，不用担心。

2. 施灸后可能会出现水疱，小水疱可自行吸收，大水疱需用无菌注射器吸出液体，消毒后用无菌敷料覆盖。

3. 施灸过程中，请患者配合护士操作，避免烫伤。

第二节　电子灸

一、概述

随着现代科技的发展，人们对生活品质的要求越来越高，电子艾灸疗法作为一项易操作且疗效显著的技术受到了大规模的普及和推广。电子灸治疗仪是采用电子温控技术研发出的高科技产品。产品由控制主机、灸头、灸片组成。主机可显示灸头工作时的通道、时间、温度。配用的灸片具有防交叉感染功能和隔热作用，同时可作为液体灸材、熨剂的载体。

二、作用机理

艾灸治疗仪将中医艾灸原理和现代微电子技术、磁疗、远红外疗法相结合，实现了无烟无火、控温控时、定向导入、透皮吸收等功能，具备传统艾柱灸、艾条灸的功效。电子灸治疗仪弥补了传统艾灸时产生的烟熏火燎、明火易灼、灰烬烫伤、操作费力、效率低下等不足，是传统灸法的创新，如图14-2。

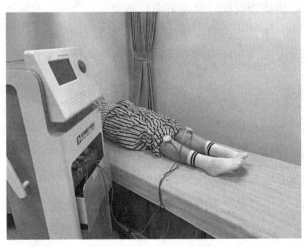

图 14-2　艾灸治疗仪

三、护理评估

1. 评估病室环境，温度适宜。

2. 评估主要症状、既往史、过敏史、是否妊娠或经期。

3. 评估患者体质及对热的耐受程度。

4. 评估患者进行治疗部位的皮肤情况。

四、操作方法

1. 核对医嘱，备齐用物。

2. 打开电源，调节显示器。

3. 安装灸片置于灸头，固定于治疗穴位。

4. 打开使用通道，按确定键，调节温度及时间，温度不超过 51 ℃，时间为 20 分钟。

5. 按下启动键，开始治疗，机器报警后治疗结束，取下灸片。

6. 治疗过程中询问患者温热感是否适宜以预防烫伤。

五、适应证

1. 肩周炎、颈椎病、腰腿酸痛、风湿性关节炎，腰椎间盘突出症等痛症。

2. 疲劳、早衰、失眠等亚健康病症。

3. 三高、心脑血管疾病、骨关节疾病等常见病。

4. 男性肾虚、不育、前列腺病症。

5. 女性乳腺疾病、痛经、月经不调、畏寒怕冷等妇科病症。

六、禁忌证

1. 伤口处、瘢痕处不宜灸。

2. 孕妇的腹部和腰骶部不宜灸。

3. 体内安装心脏起搏器或金属件者禁灸。

4. 严重的心、肝、肺、肾衰竭患者，出血及出血倾向者，体质极度虚弱者，恶性肿瘤患者，血管性栓塞者，白细胞低下者等慎重使用。

七、注意事项

1. 一般每穴位灸疗时间以 20 分钟为宜。过长时间同一部位灸疗，有低温烫伤的危险。灸片固定不当，有造成烫伤的危险。

2. 灸疗温度以患者耐受为宜，不同部位温度敏感度不一，同一温度，有过热灼伤的危险。

3. 夏季灸疗温度设置不宜过高。

第三节 艾灸净烟床治疗

一、概述

艾灸净烟床治疗是一种使用燃烧后的艾条悬灸人体穴位的中医疗法，用于内科、外科、妇科、儿科、五官科疾病，尤其对乳腺炎、前列腺炎、肩周炎、盆腔炎、颈椎病、糖尿病等有特效。艾灸床使用方便，可以同时对多个部位进行艾灸，患者呈平卧体位，肌肉放松舒适，可以起到更好的疗效。

二、作用机理

全自动艾灸净烟床是在传承古法艾灸理论的基础上，应用中医针灸学结合现代高科技技术，将传统的施灸方法改变为全自动施灸，通过升降系统调节灸材托盘的高度控制温度，采用摇摆系统模拟传统手法提升悬灸效果，同时采用先进的 5 层塔式滤芯结构，提高吸附面积和容尘量，实现净烟功能。艾灸净烟床是一种特制的艾灸器具，是在普通平板床上面特定部位开孔，然后在孔的下方安置温灸器。使用时让患者俯卧或仰卧在艾灸床上，对相应的部位进行艾灸治疗。艾灸床治疗可以起到通络止痛、温阳散寒的效果，对于骨关节疾病，特别是颈椎、腰椎、膝关节、踝关节等全身分布的劳损性疼痛具有较好的治疗效果，如图 14-3。

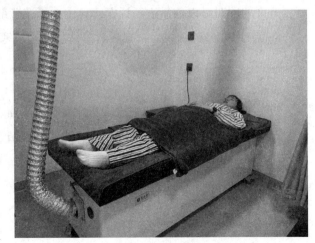

图 14-3 全自动艾灸净烟床

三、护理评估

1. 评估患者当前主要症状、既往史、是否妊娠及月经史。

2. 评估患者有无出血病史或出血倾向、哮喘病史或艾绒过敏史。

3. 评估患者施灸部位的皮肤情况、有无感觉迟钝或障碍。

4. 评估患者对热、艾烟味的敏感及耐受程度。

5. 评估患者心理状况。

四、操作方法

1. 核对医嘱，备齐用物。

2. 打开主机电源开关。

3. 选择"开关"按钮，灯亮，表示整机开机，其余按钮都可操作。开机之后开启排风（强排和弱排）按钮，床尾也有可手动关闭风机的开关。

4. 使用者平躺（或趴）在床上，选择"点火"按钮，并盖好被子做好保暖工作。

5. 根据实际需要按下"摇摆"按钮即可实现回旋功能。

6. 若想调节温度请选择相应"上、下、升、降"4 个按钮可分别控制艾炷与人体上下半身的距离。

7. 预热功能可在使用前提前预热孔板。上半身和下半身可以分体点火和升降，升降的同时可以前后进行摇摆，自主选择在背部或者腿部进行艾灸。

8. 治疗 30 分钟结束后，嘱患者多休息，避风寒，多饮温开水。

五、适应证

1. 慢性虚弱性疾病，如中焦虚寒性呕吐、腹痛、腹泻。

2. 脾肾阳虚、元气暴脱所致久泄、遗尿、遗精、阳痿、虚脱、休克、气虚下陷所致脏器下垂。

3. 风寒湿邪所致的病症，由风湿寒痹而致腰腿痛。

六、禁忌证

1. 不可施灸部位为皮薄、肌少、筋肉结聚处，以及经期、妊娠期妇女的腰骶部。

2. 下腹部、大血管处、心脏部位等禁用。

3. 极度疲劳、过饥、过饱、酒醉、大汗淋漓、情绪不稳、体内安装有心脏起搏器或金属件者禁止使用。

4. 传染病、高热、昏迷、身体极度衰竭、极度消瘦、精神病患者等不可艾灸。

5. 严重的心、肝、肺、肾衰竭患者，出血及有出血倾向者，体质极度虚弱者，恶性肿瘤患者，血管性栓塞者禁用。

七、注意事项

1. 对热不敏感者或未成年人要遵医嘱进行。

2. 勿在断电的情况下用酒精、汽油等有机溶剂清洗全设备，每月定期检查主要及易损零部件，做好仪器设备清洁、防腐等保养措施；不使用时避免阳光直射，尽量放置在阴凉干燥处。

3. 勿在雷电、强磁、高温、高压等环境情况下使用。

4. 严禁将手脚等其他人体部位放置在托盘燃烧区与机械转动处，防止烫伤与机械夹伤。

5. 不同部位温度敏感度不一样，设备温度以患者耐受为宜，对热敏感性差的患者慎用或由护士调节升降距离。

6. 可以适当增加艾炷数量，一般建议使用3~4粒，后期再根据情况逐渐增加。

7. 及时清理烟灰，确保垃圾桶等易引燃物不被引燃。

8. 要注意体位、穴位的准确性，体位要适合艾灸的需要，同时要注意体位舒适、自然。

第四节　脐　灸

一、概述

脐灸就是在肚脐进行艾灸的中医疗法。肚脐又称神阙穴，是奇经八脉中任脉的重要穴位。通过脐灸，药效通过肚脐到达体内，从而达到祛除病邪、扶助正气、驱寒除湿、活血化瘀、疏通经络的目的，而且脐疗有利于药物穿透皮肤，被吸收进入血液循环以及淋巴免疫系统，从而发挥药物的治疗作用，具有绿色自然、简单易行、效果突出等诸多优点。

二、作用机理

通过施药于神阙穴有调整阴阳平衡、和畅气血的功能。艾灸有助于调节人体神经系统及内分泌活动，尤其是能显著提高人体免疫功能，有补虚之效。脐灸是利用肚脐皮肤薄、敏感度高、药物吸收快的特点以及神阙通五脏六腑穴联络全身脉络的功能，借助艾火的纯阳热力，透入肌肤，刺激组织，充分发挥中药、穴位、艾灸的三重作用，以调和气血、疏通经络，从而达到防病健体的目的，如图14-4。

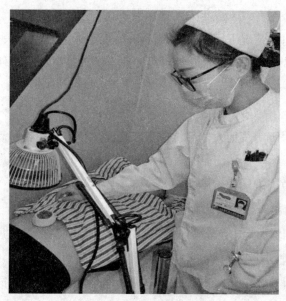

图14-4　脐灸

三、护理评估

1. 评估病室环境及温度。

2. 评估患者当前主要症状、既往史及是否妊娠。

3. 评估患者有无出血病史或出血倾向、哮喘病史或艾绒过敏史。

4. 评估患者施灸部位的皮肤情况、有无感觉迟钝或障碍。

5. 评估患者对热、气味的敏感和耐受程度。

6. 评估患者心理状况。

四、操作方法

1. 核对医嘱，备齐用物，嘱患者排空二便，取仰卧位，暴露脐部，取脐灸药粉填满神阙穴，放面碗至填满的神阙穴上，面碗上放艾炷，点燃。

2. 调节神灯距离艾炷 30 cm 处，定时，暴露的两侧腹部用浴巾盖好保暖，其他部位注意保暖。

3. 每 15 分钟换 1 炷，待一炷燃尽了接下一个艾炷，共 6 炷。

4. 治疗过程中避免大笑和咳嗽，均匀呼吸，手自然放于身体两侧，可适当活动，打开排风扇。

5. 施灸过程中询问患者有无不适，询问患者感觉和温度并观察局部皮肤。

6. 根据需要调整神灯的距离。

7. 待 6 炷完全燃尽，治疗结束，将面碗撤离，将留在脐部的药粉用敷贴封存于穴位里 6 小时后，清理干净脐部。

8. 操作后观察皮肤情况，如有艾灰，用纱布清洁局部皮肤，协助患者着衣，记录患者施灸的方式、部位、施灸处的皮肤和感受，注意保暖，避免对流风。

五、适应证

1. 胃肠系统疾病，如胃痛、反胃、痞满、呕吐、泄泻等。

2. 小便不利、腹水、水肿、肥胖等。

3. 妇女月经不调、痛经、带下、崩漏、不孕及黄褐斑、面色萎暗等。

4. 肠麻痹，痹证，手足麻木及诸多酸痛病症。

5. 自汗、盗汗、梦遗、滑精、惊悸、失眠等。

6. 虚劳诸疾，神经衰弱和预防保健。

六、禁忌证

1. 脐部有损伤、炎症者，过饥、过饱、酒醉者禁灸。

2. 孕妇及女性月经期间禁用。

3. 对艾烟不耐受、糖尿病肢体感觉障碍者禁用。

4. 极度疲劳、大汗淋漓、情绪不稳者忌灸。

5. 患有某些传染病，处于高热、昏迷、抽搐期间，或身体极度衰竭、形瘦骨立等患者忌灸。

6. 无自制能力的人，如精神病患者等忌灸。

七、注意事项

1. 注意室内温度的调节，关门窗和空调，打开排风，保持室内空气流通。

2. 取仰卧位，充分暴露施灸部位，注意保暖及保护隐私。

3. 施灸共 6 炷，每炷 15 分钟，每次治疗 1 小时以上，及时更换艾炷。

4. 施灸过程中询问患者有无灼痛感，调整神灯距离，防止艾灰脱落烧伤皮肤或衣物，及时将艾灰清理入弯盘。

5. 注意观察皮肤情况，对糖尿病、肢体感觉障碍的患者，需谨慎控制施灸强度，定时以手感知局部皮肤温度，防止烧伤。

6. 施灸完毕用敷贴将药粉封于脐部内，6 小时后去除，温水擦拭脐部，注意保暖。

7. 施灸后局部皮肤出现微红灼热，属于正常现象。施灸后如出现轻微咽喉干燥、大便秘结、失眠等现象，无须特殊处理。个别患者艾灸后局部皮肤可能出现小水疱，无须处理，可自行吸收。如水疱较大，遵医嘱处理，用无菌注射器抽出液体，并以无菌纱布覆盖。

8. 嘱患者若施灸过程中出现头昏、眼花、恶心、颜面苍白、心慌出汗等不适现象，及时告知护士。

9. 灸后饮食宜清淡，2 小时内禁食冷饮及凉性瓜果，24 小时后洗澡。

第五节　督　灸

一、概述

督灸技术将经络、腧穴、药物、艾灸的综合作用融为一体，具有行气破瘀、拔毒散结、祛寒利湿、通督止痛的功效。督灸作用于督脉上，通过督脉的综合作用激发、协调诸经，从而起到运行气血、平衡阴阳、抗御病邪、调整虚实的功效，达到防病保健的目的。

二、作用机理

督脉位于人体的后正中线上，从颈椎到尾骨，有调节和鼓动人体一身阳气的重要功能。督灸选取部位为督脉，配合生姜、艾炷等温阳散寒、通经止痛的用料，发挥温煦机体、抵御外邪的功能。借助督脉总督阳气的作用，激发出人体自身的阳气，又将这种温热通过复杂有序的经络系统层层传递到全身，发挥平衡阴阳、温补督脉、温通气血的功效，从而达到防治疾病的目的，如图14-5。

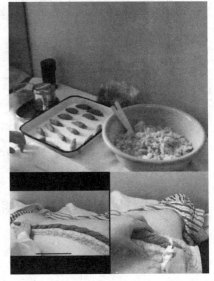

图 14-5　督灸

三、护理评估

1. 评估病室环境及温度。

2. 评估患者当前主要症状、既往史及是否妊娠。

3. 评估患者有无出血病史或出血倾向、哮喘病史或艾绒过敏史。

4. 评估患者施灸部位的皮肤情况，有无感觉迟钝或障碍。

5. 评估患者对热、气味的敏感和耐受程度。

6. 评估患者心理状况。

四、操作方法

1. 核对医嘱，备齐用物，嘱患者排空二便，取俯卧位，

2. 取大椎穴至腰俞穴或至长强穴，清洁皮肤。

3. 涂抹姜汁，撒督灸粉（呈线条状）。

4. 敷桑皮纸，根据患者的身高，将宽 10 cm、长 40 cm 的桑皮纸敷在药粉的上面，桑皮纸的中央对准督脉（也可用纱布代替桑皮纸）。

5. 铺姜泥，把姜泥铺在桑皮纸上，塑形成厚度 3~5 cm，宽 8~10 cm。

6. 放置艾炷，在姜泥上面放置梭形艾绒，艾绒直径如患者中指中节直径，长度与姜泥一样。

7. 点燃艾炷，点燃艾炷的上、中、下三点，任其自燃自灭。注意防止烫伤。

8. 更换艾炷，一炷灸完后再换一炷，共灸 3 炷，注意防止烫伤。

9. 移去姜泥，灸完 3 炷后取下姜泥。

10. 轻擦灸处，用湿热毛巾轻轻擦干净灸后药泥及艾灰。

五、适应证

1. 督灸适用于督脉诸症和慢性、虚寒性疾病，如颈椎病、肩周炎、强直性脊柱炎、风湿性关节炎、类风湿关节炎、腰椎间盘突出症、骨性关节炎、老年性骨质疏松症、股骨头坏死。

2. 慢性疾病，如慢性支气管炎、支气管哮喘、慢性肝炎、慢性胃炎、慢性肠炎、慢性腹泻、慢性腰肌劳损、增生性脊柱炎、盆腔炎、糖尿病等。

3. 虚寒体质或亚健康状态，如失眠、健忘、头痛、易疲劳、神经衰弱、黄褐斑、雀斑、痤疮、痔疮等。

六、禁忌证

有糖尿病、心脑血管疾病、肝肾和造血系统等严重原发疾病、精神病患者及过敏体质、高血压患者禁用，哺乳期或崩漏的女性患者、孕妇禁用。

七、注意事项

1. 患者取俯卧位，充分暴露施灸部位，注意保暖及保护隐私。

2. 治疗过程中避免大笑和咳嗽，均匀呼吸。注意室内温度的调节，关门窗和空调，打开排风扇，保持室内空气流通。

3. 施灸共 3 炷，每炷 20 分钟，每次治疗 1 小时以上，及时更换艾炷。施灸过程中询问患者有无灼痛感，调整神灯的距离，防止艾灰脱落烧伤皮肤或衣物，及时将艾灰清理入弯盘。

4. 嘱患者施灸过程中若出现头昏、眼花、恶心、颜面苍白、心慌出汗等不适现象，及时告知护士。

5. 注意观察皮肤情况，对糖尿病、肢体感觉障碍的患者，需谨慎控制施灸强度，防止烧伤。

6. 糖尿病、心脑血管疾病、肝肾和造血系统等严重原发疾病、精神病患者等禁用。

7. 施灸后如出现轻微咽喉干燥、大便秘结、失眠等现象，无须特殊处理。

个别患者艾灸后局部皮肤可能出现小水疱，无须处理，可自行吸收；如水疱较大，遵医嘱处理。

8. 灸后饮食宜清淡，2 小时内禁食冷饮及凉性瓜果，24 小时后洗澡。

第六节 苇管灸

一、概述

苇管灸，又称温管灸，是用苇管作为灸器向耳内施灸的一种方法，最早记载于唐代孙思邈的《千金翼方》。这一古老的灸法，从耳入手，从而激发经气，振奋阳气，达到温通经络、行气活血、祛湿除寒、消肿散结的治疗作用。苇管灸具有温通耳窍、舒经活络、调和气血、祛风散邪等疗效。

二、作用机理

将苇管灸器插入耳道，灸的温热感传到耳中、耳部周围，加之配合针刺相关穴位，可以激发经气，振奋阳气，疏通经脉，祛除风寒之邪。苇管灸是用苇管或竹管作为灸器，将装有点燃艾绒的灸器插入耳孔内施灸的一种方法，如图14-6。

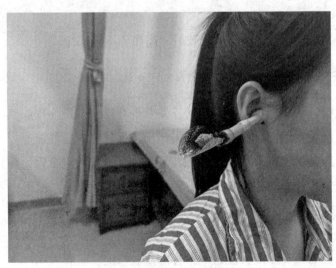

图 14-6 苇管灸

三、护理评估

1. 评估病室环境及温度。

2. 当前主要症状、既往史及是否妊娠。

3. 有无出血病史或出血倾向、哮喘病史或艾绒过敏史。

4. 施灸部位的皮肤情况，有无感觉迟钝或障碍。

5. 对热、气味的敏感和耐受程度。

6. 患者心理状况。

四、操作方法

1. 核对医嘱，备齐用物，将苇管灸具插入耳道内用棉花封闭，以备插入耳道中施灸。

2. 施灸时取 2 g 锥形艾绒放在苇管器鸭嘴形处点燃。施灸时耳部有温热感。每次灸 6 炷，10 次为 1 个疗程。

五、适应证

主要治疗头面部疾患，如面瘫、耳鸣、耳聋、中风、头痛、眩晕等。

六、禁忌证

烟雾、艾草过敏者、耳部皮肤破溃、高热者不宜操作。

七、注意事项

1. 施灸时，勿走动，勿摆头，防止艾灰烧坏衣服或烫伤皮肤。

2. 施灸前关闭门窗、空调，打开排风扇，保持室内空气流通。

3. 用生理盐水清理外耳道，用棉花填充外耳道，固定苇管，防止脱落。

4. 施灸共 6 柱，每柱约 5 分钟，治疗时间约 30 分钟，过程中及时更换艾炷，如有灼热感等不适，请及时通知医护。

5. 施灸过程中防止艾灰及苇管脱落烧坏衣物，及时将艾灰清理进弯盘。

6. 谨慎控制施灸温度，注意观察耳部皮肤情况，防止烫伤。

7. 施灸完毕后，外耳道内有温热感，属正常现象，注意保持耳部的清洁，饮食宜清淡，忌辛辣刺激的食物，可适当饮温开水或养生茶，以防燥热侵体。

8. 灸后应当避风寒，出门戴护耳帽，夏天戴宽檐帽。

9. 灸后 4~6 小时不宜碰冷水，忌用凉水洗耳部，温水擦洗后用干毛巾擦干。

第七节　雷火灸

一、概述

雷火灸疗法是用中药粉末加上艾绒制成的长度约 10 cm，直径约 1 元硬币大小的艾条，点燃后施灸于穴位上的一种灸法。

二、作用机理

雷火灸具有药力峻猛、火力强、热辐射功效强等特点，通过疏经活络、活血利窍、散瘿散瘤、扶正祛邪等作用，可以有效提高组织细胞的代谢，提高体内循环，神经系统的反射影响，调整内分泌，提高免疫系统功能，如图 14-7。

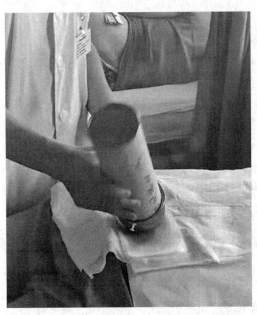

图 14-7　雷火灸

三、护理评估

1. 评估病室环境及温度。

2. 评估患者当前主要症状、既往史及是否妊娠。

3. 评估患者有无出血病史或出血倾向，哮喘病史及艾绒过敏史。

4. 评估患者施灸部位的皮肤情况，有无感觉迟钝或障碍。

5. 评估患者对热、气味的敏感和耐受程度。

6. 评估患者心理状况。

四、操作方法

1. 核对医嘱，备齐用物，评估患者当前主要临床表现、既往史、局部皮肤情况、有无感觉迟钝或障碍、对烟雾及气味的耐受程度、心理状态。

2. 根据病症选择腧穴或施灸部位，将中药艾条插入手柄，点燃艾条，对准施灸部位距离皮肤2~3 cm进行熏烤，根据病情选择温和灸、雀啄灸或回旋灸，以患者感到温热、局部皮肤稍起红晕为度。

3. 随时观察患者局部皮肤及病情变化，询问患者有无不适，及时清除艾灰。

4. 告知患者施灸后注意保暖，饮食宜清淡。

5. 施灸结束，观察患者皮肤情况，及时纱布清洁，协助患者穿衣，取舒适卧位。

6. 开窗通风，注意保暖，避免对流风。

五、适应证

1. 眼疾病，如近视、白内障、干眼症、急慢性角膜炎、眼手术后康复保健等。

2. 鼻疾病，如急慢性鼻炎、过敏性鼻炎、急慢性鼻窦炎等。

3. 咽喉疾病，如急慢性咽喉炎等。

4. 耳疾病，如耳鸣、耳聋、老年性耳鸣、老年性耳聋、中耳炎等。

5. 疼痛病，如风湿性关节炎，颈、肩、腰、腿部疼痛，骨质增生，中风偏瘫等。

6. 肥胖症，如腰腹部肥胖，大小腿肥胖及各种肥胖症，产后收腹等。

7. 妇科疾病，如痛经、输卵管炎、输卵管堵塞、盆腔炎、卵巢囊肿、月经不调、不孕症等。

8. 男科疾病，如阳痿、早泄、前列腺炎等。

六、禁忌证

高血压危象，脑血管病急性期，高烧患者，青光眼、眼底出血期，外伤眼部出血期，心力衰竭，哮喘患者，孕妇及崩漏者禁用。

七、注意事项

1. 治疗期间饮食均衡，禁食生冷、辛辣食物，忌烟、酒。

2. 治疗过程中嘱患者不要随意移动肢体，以防灼伤，及时清理药灰，防止脱落烧伤皮肤或衣物。

3. 嘱患者施灸过程中如出现头昏、眼花、恶心、颜面苍白，心慌出汗等不适现象，及时告知护士。注意观察皮肤情况，询问患者有无灼痛感。对糖尿病、肢体感觉障碍患者，需谨慎控制施灸强度，防止烧伤。

4. 治疗当天用温水沐浴间隔 4 小时以上。勿穿过紧、不透气的衣服。

5. 雷火灸后不可以抓灸处的皮肤，以免损伤皮肤而感染。灸后见皮肤发红，痒及水疱等属正常现象，小者无须处理，大者遵医嘱用无菌注射器抽出液体，并以无菌纱布覆盖。

6. 灸后注意休息，注意保暖，慎防风寒。

第八节 麦粒灸

一、概述

麦粒灸是将艾绒搓成如麦粒一样大小，直接置于穴位上施灸，通过其温经散寒、扶助阳气、消瘀散结的作用，达到防治疾病、改善症状的一种操作方法。

二、作用机理

通过温经散寒、活血通络、益气固脱等作用，达到防病保健的目的。对多种虚证、寒证、痰证、瘀证有很好的疗效，如图14-8。

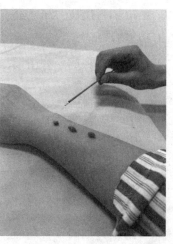

图 14-8 麦粒灸

三、护理评估

1. 评估病室环境及温度。

2. 评估患者当前主要症状、既往史及是否妊娠。

3. 评估患者有无出血病史或出血倾向，哮喘病史或艾绒过敏史。

4. 评估患者施灸部位的皮肤情况，有无感觉迟钝或障碍。

5. 评估患者对热、气味的敏感和耐受程度。

6. 评估患者心理状况。

四、操作方法

1. 核对医嘱，备齐用物，评估患者当前主要临床表现、既往史、局部皮肤情况、有无感觉迟钝或障碍、对烟雾或气味的耐受程度、心理状态。

2. 艾粒制作方法是将艾绒少许置于左手示、中指之间，用拇、示、中三指将艾绒搓匀，形成适当大小的艾团，然后将艾团置于拇、示指之间，大拇指向前，用力将艾团搓紧，艾团即成纺锤形，如麦粒大。左手捏住艾团，露出大部分，右手用无齿镊尖端紧紧夹住艾团露出部分根部横向用力扯下，即形成圆锥形艾粒。

3. 施灸方法是将艾粒立置于施灸部位，用线香点燃艾粒顶端，使其燃烧。当艾粒燃到剩余 2/5~1/5，即用镊子将艾粒夹去，再进行下一粒操作。

4. 随时观察患者局部皮肤及病情变化，询问患者有无不适，及时移除艾灰。

5. 告知患者施灸后注意保暖，饮食宜清淡。

6. 施灸结束，观察患者皮肤情况，及时纱布清洁，协助患者穿衣，取舒适卧位。

7. 开窗通风，注意保暖，避免对流风。

五、适应证

1. 适用于治疗各种慢性虚寒性疾病引起的症状，如肺痨所致的咳嗽、咳血。

2. 慢性腹泻所致的排便次数增多、便质稀薄。

3. 脾胃虚弱所致的纳差、呕吐。

4. 泌尿系统疾病，尿潴留。

5. 尪痹所致的晨僵、小关节疼痛等症状。

六、禁忌证

心前区、大血管处、乳头、腋窝、肚脐、会阴、孕妇腹部和腰骶部不宜施灸。

七、注意事项

1. 取合适体位，充分暴露施灸部位，注意保暖及保护隐私。施灸过程中不宜随便改变体位以免烫伤。

2. 治疗过程中应防止艾火脱落烧伤皮肤和点燃衣服、被褥。若局部皮肤产生烧灼、热烫的感觉，应停止治疗。

3. 施灸过程中询问患者有无灼痛感，注意观察皮肤情况，对糖尿病、肢体感觉障碍患者，需谨慎控制施灸强度，防止烧伤。嘱患者治疗过程中若出现头昏、眼花、恶心、颜面苍白、心慌出汗等不适现象，及时告知护士。

4. 施灸后如出现轻微咽喉干燥、大便秘结、失眠等现象，无须特殊处理、灸后局部出现微红灼热属于正常现象，无须处理。若局部出现小水疱，无须处理，可自行吸收。如水疱较大，用无菌注射器抽出液体，并以无菌纱布覆盖。治疗后饮食易清淡，注意保暖。

第九节　艾条灸

一、概述

用纯净的艾绒（或加入中药）卷成圆柱形的艾条，将其一端点燃，置于距施灸皮肤 2~3 cm 处进行熏灸，或与施灸部不固定距离，而是一上一下活动施灸，使患者局部有温热感而无灼痛感。一般灸 10~15 分钟，分为温和灸、雀啄灸、回旋灸。

二、作用机理

通过温通经络、调和气血、扶正祛邪等达到防病治病的目的，如图 14-9。

三、护理评估

1. 评估病室环境温度。

2. 评估患者当前主要症状、既往史及是否妊娠。

3. 评估患者有无出血病史或出血倾向，哮喘病史或艾绒过敏史。

4. 评估患者施灸部位的皮肤情况，有无感觉迟钝或障碍。

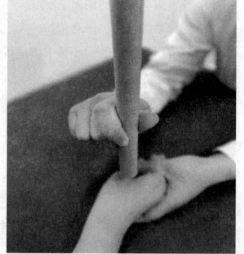

图 14-9 艾条灸

5. 评估患者对热、气味的敏感和耐受程度。

6. 评估患者心理状况。

四、操作方法

1. 核对医嘱，备齐用物，评估患者当前主要临床表现、既往史、局部皮肤情况、有无感觉迟钝或障碍、对烟雾或气味的耐受程度、心理状态。

2. 手持艾条，将点燃的一端对准施灸穴位，根据患者病情使用温和灸、雀啄灸、回旋灸，灸至使患者感到温热但无灼痛，局部皮肤出现红晕为度。艾绒点燃后可出现较淡的中药气味，打开排气扇。

3. 温和灸是将艾条的一端点燃，对准施灸的腧穴部位或患处，距离皮肤 2~3 cm，进行熏灸，以使患者局部有温热感而无灼痛感为宜，每穴灸 10~15 分钟，至皮肤红晕为度。

4. 雀啄灸是施灸时，艾条点燃的一端与施灸部位的皮肤并不固定在一定距离，而是像鸟雀啄食一样，一上一下地移动，每处穴位灸 10~15 分钟。

5. 回旋灸是将点燃的艾条接近灸的部位平衡往复回旋熏灸，距皮肤约3 cm，一般可灸10~15分钟。

6. 随时观察患者局部皮肤及疾病变化，询问患者有无不适，及时弹去艾灰。

7. 告知患者施灸后注意保暖，饮食宜清淡。

8. 施灸结束，观察患者皮肤情况，及时纱布清洁，协助患者穿衣，取舒适卧位。

9. 开窗通风，注意保暖，避免对流风。

五、适应证

主要适用于慢性虚弱性疾病以及风寒湿邪为患的病症，如中焦虚寒性呕吐、腹泻、腹痛；脾肾阳虚、元气暴脱所致久泄、遗尿、遗精、阳痿、虚脱、休克；气虚下陷所致脏器下垂；风湿寒痹而致腰腿痛。

六、禁忌证

1. 特殊身体状态，如空腹、过饱、极度疲劳、醉酒、脱水、剧烈运动后和对灸法恐惧者，以及惊厥、抽搐等异常状态。

2. 特殊身体部位，如颜面部、颈部及大血管走行的体表区域、黏膜附近不可进行艾条灸，以免烫伤形成瘢痕。关节活动部位不适宜用化脓灸，以免导致化脓溃破，不易愈合，甚至影响功能活动。孕妇腹部、腰骶部，均不得施艾条灸。

3. 特殊病症，凡属实热证或阴虚发热、邪热内炽等，如高热、高血压危象、肺结核晚期、大量咯血、呕吐、严重贫血、急性传染性疾病等均不宜使用艾条灸，以免加重体内的燥热。器质性心脏病伴心功能不全、精神分裂症者，也不宜施灸。

七、注意事项

1. 治疗过程中，应防止艾火脱落灼伤皮肤和点燃衣服、被褥。若局部皮肤产生烧灼、热烫的感觉，应停止治疗。

2. 施灸顺序，临床上一般是先灸上部，后灸下部；先腰背部，后胸腹部；先头身，后四肢。

3. 灸后局部出现微红灼热属正常现象，无须处理，如局部出现水疱，小者可任其自然吸收，大者遵医嘱用无菌注射器抽出液体，并以无菌纱布覆盖。

第十节　隔盐灸

一、概述

隔盐灸是利用盐将艾炷和穴位皮肤间隔开，借间隔物的药力和艾炷的特性发挥协同作用，达到治疗虚寒性疾病的一种操作方法。

二、作用机理

通过运用温通经络、调和气血、消肿散结等作用，达到防病保健、治病强身的目的，如图 14-10。

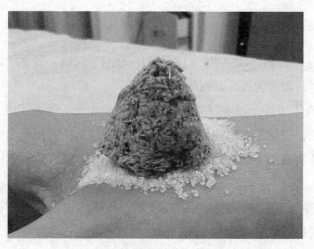

图 14-10　隔盐灸

三、护理评估

1. 评估病室环境及温度。

2. 评估患者主要症状、既往史及是否妊娠。

3. 评估患者有无出血病史或出血倾向，哮喘病史或艾绒过敏史。

4. 评估患者对热、气味的耐受程度。

5. 评估患者施灸部位皮肤情况。

四、操作方法

1. 核对医嘱，备齐用物，评估患者当前主要临床表现、既往史、局部皮肤情况、有无感觉迟钝或障碍、对烟雾或气味的耐受程度、心理状态。

2. 用于神阙穴灸，用干燥的食盐填平肚脐，上放艾炷，从顶端点燃艾炷，待燃尽时接续一个艾炷，一般灸 3~6 柱。

3. 随时观察患者局部皮肤及病情变化，询问患者有无不适，及时移除艾灰。

4. 告知患者施灸后注意保暖，饮食易清淡。

5. 施灸结束，观察患者皮肤情况，及时纱布清洁，协助患者穿衣，取舒适卧位。

6. 开窗通风，注意保暖，避免对流风。

五、适应证

适用于缓解急性虚寒性腹痛、腰酸、吐泻、小便不利等症状。

六、禁忌证

1. 对艾烟过敏的患者不宜使用，过敏人群在闻到艾烟味后有可能出现明显的眼痒及咳嗽等症状，所以过敏者尽量不要使用隔盐灸，以免出现不良反应。

2. 女性在怀孕期间通常不使用，因为在使用后有可能会对胎儿的生长发育造成一定影响。

3. 其他禁忌证，如果患者存在皮肤破损或者阴虚火旺、出血倾向，一般不使用，否则会导致阴虚火旺症状加重。

七、注意事项

1. 注意室内温度的调节，关闭门窗和空调，打开排风扇，保持室内空气流通。

2. 治疗过程中防止艾灰脱落，烧伤皮肤和点燃衣服、被褥，如有艾灰脱落，用纱布清洁局部皮肤，协助患者着衣，取舒适卧位。

3. 施灸过程中询问患者有无灼痛感，注意皮肤情况，对糖尿病、肢体感觉障碍的患者，需谨慎控制施灸强度，防止烧伤。嘱患者治疗过程中若出现头晕、眼花、恶心、颜面苍白、心慌出汗等不适现象，及时告知护士。

4. 施灸后出现轻微咽喉干燥、大便秘结、失眠等现象，无须特殊处理。局部出现小水疱，无须处理，可自行吸收。如水疱较大，用无菌注射器抽出液体，并以无菌纱布覆盖。

5. 灸后饮食易清淡，注意保暖。

第十一节 隔姜灸

一、概述

隔姜灸是利用姜将艾炷和穴位皮肤间隔开，借间隔物的药力和艾炷的特性发挥协同作用，达到治疗虚寒性疾病的一种操作方法。

二、作用机理

通过运用温通经络、调和气血、消肿散结等作用，达到防病保健、治病强身的目的，如图 14-11。

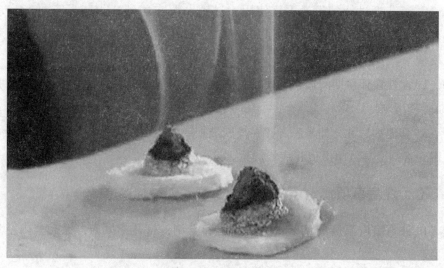

图 14-11 隔姜灸

三、护理评估

1. 评估病室环境及温度。

2. 评估患者主要症状，既往史及是否妊娠。

3. 评估患者有无出血病史或出血倾向，哮喘病史或艾绒过敏史。

4. 评估患者对热、气味的耐受程度。

5. 评估患者施灸部位皮肤情况。

四、操作方法

1. 核对医嘱，备齐用物，评估患者当前主要临床表现、既往史、局部皮肤情况、有无感觉迟钝或障碍、对烟雾或气味的耐受程度、心理状态。

2. 将直径 2~3 cm、厚 0.2~0.3 cm 的姜片，在其上用针点刺小孔若干，放在施灸的部位，将艾炷放置在姜片上，从顶端点燃艾炷，待燃尽时接续 1 个艾炷，一般灸 5~6 炷。

3. 随时观察患者局部皮肤及病情变化，询问患者有无不适，及时移除艾灰。

4. 告知患者施灸后注意保暖，饮食易清淡。

5. 施灸结束，观察患者皮肤情况，及时纱布清洁，协助患者穿衣，取舒适卧位。

6. 开窗通风，注意保暖，避免对流风。

五、适应证

适用于缓解因寒冷所致的呕吐、腹泻、腹痛、肢体麻木酸痛、痿软无力等症状。

六、禁忌证

1. 对艾烟过敏的患者不宜使用，过敏人群在闻到艾烟味后有可能出现明显的眼痒及咳嗽等症状，所以过敏者尽量不要使用隔盐灸，以免出现不良反应。

2. 女性在怀孕期间通常不使用，因为在使用后有可能会对胎儿的生长发育造成一定影响。

3. 其他禁忌证，如果患者存在皮肤破损或者阴虚火旺、出血倾向，一般不使用，否则会导致阴虚火旺症状加重。

七、注意事项

1. 注意室内温度的调节，关闭门窗和空调，打开排风扇，保持室内空气流通。

2. 治疗过程中防止艾灰脱落，烧伤皮肤和点燃衣服、被褥，如有艾灰脱落，用纱布清洁局部皮肤，协助患者着衣，取舒适卧位。

3. 施灸过程中询问患者有无灼痛感，注意皮肤情况，对糖尿病、肢体感觉障碍的患者，需谨慎控制施灸强度，防止烧伤。嘱患者若治疗过程中出现头晕、眼花、恶心、颜面苍白、心慌出汗等不适现象，及时告知护士。

4. 施灸后出现轻微咽喉干燥、大便秘结、失眠等现象，无须特殊处理。局部出现小水疱，无须处理，可自行吸收。如水疱较大，用无菌注射器抽出液体，并以无菌纱布覆盖。

5. 灸后饮食易清淡，注意保暖。

第十二　热敏灸

一、概述

热敏灸是利用治疗头发热体中的电热丝产生热量转化为中红外线，拟合热敏灸艾条的光谱，治疗仪的光热在小范围内集中照射于治疗穴位，刺激穴位或其他敏化部位，引起一系列的生理、生化、免疫等方面的变化来调整机体。

二、作用机理

1. 具有改善局部血液循环、促进肿胀消退的作用。

2. 降低肌张力，缓解肌痉挛。

3. 通过镇痛等治疗和保健作用，达到防病治病的目的，如图14-12。

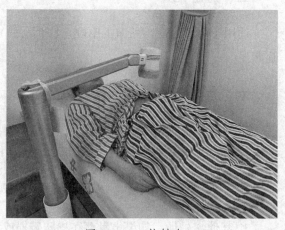

图14-12　热敏灸

三、护理评估

1. 评估病室环境及温度。

2. 评估患者主要症状，既往史及是否妊娠。

3. 评估患者有无出血病史或出血倾向，体温是否正常。

4. 评估患者对热的耐受程度。

5. 评估患者施灸部位皮肤情况。

四、操作方法

1. 核对医嘱，备齐用物，评估患者当前主要临床表现、既往史、局部皮肤情况、有无感觉迟钝或障碍、对热的耐受程度、心理状态。

2. 拉上床幔，选取施灸部位，注意保护患者隐私。

3. 将热敏灸治疗仪的治疗头放在距离施灸部位 5 cm 处，时间为 30 分钟。

4. 随时观察患者局部皮肤及病情变化，询问患者有无不适。

5. 施灸结束，观察患者皮肤情况，协助患者穿衣，取舒适卧位。

6. 告知患者施灸后饮食易清淡、注意保暖，避免对流风。

五、适应证

适用于治疗肌筋膜疼痛综合征。

六、禁忌证

1. 高烧、恶性肿瘤、皮肤过敏、严重动脉硬化、孕妇、婴幼儿。

2. 患有对光热过敏病症、精神意志障碍者、出血性疾病患者及晕灸者。

3. 对热感觉不敏感者禁用。

七、注意事项

1. 注意室内温度的调节，关闭门窗和空调，注意保暖。

2. 施灸过程中询问患者有无灼痛感，注意皮肤情况，对糖尿病、肢体感觉障碍的患者需谨慎施灸，防止灼伤。

3. 嘱患者若治疗过程中出现头晕、眼花、恶心、颜面苍白、心慌出汗等不适现象，及时告知护士。

4. 施灸完毕后，协助患者着衣，取舒适卧位，告知多饮水，清淡饮食。

第十五章　拔罐法

第一节　拔火罐

一、概述

拔火罐就是以罐为工具，通过燃烧法燃尽罐内空气，形成负压，使罐吸附于体表特定部位（患处、穴位），产生广泛刺激，形成局部充血或瘀血现象，以达到疏通经络、祛风散寒、消肿止痛、吸毒排脓的目的，从而达到防病治病、强壮身体等目的的一种治疗方法，包括留罐法、闪罐法及走罐法。

二、作用机理

1. 缓解风寒湿痹而致的腰背酸痛，虚寒性咳喘等症状。

2. 用于疮疡及毒蛇咬伤的急救排毒，如图15-1。

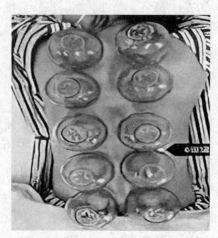

图15-1　拔火罐

三、护理评估

1. 评估病室环境，温度适宜。

2. 评估患者主要症状、既往史、过敏史、凝血机制，是否处于妊娠或经期。

3. 评估患者体质及患者对疼痛的耐受程度。

4. 评估患者拔罐部位的皮肤状况。

5. 评估患者对拔罐操作的接受程度。

四、拔火罐操作方法

1. 核对医嘱，根据拔罐部位选择火罐的大小及数量，检查罐口周围是否光滑，有无缺损裂痕，嘱患者排空二便，做好解释。

2. 备齐用物，协助患者取合理舒适体位，充分暴露拔罐部位，保护患者隐私及保暖。

3. 酒精棉球干湿适当，点燃后在罐内中下段环绕，准确地吸附在选定的部位及穴位上，使罐内形成负压。

4. 留罐时间为 5~10 分钟，观察局部皮肤红紫程度，询问感觉。

5. 起罐时，用左手夹住火罐，右手拇指或示指在罐口旁边按压，使空气进入罐内，将罐取下。

6. 操作完毕，协助患者整理衣着，安置舒适体位，整理床单元。

五、平衡火罐操作方法

1. 核对医嘱，根据拔罐部位选择火罐的大小及数量，检查罐口周围是否光滑，有无缺损裂痕，嘱患者排空二便，做好解释。

2. 备齐用物，协助患者取合理舒适体位，充分暴露拔罐部位，保护患者隐私及保暖。

3. 沿着两侧的膀胱经，从患者背部至腰骶部，分左右、上下，分别在两侧膀胱经，循经自上而下或自下而上做闪罐 3 个来回。

4. 涂少量润滑油于背部，沿督脉及膀胱经走向推罐 3 个来回，推罐吸力适中。

5. 垂直神经或经络方向快速做环旋运动，从上到下，从左到右。

6. 抹净背部多余的油，准确将罐扣在相应的腧穴上，罐吸附力适中。

7. 起罐时，左手轻按罐具，向左倾斜，右手示指或拇指按住罐口右侧皮肤，使罐口与皮肤之间形成空隙，空气进入罐内，顺势将罐取下。不可硬行上提或旋转提拔。

8. 抹净背部，将罐底吸定于穴位上进行揉动，手握罐口，揉督脉及足太阳膀胱经来回 3 次。

9. 操作完毕，协助患者整理衣着，安置舒适体位，整理床单元。

六、适应证

适用于头痛、腰背痛、颈肩痛、失眠及风寒型感冒所致的咳嗽等症状、疮疡、毒蛇咬伤等急救排毒。

七、禁忌证

凡局部有皮肤病或全身枯瘦，肌肉失去弹性者，不可拔罐；凡血管多、骨凸起、毛发部、心跳处、眼、耳、鼻、口与乳头等部位均不可拔。此外，高热、昏迷、抽搐、妇女妊娠期间及水肿、腹水、肿瘤等患者亦不宜应用。

八、注意事项

1. 拔罐时应采取合理体位，选择肌肉较厚的部位。骨骼凹凸不平和毛发较多处不宜拔罐。

2. 操作前一定要检查罐口周围是否光滑，有无裂痕，防止烫伤。

3. 拔罐时动作要稳、准、快，起罐时切勿强拉。

4. 拔罐过程中应注意患者的反应，如患者出现不适反应，立即起罐，严重者可让患者平卧保暖，饮温开水或糖水，还可以按揉内关、合谷、太阳、足三里等穴。

5. 使用过的火罐，均应消毒后备用。

（6）拔罐后饮用一杯温开水，夏季拔罐部位禁忌吹风扇或空调直吹。

（7）起罐后，皮肤会出现与罐口相当大小的紫红色瘀斑，为正常表现，数日方可消除。如局部出现小水疱，不必处理，可自行吸收。如水疱大，消毒局部皮肤后，用注射器吸出液体，覆盖消毒敷料。

第二节　火龙罐综合灸

一、概述

火龙罐综合灸以火攻邪，祛寒、散滞，可以温通经络、平衡气机、调节脏腑、暖宫调经、扶正祛邪、补益强身。

二、作用机理

火龙罐综合灸是集推拿、艾灸、揉痧、点穴、熨烫于一体，运用点、震、叩、按、揉、拨、推、碾、烫、熨十种手法结合正旋、反旋、摇拨、摇震罐体，从而达到祛寒、除湿、化瘀等功效的一种治疗方法。另一方面，火龙罐又避免了传统刮痧及负压走罐的疼痛感，以及传统火罐带来的血瘀栓塞等不良反应，即刮即化即消，几乎无痛，可说是一种治疗性和舒适性并存的新疗法，如图 15-2。

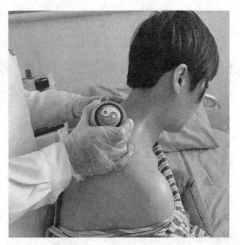

图 15-2　火龙罐综合灸

三、护理评估

1. 评估病房环境及温度。

2. 评估患者当前主要症状、既往史及是否妊娠。

3. 评估患者有无出血病史或出血倾向、哮喘病史或艾绒过敏史。

4. 评估患者施灸部位的皮肤情况、有无感觉迟钝或障碍。

5. 评估患者对热、气味的敏感和耐受程度。

6. 评估患者心理状况。

四、操作方法

1. 核对医嘱，备齐用物，嘱患者排空二便，洗手，轻插艾条，防止破碎。

2. 点燃艾条，火焰对准艾炷圆边和中心，防止火焰过大烧到罐口。

3. 一摸二测三观察，即一摸罐口有无破裂，二测罐口温度是否过高，三看艾炷燃烧升温是否均匀，升温是否正常。

4. 帮助患者做好治疗前准备，摆好体位、脱衣、暴露施罐部位，注意保暖，局部抹上按摩膏或对症精油。

5. 施罐时手掌的小鱼际先接触皮肤然后再落罐。

6. 持罐集推拿、刮痧、艾灸功能于一体，结合揉、碾、推、按、点、摇、闪、震、熨、烫等不同手法正旋、反旋、摇拨、摇振罐体作用于皮肤肌肉组织，达到气化和序化作用。

7. 每部位施灸20~30分钟，至皮肤微微发红发热，具体视疾病情况而定。

8. 暂停使用期间或用完罐后必须放置在配套的托盘上，盘内垫湿巾。

9. 艾条不要等到全部烧完再换，罐底发烫即提醒结束使用，更换艾条。

10. 罐子放置10分钟待温度降低后，浇水剔除浸湿的残艾，清洗干净晾干备用。

五、适应证

1. 中风后遗症、痹证。

2. 脊柱损伤类病症，如颈椎病、强直性脊柱炎、腰椎间盘突出症、腰背部肌肉损伤。

3. 胃肠类疾病，如便秘、便溏、腹胀、消化不良等。

4. 妇科疾病，如月经不调、痛经等。

5. 糖尿病微循环障碍所致的酸、麻、胀、痛等。

六、禁忌证

1. 消瘦、空腹、过饱、极度疲劳、醉酒、脱水、剧烈运动后出现惊厥、抽搐等异常状态禁用。

2. 孕妇腹部、腰骶部禁用。

3. 出血、溃疡、水肿、高热患者禁用。

七、注意事项

1. 使用时注意与皮肤保持适度距离，防止灼伤皮肤。

2. 治疗过程中，应防止艾灰脱落烧伤皮肤和点燃衣服被褥，当局部皮肤产生烧灼、热烫的感觉时，应停止治疗。

3. 灸后局部出现微红灼热属正常现象，无须处理。如局部出现水疱，小者无须处理，大者遵医嘱用无菌注射器抽出液体，并以无菌纱布覆盖。灸后身体不适者，如身体有热感、头昏、烦躁等嘱患者适当活动身体。

4. 灸后注意休息，注意保暖，慎防风寒。

第三节　药物罐

一、概述

药物罐是拔罐法与中药疗法相结合的一种治疗方法，是以竹罐或木罐为工具，并浸泡药液煎煮后，利用高热排出罐内空气，造成罐内负压，使木罐吸附于穴位，即可起到拔罐时的温热刺激和机械刺激作用。

二、作用机理

药物罐是以中药煎煮的竹罐吸拔于相应穴位上，通过吸拔及药物渗透治疗的双重作用，以达到疏通经络、活血化瘀的作用，如图15-3。

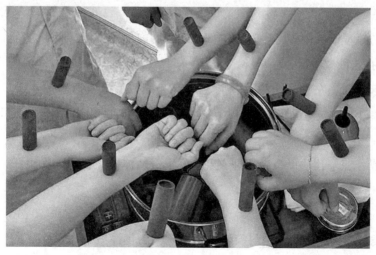

图15-3　药物罐

三、护理评估

1. 评估病房环境及温度。

2. 评估患者当前主要症状、既往史及是否妊娠。

3. 评估患者有无出血病史或出血倾向、哮喘病史。

4. 评估患者施灸部位的皮肤情况、有无感觉迟钝或障碍。

5. 评估患者对热的敏感和耐受程度。

6. 评估患者心理状况。

四、操作方法

1. 核对医嘱，评估患者，遵照医嘱确定拔罐部位，根据拔罐部位选择竹罐的大小及数量，检查罐口周围是否光滑，有无缺损裂痕，做好解释。

2. 备齐用物，携至床旁。协助患者取合理、舒适体位，充分暴露拔罐部位，注意保护隐私及保暖。

3. 再次检查竹罐有无损坏（缺损、裂缝），水温计测量温度 78 ℃ ~ 80 ℃为宜。

4. 手持卵圆钳夹住煮好的竹罐，另一手拿毛巾，将竹罐放在毛巾上沥干。将温度适宜的竹罐吸附在选定部位上，观察罐体吸附情况和皮肤颜色，询问有无不适感。

5. 竹罐准确吸附在已经选定的部位上，罐内形成负压，吸附力强，待吸附牢固后约 15 秒撒手。

6. 起罐时，左手轻按罐具，向左倾斜，右手示指或拇指按住罐口一侧皮肤，使罐口与皮肤之间形成空隙，空气进入罐内，顺势将罐取下。不可硬行上提或旋转提拔。

7. 操作完毕，协助患者整理衣着，安置舒适体位，整理床单元。

五、适应证

各类颈肩腰腿疼痛；内科疾病，如面瘫、消化性溃疡、慢性胃炎、慢性支气管炎、痛风、类风湿关节炎等；皮肤科疾病，如疖疬、痤疮、带状疱疹、神经性皮炎等；妇科疾病，如月经不调、附件炎等。

六、禁忌证

1. 骨骼凹凸不平和毛发较多处不宜拔罐。

2. 避免在有水疱、瘢痕和伤口的位置拔罐。

3. 凡血管多、心跳处、眼、耳、鼻、口与乳头等部位，均不可拔。

4. 高热、昏迷、抽搐、妇女妊娠期间、水肿、腹水、肿瘤等患者亦不宜应用。

七、注意事项

1. 应采取合理体位，选择肌肉较为丰满的部位，防止烫伤。

2. 拔罐后 4 小时内禁止洗澡，注意保暖。

3. 拔罐时动作要稳、准、快，起罐时切勿强拉。

4. 起罐后，如局部出现小水疱，不必处理，如水疱较大，消毒局部皮肤后，用注射器吸出液体，覆盖消毒敷料。

第十六章　外治疗法

第一节　中药封包

一、概述

中药封包技术，是将调配好的中药均匀涂擦于身体的患病部位或关节处，或将药物打碎，装入棉布袋扎好口袋敷于患处，然后用薄膜进行包裹，通过药物的渗透作用，达到活血化瘀、消肿止痛、祛湿除寒、调和气血目的的一种外治方法。封包是指使用胶带或者不透水薄膜覆盖于皮肤之上。

二、作用机理

中药封包直接作用于患病部位，可发挥活血化瘀、疏通经络、祛风除湿、消肿止痛、强筋壮骨、行气止痛等作用，如图16-1。

三、护理评估

1. 评估病室环境及室温。
2. 评估患者当前主要临床表现、既往史、局部皮肤情况、

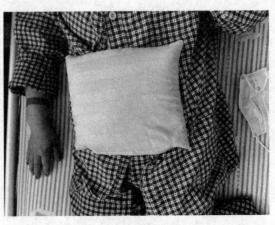

图16-1　中药封包

有无感觉迟钝或障碍。

3. 评估患者心理状态。

四、操作方法

1. 核对医嘱，备齐用物，评估患者当前主要临床表现、既往史、局部皮肤情况，嘱患者排空二便，调节室温。

2. 根据涂药部位取合理体位，暴露涂药部位必要时用屏风遮挡。

3. 患处铺治疗巾，用生理盐水棉球清洁皮肤，并观察局部皮肤情况。

4. 中药均匀涂擦于身体的患病部位或关节处，然后用薄膜进行包裹，或将药物打碎，装入棉布袋扎好口敷于患处。

5. 治疗过程中，随时询问患者有无不适。

五、适应证

适用于各种急慢性疾病引起的疼痛症状，如颈椎病、落枕、腰椎间盘突出症、腰肌劳损、肩周炎、骨关节炎、胃痛、腹胀、痛经、盆腔炎、尿潴留、滑囊炎、肋软骨炎、腱鞘炎、强直性脊柱炎等。还适用于中风恢复期患者的关节功能障碍，如关节强直、挛缩、肿痛等症状。

六、禁忌证

局部皮肤有创面或溃疡者，体质衰弱和高热患者，急性化脓性炎症，肿瘤，结核，脑动脉硬化，心肾功能衰竭，有不明肿块、出血倾向及出血性疾病，婴幼儿童等禁用。

七、注意事项

1. 告知患者基本原理、作用及简单操作方法。

2. 告知患者衣着宽松。

3. 若患者皮肤发红或出现过敏现象，应立即告知医生。

4. 妊娠期、哺乳期、月经期慎用。

5. 操作包裹封包塑形方法正确，拘挛肢体尽量伸展，保持功能位。

6. 治疗结束后嘱患者休息，保持情绪安定，饮食易清淡，忌食生冷、油腻之品。

<h1 style="text-align:center">第二节　中药溻渍</h1>

一、概述

中药溻渍是将药物煎汤趁热在患处进行熏蒸、淋洗、浸泡、湿敷，使药物直接作用于患处，能改善局部的血液循环，以达到温经通络、活血化瘀、止痒祛风、消散肿疡、祛除毒邪等效果的一种外治方法。

二、作用机理

溻渍法可使药物经肌腠毛窍而入脏腑，通经贯络，以作用全身，且可疏其汗孔宣导外邪，通过疏通气血、软坚散结、祛风止痒等而达到治疗的目的，如图 16-2。

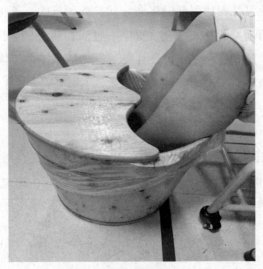

图 16-2　中药溻渍

三、护理评估

1. 评估病室环境及室温。

2. 评估患者当前主要的临床表现、既往史、局部皮肤情况、有无感觉迟钝或障碍以及心理状态。

3. 评估患者对热的耐受程度。

4. 评估患者体质及溻渍部位的皮肤情况。

5. 观察患者局部皮肤情况，询问有无不适感，避免皮肤烫伤。

四、操作方法

1. 核对医嘱，备齐用物。

2. 评估患者当前主要临床表现、既往史，依据局部皮肤情况调节室温。

3. 协助患者取合理、舒适体位，暴露溻渍部位。

4. 将药物煎汤趁热在患处进行熏洗、淋洗、浸泡、湿敷、使药物直接作用于患处。

5. 观察患者局部皮肤情况，询问有无不适感，避免皮肤烫伤。

五、适应证

适用于腰椎间盘突出症、颈椎病、骨质增生、关节炎、肩周炎、腰肌劳损、滑膜炎、腰椎管狭窄、骨刺、风湿性腰腿痛、坐骨神经痛、膝盖肿痛、肌肉劳损、肢体肿痛等筋骨类疾病。

六、禁忌证

对于某些局部大血管、皮肤感染及破损、感觉障碍，或是对中药过敏的人群，以及患有重度糖尿病、出血性疾病的人群，不能进行中药溻渍治疗。此外，腹部有包块且性质不明的人群不能进行此治疗，孕妇的腹部、腰骶部不能进行中药溻渍治疗。

七、注意事项

1. 告知患者治疗时间约 30 分钟。

2. 告知患者中药溻渍疗法治疗时，溻渍部位可能出现过敏及其他不适。

3. 若患者局部皮肤出现红疹、瘙痒等过敏症状，立即告知医生停止用药，及时处理。

4. 药液温度要适中，不可过热。

5. 溻渍后注意保暖，避免风寒，当日禁止洗澡。

第三节 中药穴位贴敷

一、概述

穴位贴敷技术是将药物制成一定剂型后贴敷于腧穴上，通过药物和腧穴的共同作用以实现防治疾病目的的一种方法，有通经活络、清热解毒、活血化瘀、消肿止痛、行气消痞、扶正强身等作用。

二、作用机理

穴位敷贴疗法通过将药物贴敷于穴位以达到刺激与调节的作用，穴位将药物吸收后达到疏通经络、消肿止痛、清热解毒、治疗疾病的作用，如图16-3。

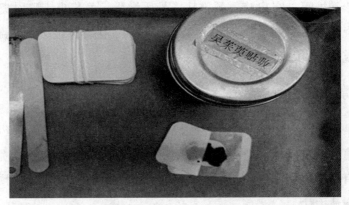

图 16-3 中药穴位贴敷

三、护理评估

1. 评估病室环境，温度适宜。

2. 评估患者主要症状、既往史、药物及敷料过敏史、是否妊娠。

3. 评估患者敷药部位的皮肤温度，创面情况及敷药效果。

四、操作方法

1. 核对医嘱，备齐用物，进行护理评估。

2. 观察施术皮肤情况，用0.9%生理盐水或温水清洁皮肤。

3. 取大小合适的棉纸或薄胶纸，用压舌板将所需药物均匀地涂抹于棉纸或薄胶纸上，厚薄适中。

4. 将药物贴敷于穴位上，做好固定。为避免药物受热溢出污染衣物，可加敷料或棉垫覆盖，用胶布或绷带固定，松紧适宜。

5. 观察患者局部皮肤，询问有无不适感。

6. 操作完毕后擦净局部皮肤，协助患者着衣，安排舒适体位。

五、适应证

适用于恶性肿瘤，各种疮疡及跌打损伤等疾病引起的疼痛；消化系统疾病引起的腹胀、腹泻、便秘；呼吸系统疾病引起的咳喘等症状。

六、禁忌证

1. 孕妇，多数外贴药物对孕期妇女可能不安全。

2. 对药物过敏者不宜贴敷；对橡皮膏过敏者应提前告诉医生，换用其他方式固定。

3. 严重皮肤病，如皮肤长疱、疖以及皮肤有破损或有皮疹者，拔毒膏除外。

4. 严重荨麻疹患者。

5. 疾病发作期患者，如急性咽喉炎、发热、黄疸、咯血、糖尿病血糖控制不良、慢性咳喘病的急性发作期等患者。

6. 严重心肺功能疾病患者不宜采用。

七、注意事项

1. 告知患者穴位贴敷时，皮肤出现微红为正常现象，若出现皮肤瘙痒、丘疹、水疱等，应立即告知护士。

2. 穴位贴敷时间一般为6~8小时，可根据病情、年龄、药物、季节调整时间，小儿酌减。

3. 嘱患者若出现敷料松动或脱落，及时告知护士。

4. 局部贴药后可出现药物颜色、油渍等污染衣物的情况。

5. 孕妇的脐部、腹部、腰骶部及某些敏感穴位如合谷、三阴交等处都不宜敷贴，以免局部刺激引起流产。

6. 药物应均匀涂抹于棉纸中央，厚薄一般以 0.2~0.5 cm 为宜，覆盖敷料大小适宜。

7. 贴敷部位应交替使用，不宜单个部位连续贴敷。

8. 除拔毒膏外，患处有红肿及溃烂时不宜敷贴药物，以免发生化脓性感染。

9. 对于残留在皮肤上的药物不宜采用肥皂或刺激性物品擦洗。

10. 使用敷药后，如出现红疹、瘙痒、水疱等过敏现象，应暂停使用，告知医师配合处理。

第四节　中药热奄包

一、概述

中药热奄包技术是将中药通过炒或微波炉加热后包裹于棉纱布袋或毛巾内热敷，通过奄包的热蒸气和药力，达到温经通络、调和气血、祛湿驱寒等效果的一种外治方法。

二、作用机理

通过中药热奄包外敷达到消肿止疼、活血化瘀、消肿利湿、通经走络的作用，以减少疾病发作次数或减轻发作的程度，如图 16-4。

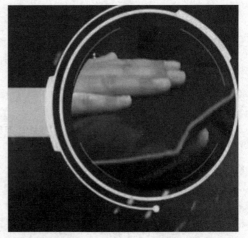

图 16-4　中药热奄包

三、护理评估

1. 评估病室环境，室温适宜。

2. 评估患者当前主要症状、临床表现、既往史及药物过敏史。

3. 评估患者体质及热奄部位皮肤情况。

4. 评估患者心理状态。

5. 治疗过程中，随时观察患者局部皮肤情况、全身情况，主动询问患者感受。

四、操作方法

1. 核对医嘱，备齐用物，评估患者当前主要临床表现、既往史、局部皮肤情况。

2. 协助患者取合理、舒适体位，暴露热奄部位，再次检查局部皮肤情况。

3. 药包加热，用毛巾将热奄包包好，敷于病患部位，注意保暖。

4. 治疗过程中随时询问患者有无不适。

五、适应证

各种原因引起的腹胀、腹痛；关节冷痛、酸胀、麻木、沉重；脾胃虚弱所致的胃痛、寒性呕吐等。

六、禁忌证

饭后 1 小时内不宜热奄，脉搏超过 90 次/分钟以上禁热奄，过饥、过饱、醉酒、孕妇禁热奄，皮肤破溃、炎症部位禁热奄。

七、注意事项

1. 告知患者治疗过程中，局部皮肤可能出现烫伤等情况。

2. 告知患者治疗过程中，局部若皮肤产生烧灼、热烫的感觉应立即停止治疗。

3. 告知患者治疗过程中，局部皮肤可能出现水疱。

4. 加热过程中，只可以用中火加热，在使用 3~5 次后先用清水喷湿布袋，然后再放于微波炉内加热。

5. 热奄包加热后放于热奄部位，必须先试温度，以免烫伤。

6. 留药 20~30 分钟，揭开被子取出药包并擦干局部。用药时间每次应间隔 5 小时。

7. 热奄后半小时内不要用冷水洗手或洗澡，喝较平常量多的温开水有助于排出体内毒素。

第五节　中药涂药

一、概述

中药涂药技术是将中药制成水剂、酊剂、油剂、膏剂等剂型，涂抹于患处或涂抹于纱布，然后外敷于患处，达到祛风除湿、解毒消肿、止痒镇痛的一种操作方法。

二、作用机理

将水剂、膏剂、散剂等方剂涂抹于皮肤相应部位，以达到祛风除湿，解毒消肿，止痒镇痛的目的。如：冰硼散涂抹咽喉，治疗咽喉红肿等病症。云南白药加鸡蛋清外涂法，具有消肿止痛、收敛的功效，可改善上颌窦根治术后面颊肿胀。生姜涂擦外敷缓解化疗引起的局部疼痛，如图 16-5。

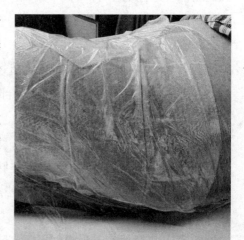

图 16-5　中药涂药

三、护理评估

1. 评估病室环境，温度适宜。
2. 评估患者主要症状、既往史、药物过敏史、是否妊娠。
3. 评估患者对疼痛的耐受程度。
4. 评估患者涂药部位的皮肤情况。
5. 评估患者心理配合程度。
6. 涂药过程中观察患者局部皮肤情况，有无不适反应。

四、操作方法

1. 核对医嘱，备齐用物，进行护理评估。
2. 根据涂药部位帮助患者取合适体位，暴露涂药部位，必要时用屏风遮挡。

3. 患处铺治疗巾，用生理盐水棉球清洁皮肤，并观察局部皮肤情况。

4. 将中药制剂均匀涂抹于患处或涂抹于纱布外敷于患处，范围超出患处 1~2 cm 为宜。

5. 根据涂药的位置、药物的性质，必要时选择适当的敷料覆盖并固定。

6. 涂药过程中随时询问患者有无不适。

五、适应证

适用于跌打损伤、烫伤、烧伤、疖痈、静脉炎等。

六、禁忌证

1. 婴幼儿颜面部禁用。婴幼儿皮肤比较娇嫩，抗摩擦力和抗病能力以及对外界刺激的抵抗能力都比较薄弱，中药中若存在质地比较硬的成分容易导致婴幼儿皮肤受损。此外，婴幼儿皮肤的汗腺和毛囊尚且发育不全，若药物残留堵塞汗腺及毛孔，容易引起皮肤发生炎症反应。

2. 对药物过敏者禁用。由于中药种类繁多，部分人群属于过敏体质，某些中药容易刺激机体发生过敏反应，出现红肿、红斑、灼热、瘙痒等症状。比如白僵蚕、水蛭、鱼腥草、蜂乳等。

3. 妊娠患者慎用。

七、注意事项

1. 涂药后如出现痛、痒、胀等不适，应及时告知护士，勿擅自触碰或抓挠局部皮肤。

2. 涂药后若敷料脱落或包扎松紧不适宜，应及时告知护士。

3. 涂药后可能出现药物颜色、油渍等污染衣物的情况。

4. 中药可致皮肤着色，数日后可自行消退。

5. 涂药前需清洁局部皮肤。

6. 涂药不宜过厚以防毛孔闭塞。

7. 涂药后，观察局部及全身的情况，若出现丘疹、瘙痒、水疱、局部肿胀等过敏现象，停止用药，将药物擦洗干净并告知医生，配合处理。

8. 患处若有敷料，不可强行撕脱，可用无菌棉签沾湿敷料后再揭，并擦去药迹。

第六节　中药外敷

一、概述

中药外敷技术是将新鲜中草药切碎、捣烂，或将中药末加赋形剂调匀成糊状，敷于患处或穴位上，通过药物的经皮吸收或对体表部位及穴位的刺激以达到舒筋活络、活血化瘀、消肿止痛、清热解毒、拔毒等功效的一种中医治疗方法。

二、作用机理

运用舒筋活络、活血化瘀、消肿止痛、拔毒等作用，治疗因各种原因所引起的红、肿、热、痛以及水肿等，从而达到清热解毒、消肿散结、止痛的目的，如图16-6。

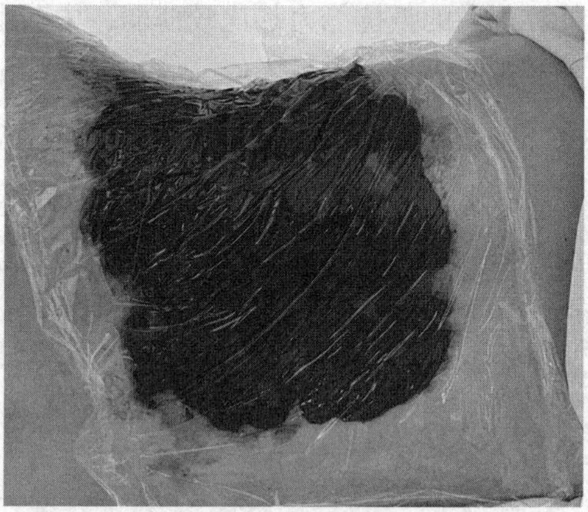

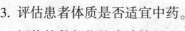

三、护理评估

1. 评估病室环境，温度适宜。

2. 评估患者当前主要症状、既往史及药物过敏史。

图16-6　中药外敷

3. 评估患者体质是否适宜中药。

4. 评估外敷部位的皮肤情况。

5. 外敷过程中观察患者局部皮肤情况。

四、操作方法

1. 核对医嘱，备齐用物，评估患者当前主要临床表现、既往史、局部皮肤情况。

2. 协助患者取合理、舒适体位，暴露外敷部位皮肤，注意保暖。

3. 敷药局部做清洁处理，观察患者局部皮肤情况。

4. 需临时调制药物时，将药末倒入碗内，将调和剂调制成糊状。

5. 根据敷药面积，取大小合适的棉布或薄胶纸，用油膏刀将所需药物均匀的平摊于棉纸上，厚薄适中。

6. 将摊好药物的棉纸四角反折后敷于患处，以免药物受热溢出污染衣被，加盖敷料或棉垫，以胶布或绷带固定。

7. 若为肿疡，敷药面积应超过肿疡范围 1~2 cm，一是防止毒邪扩散，起箍毒作用；二是通过药物作用以束毒邪，提脓拔毒。

8. 敷药后，注意观察局部情况，若出现红疹、瘙痒、水疱等过敏现象，应暂停使用，并报告医师，配合处理。

五、适应证

适用内、外、妇、儿、骨科、五官、皮肤科等多种病症。

六、禁忌证

1. 妇女孕期禁用有堕胎及致畸作用的药物。

2. 患者如果存在对药物的过敏现象应禁止使用敷药，或者自身存在大疱性皮肤病、剥脱性角质层松解症也不能够使用敷药。

3. 患有严重高血压、心脏病者慎用。

七、注意事项

1. 出现皮肤微红为正常现象，若出现皮肤瘙痒、丘疹、水疱等，应立即告知护士。

2. 中药外敷时间一般为 6~8 小时，可根据病情，年龄，药物，季节调整时间，小儿酌减。

3. 若出现敷料松动或脱落，应及时告知护士。

4. 贴药后可出现药物颜色，油渍等污染异物。

5. 应对敷药部位进行清洁，皮肤过敏者禁用。

6. 敷药的摊制厚薄要均匀，太薄药力不够，效果差，太厚则浪费药物，且受热后易溢出，污染衣被。敷药后，包扎固定好，以免药物流洒别处。

7. 对初期有头或成脓阶段的肿疡，以中间留空隙，围敷四周为宜，不宜完全涂布，以免阻止脓毒外泄。特殊部位，如乳痈敷药时，可在敷料上剪孔或剪一缺口，使乳头露出，以免乳汁溢出污染敷料。

8. 小儿皮肤娇嫩，不易使用刺激性强的药物，用药时间不宜过长，应加强护理，防止小儿将所敷药物抓脱。

9. 有过敏反应者及时对症处理。如局部出现水疱，用生理盐水清洗干净后再用消过毒的针刺破外用消毒药物，防止皮肤继发感染。

10. 进行热敷时，应把握好温度，以免烫伤皮肤。

11. 夏天以蜂蜜、饴糖做赋形剂时，宜现配现用并冷藏保存。

12. 敷药疗法虽然相对安全，但对一些特殊患者，要密切注意其敷药后的反应，如有不适反应要及时终止治疗，并及时采取相应的处理方法。

第七节　中药泡洗

一、概述

中药泡洗技术是借助泡洗时洗液的温热之力及药物本身的功效，浸洗全身及局部皮肤，达到活血消肿，止痛祛瘀生新等作用的一种操作方法。

二、作用机理

全身泡洗技术是用较多的中草药煎成汤剂和水剂，然后将其注入浴缸、浴桶或专门器械中，待药液降温后，用来泡以达到疏通腠理、协调脏腑、祛邪扶正的作用，局部泡洗技术是指药液浸洗身体或身体的某一部位（多为患部）。以达到活血、消肿、止痛、祛瘀生新、治疗局部或全身疾病的目的，如图 16-7。

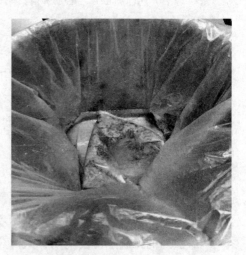

图 16-7　中药泡洗

三、护理评估

1. 评估病室环境，温度适宜。

2. 评估患者主要症状、既往史及过敏史、是否妊娠或经期。

3. 评估患者体质及局部皮肤情况。

4. 评估患者进餐时间、饥饱状态。

5. 评估患者泡洗部位皮肤情况。

四、操作方法

1. 核对医嘱，备齐用物，操作前调节室内温度，嘱患者注意保暖，排空二便，告知注意事项。

2. 全身泡洗技术：将药液注入泡洗装置内，药液温度保持 40℃ 左右，水位在患者的膈肌以下，全身泡洗 30 分钟。

3. 局部泡洗技术：将 40℃ 左右的药液注入盛药容器内，将浸洗部位浸泡于药液中浸泡 30 分钟。

4. 泡洗中若感到不适应立即停止，协助患者卧床休息。

5. 操作后观察泡洗部位情况及皮肤颜色，询问有无不适感。

五、适应证

适用于外感发热、失眠、便秘、皮肤感染及中风恢复后的手足肿胀等症状。

六、禁忌证

1. 小儿及老年人慎用

2. 有严重肝肾疾病的慎用。

3. 有心肺功能障碍、出血性疾病患者禁用。

4. 糖尿病、心脑血管患者、妊娠期及月经期慎用。

七、注意事项

1. 餐前、餐后 30 分钟内不宜进行全身泡洗。

2. 全身泡洗水位应在膈肌以下，以微微汗出为宜，如出现心慌等不适症状应及时告知护士。

3. 中药泡洗时间为 30 分钟，泡洗过程后应饮用温开水 300~500 mL，小儿及老年人酌减，以补充体液及增加血容量，以利于代谢废物的排出。有严重心肺、肝肾疾病患者饮水不宜超过 150 mL。

4. 糖尿病，足部皲裂患者的泡洗温度应适当降低，防止烫伤。

5. 泡洗过程中应关闭门窗，避免患者感受风寒。

6. 泡洗过程中，护士应加强巡视，注意观察患者的面色、呼吸、汗出等情况，出现头晕，心慌等异常状况，停止泡洗，告知医师。

第八节　中药离子导入

一、概述

中药离子导入技术是利用离子导入治疗仪中的直流电将药物离子化，通过皮肤或穴位导入人体，直达病灶，达到活血化瘀、软坚散结、抗炎镇痛的一种操作方法。

二、作用机理

缓解局部疼痛、消肿、疏通经络、缓解疼痛等不适症状，具有改善局部血液循环，促进炎症消散的作用，如图16-8。

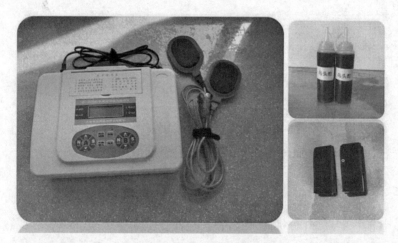

图16-8　中药离子导入仪器

三、护理评估

1. 评估患者病情、既往史、意识、活动能力、有无感觉迟钝或障碍、患者体质及皮肤有无破损、皮疹及过敏反应、对电刺激的耐受程度和心理状态。

2. 评估治疗仪的性能。

3. 调节强度时要缓慢，慢调细调的同时要询问患者的感觉，调至患者能耐受的强度为宜，防刺激过度，同时嘱患者勿自行调节电流强度。

4. 治疗过程中随时询问患者感觉，检查电极片有无直接接触患者皮肤、松落。

四、操作方法

1. 核对医嘱，备齐用物，协助患者取舒适卧位，暴露治疗部位。

2. 将电极板浸湿。

3. 将涂有中药药液的纱布压敷于电极板上，将电极板固定于治疗部位。

4. 选择治疗模式，再选择热疗模式，然后选择处方，调节治疗强度和温度以患者能承受为宜，防止烫伤。

5. 治疗结束，取下电极板。作用时间为 20 分钟，不建议在同一部位长时间治疗，可引起局部皮肤不适。

6. 操作结束，协助患者穿衣，安排舒适体位，整理床单元。

五、适应证

肩周炎、颈椎病、腰椎间盘突出症、退行性骨性关节病、风湿性关节炎、类风湿性关节炎、挫伤、肌纤维组织炎、肌肉劳损、坐骨神经痛、周围神经伤病、关节挛缩。

六、禁忌证

急性化脓性炎症、有出血倾向，患有恶性肿瘤、血栓性静脉炎，置有心脏起搏器、局部戴有金属异物，心前区对电流不能耐受者禁用，孕妇的腰骶部不能使用。

七、注意事项

1. 电极板应放于患处，放置时与皮肤紧密接触固定。

2. 电极板带有温热功能，使用中可能存在烫伤的风险，皮肤感觉异常者慎用。如治疗部位出现刺痛、烧灼感觉应立即停止治疗。

3. 电极板不可置于心脏前后，应避开接触伤口及瘢痕。

4. 如果治疗过程中感觉有任何不适，应立即停止治疗。

第九节　中药熏蒸治疗

一、概述

中药熏蒸技术是借用中药热力及药理作用，熏蒸患处达到疏通腠理、祛风除湿、温经通络、活血化瘀的一种操作方法。

二、作用机理

中药熏蒸主要是通过物理温热和中药吸收的双重作用达到治疗目的，人体在熏蒸作用下，全身毛孔开放、排汗，这样一方面可以将体内新陈代谢产物和有害物质排出体外；另一方面，有效的中药成分通过开放的毛孔进入体内，从而起到活血化瘀、温经散寒、祛风祛湿、消炎止痛的作用，将药物直接作用于病变部位，避免了内服药对人体产生的不良反应，如图16-9。

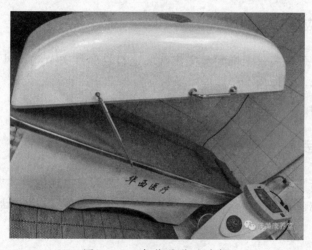

图16-9　中药熏蒸治疗机

三、护理评估

1. 评估病室环境，温度适宜。
2. 评估患者的主要症状、既往史及过敏史、是否妊娠或经期。
3. 评估患者的体质及局部皮肤情况。
4. 评估患者的进餐时间、饥饱状态。

四、操作方法

1. 核对医嘱，备齐用物，做好操作前准备工作。

2. 打开电源，显示默认时间，汽疗温度显示当前实际温度。

3. 准备工作完毕后，按下"熏蒸选择"按键，"时间选择"指示灯亮，可调整汽疗时间；再按下"熏蒸选择"按键，"温度A"区的指示灯亮，可调整A区汽疗温度；同时按下"送风开/关"，可对A区送风进行设定（用同样的方法可以设定B、C区的温度以及B、C区送风的设定）。

4. 设定完成后，按下"熏蒸开"键，熏蒸床开始工作。当达到设定的温度后，停止加热，如果设定的有送风，送风电机会工作；当温度低于设定值2℃时，自动开始加热，直到设定温度。

5. 按下"熏蒸关"键即停止加热，汽疗温度显示当前实际温度。

6. 使用完毕，擦拭熏蒸床表面，清理A~C区，排出废水，按下"臭氧"键进行消毒。

7. 消毒完毕，关闭开关并拔掉电源，整理用物。

五、适应证

1. 风湿病如类风湿性关节炎等病症。

2. 皮肤病如银屑病、体癣、湿疹、痤疮、硬皮病、皮肤瘙痒症等病症。

3. 骨关节疼痛如骨刺引起的疼痛、坐骨神经痛、骨伤后期功能恢复、腰椎间盘突出症等病症。

4. 内科疾病如感冒、慢性肠炎、尿毒症、便秘、神经衰弱引起的失眠等病症。

5. 腰肌劳损、软组织挫伤、软组织无菌性炎症、肩周炎、颈椎病等病症。

6. 减肥、健美人群。

六、禁忌证

1. 皮肤有溃破、伤口等不良皮肤状态者。

2. 皮肤对药液过敏者。

3. 妇女妊娠期间禁用，月经期间慎用。

4. 结核、骨髓炎、肿瘤患者。

5. 患有严重的肺、心、脑疾病者。

6. 有出血倾向如血友病等疾病的患者。

7. 无知觉或无法表达感受的患者。

七、注意事项

1. 非操作人员禁止操作。每次开关电源开关之间应大于 1 分钟，以免损坏电子设备。

2. 中药熏蒸前必须排除禁忌证，温度设定应遵循由小到大的原则，时间设定 15 分钟，不宜过长。

3. 治疗时应在医护人员指导下进行，如有头晕或其他不适，应停止治疗，并请医护人员酌情处理。

4. 饭前饭后半小时不宜汽疗，熏蒸时室温不应低于 20 ℃，冬季熏蒸后走出室外应注意保暖。

5. 熏蒸温度以不烫为宜，治疗时间不宜太长，老人、儿童及急症患者应有专人陪护。

6. 患者所用被单或毛巾被应独立使用，每天更换，防止交叉感染。

第十节　耳穴贴压

一、概述

耳穴贴压法，是用胶布将王不留行籽准确地粘贴于耳穴处，给予适度的按压，使其产生酸、麻、胀、痛等感觉，以达到疏通经络、调节脏腑气血、治疗疾病目的。数分钟便可完成，操作方便，价格经济，是一种绿色外治疗法。

二、作用机理

人的五脏六腑均可以在耳朵上找到相应的位置，当人体有不适时，往往会在耳郭上的相关穴区出现反应，刺激这些相应的反应点及穴位，可起到防病治病的作用，这些反应点及穴位就是耳穴，用胶布将药豆或磁珠准确地粘贴于耳穴处，给予适度的揉、按、捏、压，使其产生热、麻、胀、痛等刺激感应，以达到治疗目的的一种外治疗法。该疗法可以调节神经平衡、镇静止痛、脱敏止痒、疏通经络、调和气血、补肾等，如图16-10。

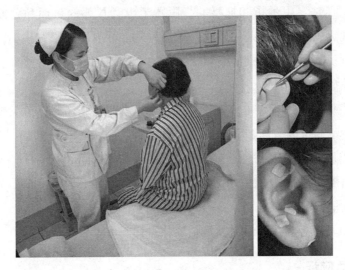

图16-10 耳穴贴压

三、护理评估

1. 评估患者当前主要症状、既往史、是否患有出血性疾病、是否处于月经期及妊娠期。

2. 评估患者贴压部位的皮肤情况。

3. 评估患者对疼痛是否耐受。

4. 评估患者是否对酒精及胶布过敏。

四、操作方法

1. 核对医嘱，备齐用物，评估患者当前主要临床表现、既往史、局部皮肤情况、有无感觉迟钝或障碍、对疼痛的耐受程度、心理状态。

2. 遵医嘱核对穴位，手持探棒自上而下在选区内寻找耳穴的敏感点，同时询问患者有无热、麻、胀、痛的"得气"感觉。

3. 75%酒精自上而下、由内到外、从前到后消毒耳部皮肤。

4. 将药丸黏附在0.7×0.7 cm大小的胶布中央，用止血钳或镊子夹住贴敷于选好耳穴的部位上，并给予适当按压，并询问患者有无"得气"感觉。

5. 在耳穴贴压期间，每日自行按压3~5次，每次每穴1~2分钟，耳穴贴压脱落后应告知护士。

6. 常用按压手法

（1）对压法：用示指和拇指的指腹置于患者耳郭的正面和背面，相对按压，至出现热、麻、胀、痛等感觉，示指和拇指可边压边左右移动，或做圆形移动，一旦找到敏感点，则持续对压 20~30 秒。对内脏痉挛性疼痛、躯体疼痛有较好的镇痛作用。

（2）直压法：用指尖垂直按压耳穴，至患者产生胀痛感，持续按压 20~30秒，间隔少许，重复按压，每次按压 3~5 分钟。

（3）点压法：用指尖一压一松地按压耳穴，每次间隔 0.5 秒。本法以患者感到胀而略沉重刺痛为宜，用力不宜过重。一般每次每穴可按压 30 下左右，具体可视病情而定。

7. 随时观察患者局部皮肤及病情变化，询问患者有无不适。

五、适应证

1. 各种疼痛疾病，如各种扭挫伤、头疼、神经性疼痛。

2. 各种炎症性病症，如牙周炎、咽喉炎、胆囊炎、肠炎、菌痢。

3. 内分泌紊乱及功能紊乱性疾病，如甲亢、甲减、糖尿病、肥胖、围绝经期综合征。

4. 过敏及变态反应性病症，如过敏性鼻炎、哮喘、荨麻疹。

5. 如预防感冒、晕车、晕船、高血压、神经衰弱、失眠、月经不调。

六、禁忌证

1. 严重心脏病不宜使用。

2. 孕妇、有习惯性流产者禁用。

3. 外耳患有病症，如溃疡、湿疹、冻疮破溃者不宜使用。

4. 出血性疾病禁用。

七、注意事项

1. 耳穴贴压每次选择一侧耳穴，双侧耳穴轮流使用。夏季易出汗，留置时间 1~3 天，冬季留置 3~7 天。

2. 观察患者耳部皮肤情况，留置期间应防止胶布脱落或污染，对普通胶布过敏者改用脱敏胶布。

3. 当患者侧卧位耳部感觉不适时，可适当调整贴压位置。

第十一节　穴位注射

一、概述

穴位注射疗法，针刺疗法之一，即水针疗法。"水针"又称"穴位注射"，是选用小剂量药物注入相关穴位，通过穴位和药物的双重作用来治疗疾病的一种方法。

二、作用机理

经络是连续液相为主的多孔介质通道，穴位给药可通过此通道发挥作用。药物被约束在经脉中而不向经脉外扩散，从而保证了药物的浓度，再加上组织液沿经脉的运输作用，药物可较快地到达病患的部位，这种传递渠道比通过血液的全身性扩散其药物作用浓度要高，其特异性好，不良反应小，因而具有较好的治疗效果，如图16-11。

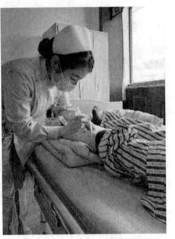

图16-11　穴位注射

三、护理评估

1. 评估患者当前主要症状、既往史、有无出血倾向及出血性疾病。

2. 评估患者针刺取穴部位的局部皮肤炎症、水肿情况。

3. 评估患者对疼痛的耐受程度。

4. 评估患者的心理状况。

四、操作方法

1. 核对医嘱，备齐用物，在治疗前，让患者做好心理准备，评估疼痛的耐受程度、心理状态，然后才可以进行治疗。

2. 让患者取舒适体位，选择适宜的一次性注射器或消毒注射器和针头，抽取适量的药液，在穴位局部消毒后，左手按压在已消毒的穴位周围皮肤，右手持注射器对准穴位或阳性反应点快速刺入皮下，而后将针缓慢刺入。针下得气后，回抽无回血，便可将药液缓慢注入。如所用药液较多时，可由深至浅，边推药液边退针，或将药液向多个方向注射。

3. 推注完药液后快速出针，用无菌棉签按压针眼 1 分钟。

4. 针刺过程中询问患者感受，如有不适，立即停止治疗。

5. 观察患者用药后症状改善情况，安置舒适体位。

五、适应证

适用于多种慢性疾病引起的如眩晕、呃逆、腹胀、尿潴留、疼痛、麻木等症状。

六、禁忌证

1. 孕妇、月龄较小而体质虚弱的婴儿慎用。

2. 咯血、有出血倾向、高度水肿者不宜进行注射。

3. 局部皮肤有感染、瘢痕、有较严重皮肤病者禁用。

4. 体质过分衰弱或有晕针史者慎用。

七、注意事项

1. 注射部位会出现疼痛、酸胀的感觉属于正常现象。

2. 注意针刺角度，观察有无回血。避开血管丰富部位，避免药液注入血管内。

3. 患者有触电感时针体往外退出少许后再进行注射。

4. 注射药物患者如出现不适症状时，应立即停止注射并观察病情变化。

5. 年老体弱及初次接受治疗者，最好取卧位，注射部位不宜过多，以免晕针。

第十二节 刮痧技术

一、概述

刮痧技术是在中医经络腧穴理论指导下，应用边缘钝滑的器具，如牛角类、砭石类等刮板或匙，蘸上刮痧油、水或润滑剂等介质，在体表一定部位反复刮动，使局部出现瘀斑，通过其疏通腠理，驱邪外出，疏通经络，通调营卫，和谐脏腑的功能达到防治疾病的一种中医外治技术。

二、作用机理

刮痧的原理是通过对皮肤的良性刺激，在体表进行反复刮动、摩擦，使皮肤局部出现红色粟粒状或暗红色出血点等"出痧"变化，达到疏通经络、行气活血化瘀、调整脏腑机能的作用，如图 16-12。

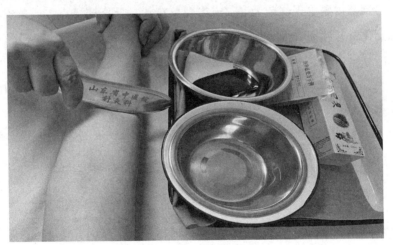

图 16-12 刮痧

三、护理评估

1. 评估病室环境，室温适宜。
2. 评估患者当前主要症状、既往史、是否有出血性疾病、妊娠或月经期。
3. 评估患者体质、对疼痛的耐受程度及刮痧部位皮肤情况。

四、操作方法

1. 核对医嘱，备齐用物，评估患者，遵照医嘱确定刮痧部位，排空二便，做好解释。

2. 检查刮具边缘有无缺损。备齐用物，携至床旁。

3. 用刮痧板蘸取适量介质涂抹于刮痧部位。

4. 协助患者取合理体位，暴露刮痧部位，注意保护隐私及保暖。

5. 单手握板，将刮痧板放置掌心，用拇指和示指、中指夹住刮痧板，无名指小指紧贴刮痧板边角，从三个角度固定刮痧板。刮痧时利用指力和腕力调整刮痧板角度，使刮痧板与皮肤之间夹角约为45°，以肘关节为轴心，前臂做有规律的移动。

6. 刮痧顺序一般为先头面后手足，先腰背后胸腹，先上肢后下肢，先内侧后外侧，逐步按顺序刮痧。

7. 刮痧时用力要均匀，由轻到重，以患者能耐受为度，单一方向不要来回刮。一般刮至皮肤出现红紫为度，或出现粟粒状、丘疹样斑点，或条索状斑块等形态变化，并伴有局部热感或轻微疼痛。对一些不易出痧或出痧较小的患者，不可强求出痧。

8. 观察病情及局部皮肤颜色变化，询问患者有无不适，调节手法力度。

9. 每个部位一般刮20~30次，局部刮痧一般5~10分钟。

10. 刮痧完毕，清洁局部皮肤，协助患者穿衣，安置舒适体位，整理床单元。

五、常用刮痧手法

1. 轻刮法：刮痧板接触皮肤下压刮拭的力量小，被刮者无疼痛及其他不适感。最后皮肤仅出现微红，无瘀斑。本法宜用于老年体弱者、疼痛敏感部位及虚证的患者。

2. 重刮法：刮痧板接触皮肤下压刮拭的力量较大，以患者能承受为度。本法宜用于腰背部脊柱两侧、下肢软组织较丰富处、青壮年体质较强及实证、热证、痛症患者。

3. 快刮法：刮拭的频率在每分钟30次以上。此法宜用于体质强壮者，主要用于刮拭背部、四肢以及辨证属于急性、外感病症的患者。

4. 慢刮法：刮拭的频率在每分钟 30 次以内。本法主要用于刮拭头面部、胸部、下肢内侧等部位，以及辨证属于内科、体虚的慢性病患者。

5. 直线刮法：又称直板刮法，用刮痧板在人体体表进行有一定长度的直线刮拭。本法宜用于身体比较平坦的部位，如背部、胸腹部、四肢部位。

6. 弧线刮法：刮拭方向呈弧线形，刮拭后体表出现弧线形的痧痕，操作时刮痧方向多循肌肉走行或根据骨骼结构特点而定。本法宜用于胸背部肋间隙、肩关节和膝关节周围及面部等部位。

7. 摩擦法：将刮痧板与皮肤紧贴（或隔衣）进行有规律的旋转、移动或直线式往返移动，使皮肤产生热感。此法适宜用于麻木、发亮或隐痛的部位，如肩胛内侧、腰部和腹部；也可用于刮痧前使患者放松。

8. 梳刮法：使用刮痧板或刮痧梳从前额发际处，即双侧太阳穴处向后发际处做有规律的单向刮拭，如梳头状。此法适宜用于头痛、头晕、疲劳、失眠和精神紧张等病症。

9. 点压法（点穴法）：用刮痧板的边角直接点压穴位，力量逐渐加重，以患者能承受为度，保持数秒后快速抬起，重复操作 5～10 次。此法适宜用于肌肉丰满处的穴位，或刮痧力量不能深达，或不宜直接刮拭的骨关节凹陷部位，如环跳、委中、犊鼻、水沟和背部脊柱棘突之间等。

10. 按揉法：刮痧板在穴位处做点压按揉，点压后做往返或顺逆旋转。操作时刮痧板应紧贴皮肤不滑动，每分钟按揉 50～100 次。此法适宜用于太阳、曲池、足三里、内关、太冲、涌泉、三阴交等穴位。

11. 角刮法：使用角形刮痧板或让刮痧板的棱角接触皮肤，与体表成 45°角，自上而下或由里向外刮拭。此法适宜用于四肢关节、脊柱两侧、骨骼之间和肩关节周围，如风池、内关、合谷、中府等穴位。

12. 边刮法：用刮痧板的长条棱边进行刮拭。此法适宜用于面积较大部位，如腹部、背部和下肢等。

六、适应证

1. 适用于外感性疾病所致的不适，如高热头痛、恶心呕吐、腹痛、腹泻等。

2. 各类骨关节病引起的疼痛，如腰腿痛、肩关节疼痛等症状。

七、禁忌证

1. 如有严重心血管疾病、肝肾功能不全、出血倾向疾病、感染性疾病、极度虚弱、皮肤疖肿包块、皮肤过敏者不宜进行刮痧术。

2. 空腹及饱食后、急性扭挫伤、皮肤出现肿胀破溃者、刮痧不配合者（如醉酒、患有精神分裂症、抽搐者）、孕妇的腹部、腰骶部不宜进行刮痧术。

八、注意事项

1. 刮痧部位出现红紫色痧点或瘀斑为正常表现，数日可消除。

2. 刮痧结束后最好饮用 1 杯温水，不宜即刻食用生冷食物，出痧后 30 分钟内不宜洗冷水澡，4~6 小时后可洗热水澡。冬季应避免感受风寒，夏季避免风扇，避免空调直吹刮痧部位。

3. 刮痧部位皮肤有轻微疼痛，灼热感，刮痧过程中如有不适及时告知护士。刮痧过程中，若出现头晕目眩、心慌、出冷汗、面色苍白、恶心呕吐甚至神昏扑倒等现象应立即停止刮痧，取平卧位，立即告知医生，及时处理。

第十三节　揿针疗法

一、概述

揿针疗法是指将特制的小型针具固定于腧穴部位的皮内或皮下做长时间的留针的一种方法。

二、作用机理

揿针埋入皮下后，产生微弱持续稳定的刺激，不断促进经络气血的有序运行，起到行气活血、疏通经络、促进代谢等作用，如图 16-13。

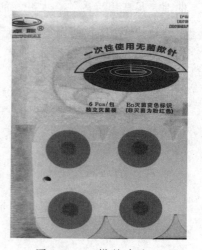

图 16-13　揿针疗法

三、护理评估

1. 评估患者当前主要症状、既往史及是否妊娠。

2. 评估患者的感知觉及局部皮肤情况。

3. 评估患者的心理状况。

四、操作方法

1. 核对医嘱，备齐用物。

2. 告知注意事项，选穴，消毒。

3. 取针号适宜的揿针，贴于治疗穴位。

4. 治疗过程中及时询问患者有无不适感，及时停止治疗。

五、适应证

1. 各类疼痛：如腰腿痛、颈椎病、肩周炎、头痛、牙痛等。

2. 神经炎性病症：如神经炎、末梢神经炎、带状疱疹、三叉神经痛、牙神经痛、面神经炎、肋间神经痛等。

3. 内科杂症：如咳嗽、胸闷、哮喘、呃逆、腹痛、前列腺炎、尿急、尿频、夜尿、失眠、减肥等。

4. 妇科疾病：如月经不调、痛经、乳腺疾病等。

六、禁忌证

严重心脏病、严重的器质性疾病、凝血障碍、孕妇腰骶部、局部皮肤有炎症溃疡、关节处、紫癜处、瘢痕处、对金属过敏者等禁用。

七、注意事项

1. 埋针时间一般为 1~2 天，埋针期间，注意保持局部清洁干燥，以防感染。

2. 请勿挠抓，勿带针洗澡。

3. 留针期间，每天按压 3~4 次，每次约 1 分钟，强度以自己能耐受为度，可增强疗效。

4. 埋针后如果出现发红、发痒，应立即取下揿针。

5. 埋针过程中，如需手术、核磁共振等检查时务必取下揿针。

第十四节　浮针疗法

一、概述

浮针疗法是用一次性的浮针等针具在局限性病痛周围的皮下浅筋膜进行扫散等针刺活动的针刺疗法。

二、作用机理

浮针疗法的治病原理一般表现为肌肉放松效应、改善局部组织血液循环。首先皮下疏松结缔组织给予机械刺激后，可以应用浮针水平扫散运动，机械刺激从而刺激组织产生生物电信号，沿着皮下疏松结缔组织和人体浅筋膜、深筋膜进行传导，产生肌肉放松效应，如图 16-14。

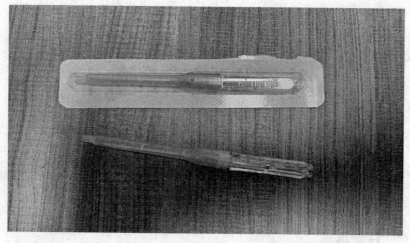

图 16-14　浮针疗法器械针

三、护理评估

1. 评估患者的主要症状、既往史及是否妊娠。

2. 评估患者的局部皮肤情况。

3. 评估患者对疼痛的耐受程度及心理状况。

四、操作方法

1. 核对医嘱，备齐用物，根据患者疼痛的部位选取合适的体位。

2. 充分暴露皮肤，寻找痛点后进针，将针快速刺入皮下浅筋膜层，以患者无明显感觉为宜，然后放倒针身，将针体沿皮下向前推进至针尖到达痛点后，将针芯退入软套管中防止刺伤周围组织，并稍稍平抬浮针，使可见局部皮肤呈线形隆起。

3. 操作者以进针点为支点，刺手握住针柄进行左右摇摆，做扫散动作。

4. 抽出针芯，固定软套管，保留2小时后拔出。

五、适应证

1. 颈肩腰腿痛类疾病，如落枕、颈椎病、腰扭伤、腰肌劳损、腰椎间盘突出症、肩周炎、网球肘、腕管综合征、腱鞘炎、扳机指、梨状肌综合征、坐骨神经痛、慢性膝关节痛、踝扭伤、足跟痛等。

2. 呼吸科疾病，如刺激性干咳、久咳（使用各种中西药效果不好的慢性咳嗽）、慢性咽炎、哮喘。

3. 消化科疾病，如慢性胃病、胆囊炎、呃逆、习惯性便秘、非感染的慢性腹泻、溃疡性结肠炎、肠易激综合征。

4. 神经内科疾病，如慢性头痛、头晕、头脑昏沉等通常立即有效。对失眠、轻中度抑郁焦虑、顽固性面瘫也有效。

5. 泌尿系疾病，如前列腺炎、前列腺增生、漏尿、输尿管结石、小儿遗尿。

6. 风湿免疫疾病，如股骨头坏死、早中期强直性脊柱炎、类风湿关节炎等，经过3~5次治疗可大幅度缓解疼痛，持续浮针干预能阻止骨头缺血坏死的进展。

7. 妇科疾病，如乳腺增生、痛经。

8. 其他，如中风后遗症、黄斑变性、肋间神经痛、痛风、糖尿病足、局部水肿、肢体麻木、冷症、小儿痉挛性脑瘫等。

六、禁忌证

1. 有传染病、恶性病的患者，或有急性炎症、发热、化脓性关节炎患者禁用。

2. 孕妇、骨肿瘤、结核禁用。

3. 肢体浮肿，自发性出血或凝血功能障碍禁用。

4. 局部短期内用过封闭疗法，不宜用浮针疗法。

七、注意事项

1. 伤口护理：做完浮针后需要注意伤口护理。留针期间要注意伤口的密封和固定，注意不要与水等不洁物接触，同时避免剧烈运动，以免诱发感染。

2. 皮下瘀血：做完浮针后可能会出现皮下瘀血。微量皮下出血及小块的皮下青紫一般可自行消退，无须特殊处理。若局部肿胀、疼痛明显，青紫面积较大而影响到功能性活动时，需要及时到医院就诊，一般需要出针并冷敷止血，24 小时后再热敷及局部轻揉促进瘀血消散。

3. 不良反应：针刺时注意观察患者神色，询问患者感觉，如患者出现头晕、胸闷、心慌等晕针先兆，需及时停止治疗，采取处理措施。

4. 做完浮针后如果出现不适症状需要及时报告医生，以免造成严重后果。

第十五节 腕踝针

一、概述

在腕踝部选取特定的针刺点，用毫针循肢体纵轴行皮下浅刺以实现治疗全身疾病的方法，属于一种特殊的针刺疗法。

二、作用机理

腕踝针皮下针刺，在针刺部位产生组织液压波（机械波），循经传导，病灶部位产生激荡现象，使钾离子和钙离子通道发生变化，从而达到镇痛效果。腕踝针使局部组织产生镇痛物质和消炎物质，如图 16-15。

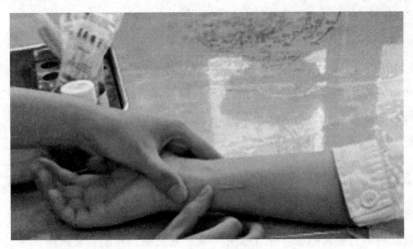

图 16-15　腕踝针

三、护理评估

1. 评估患者的主要症状、现病史、既往史、疼痛部位的性质和程度。

2. 评估患者局部皮肤有无出血、破损、肿胀及疤痕等。

四、操作方法

1. 核对医嘱，备齐用物，针刺点的选择在两侧的腕部和踝部各有 6 个相应的进针点，按区选点针刺。针尖刺入皮肤的角度为 30°。

2. 持针方法：用拇指、示指和中指三指端夹住针柄，拇指关节微屈，指端置针柄下，示指和中指端节中部在针柄上，无名指在中指下夹住针柄，小指在无名指下。

3. 进针深度：针尖刺入皮肤后，如果放开持针手指时，针体未贴近皮肤且形成角度，说明针尖刺入太深，已穿过肌膜进入肌层，可用拇指轻压针柄，使针缓慢后退，直到针体能平卧于皮肤表面后再刺入。若表面皮肤随针移动或出现皱纹，表明针仍刺在皮内。若患者诉说痛重，可能表示针尖刺入皮肤痛点，要改换针刺点。

4. 针尖刺过皮层达到皮下的标志有：①针尖阻力由紧转松。②针尖刺至真皮层患者常有刺痛感，刺过皮层痛感消失。③放开持针手指，针体自然垂倒贴近皮肤表面，针尖将皮肤挑起一小皮丘，此时轻推针，手指不感到有阻力，表示针尖已恰刺在皮下。

5. 调针：上抬下压、左右摆动、左右旋转、环转法。

6. 固定：调针结束后，用胶布固定针柄于皮肤上。

7. 留针：留针时间一般为 30 分钟，也可根据病情适当延长留针时间至 1~2 小时或以上。若病情处于急性期、病程长、症状严重，最长不超过 24 小时。留针期间不行针，不要求得气。

8. 拔针：拔针后观察皮肤情况。

五、适应证

1. 癌症疼痛、头痛、带状疱疹神经痛、外科术后疼痛、骨折、关节术后疼痛、肛肠科术后换药痛、急性乳腺炎疼痛、分娩痛、痛经、肾绞痛、急性创伤疼痛。

2. 其他：呃逆、失眠。

六、禁忌证

1. 过度劳累、饥饿、精神紧张的患者，不宜立即针刺，需待其恢复再治疗。

2. 体质虚弱的患者，刺激不宜过强。

3. 有自发性出血倾向或因损伤后出血不止的患者，不宜针刺。

4. 针刺局部皮肤有破溃、感染者。

5. 其余禁忌证同普通针刺。

七、注意事项

1. 如穴点皮下有较粗的血管，或针刺入后有显著疼痛时，进针点宜适当移位。移动进针点，应注意遵循移点不离线的原则，即沿纵线方向移位，不能向两旁移点。

2. 若针刺过程中出现晕针意外，应迅速取针，并让患者平卧。

3. 本针法不强调针感。进针时有触电感，疼痛明显或针尖触及坚硬组织时应退针。

第十六节 经穴推拿技术

一、概述

经穴推拿技术是以按法、点法、推法、叩击法等手法作用于经络验穴，具有减轻疼痛、调节胃肠功能、温经通络等作用的一种操作方法。

二、作用机理

通过适当的按摩，可以改善身体的血液循环，提高局部营养的代谢能力。推拿可降低中枢神经系统的兴奋性，镇静促进睡眠，促进胃肠蠕动，改善消化功能，还可以用来预防和治疗感冒。需要注意的是，必须选择专业的推拿师进行按摩。平时应多注意清淡饮食和营养，适当加强锻炼，增强体质和抗病能力，如图 16-16。

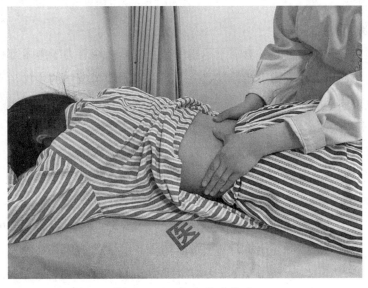

图 16-16 经穴推拿技术

三、护理评估

1. 评估病室环境及温度。
2. 评估患者当前主要症状、既往史、是否妊娠及处于月经期。

3. 评估患者的凝血机制、有无出血病史或出血倾向。

4. 评估患者体质及皮肤的耐受程度。

5. 评估患者的局部皮肤情况。

四、操作方法

1. 核对医嘱，备齐用物，评估患者当前主要临床表现、疾病史、局部皮肤情况、有无感觉迟钝或障碍、对疼痛的耐受程度、心理状态。

2. 正确运用手法，操作时压力、频率摆动幅度均匀，时间符合要求。推拿时间一般宜在饭后 1~2 小时进行。每个部位施术 1~2 分钟，以局部穴位透热为度。

五、常用的推拿手法

（一）点法

用指端或屈曲的指间关节部着力于施术部位，持续地进行点压，称为点法。此法包括有拇指端点法、屈拇指点法和屈示指点法等，临床以拇指端点法常用。

1. 拇指端点法

手握空拳，拇指伸直并紧靠于示指中节，以拇指端着力于施术部位或穴位上。前臂与拇指主动发力进行持续点压。亦可采用拇指按法的手法形态，用拇指端进行持续点压。

2. 屈拇指点法

屈拇指，以拇指指间关节桡侧着力于施术部位或穴位，拇指端抵于示指中节桡侧缘以助力。前臂与拇指主动施力，进行持续点压。

3. 屈示指点法

屈示指，其他手指相握，以示指第一指间关节突起部着力于施术部位或穴位上，拇指末节尺侧缘紧压示指指甲部以助力。前臂与示指主动施力，进行持续点压。

（二）揉法

以一定力按压在施术部位，带动皮下组织做环形运动的手法。

1. 拇指揉法

以拇指螺纹面着力按压在施术部位，带动皮下组织做环形运动的手法。以拇指螺纹面置于施术部位上，余四指置于其相对或合适的位置以助力，腕关节微屈或伸直，拇指主动做环形运动，带动皮肤和皮下组织，每分钟操作 120~160 次。

2. 中指揉法

以中指螺纹面着力按压在施术部位，带动皮下组织做环形运动的手法。中指指间关节伸直，掌指关节微屈，以中指螺纹面着力于施术部位上，前臂做主动运动，通过腕关节使中指螺纹面在施术部位上做轻柔灵活的小幅度的环形运动，带动皮肤和皮下组织，每分钟操作 120~160 次。为加强揉动的力量，可以示指螺纹面搭于中指远侧指间关节背侧进行操作，也可用无名指螺纹面搭于中指远侧指尖关节背侧进行操作。

3. 掌根揉法

以手掌掌面掌根部位着力按压在施术部位，带动皮下组织做环形运动的手法。肘关节微屈，腕关节放松并略背伸，手指自然弯曲，以掌根部附着于施术部位上，前臂做主动运动，带动腕掌做小幅度的环形运动，使掌根部在施术部位上做环形运动，带动皮肤和皮下组织，每分钟操作 120~160 次。

在临床治疗的实际运用中，上述这些基本操作方法可以单独使用或结合运用，也可以选用属于经穴推拿技术的其他手法，比如按法、点法、弹拨法、叩击法、拿法、掐法等，视具体情况而定。

（三）叩击法

用手特定部位或用特制的器械，在治疗部位反复拍打叩击的一类手法，称为叩击类手法。各种叩击法操作时，用力应果断、快速，击打后将术手立即抬起，叩击的时间要短暂。击打时，手腕既要保持一定的姿势，又要放松，以一种有控制的弹性力进行叩击，使手法既有一定的力度，又感觉缓和舒适，切忌用暴力打击，以免造成不必要的损伤。随时询问患者对手法治疗的反应，及时调整手法。

六、禁忌证

1. 有严重心血管疾病禁用，心脏搭桥患者慎用。

2. 患有肿瘤或感染的患者慎用。

3. 妊娠期腰腹部禁用经穴推拿技术。

4. 女性经期腰腹部慎用。

七、注意事项

1. 推拿时及推拿后局部可能出现酸痛的感觉属于正常现象，操作前应修剪指甲，涂抹按摩油，以防损伤患者皮肤。

2. 操作时用力要适度。

3. 操作过程中，注意保暖，保护患者隐私。

4. 操作后嘱患者多饮水，有助于毒素排除。

第十七章 物理疗法

第一节 蜡 疗

一、概述

蜡疗技术是将加热溶解的蜡制成蜡块、蜡垫、蜡束等形状敷贴于患处，或将患部侵入溶解后的蜡液中，利用加热溶解的蜡作为热导体，使患处局部组织受热，从而达到活血化瘀、温通经络、祛湿除寒的一种操作方法。

二、作用机理

蜡疗是一种利用加热的蜡敷在患处，或将患部浸入蜡液中的一种理疗方法，能够促进血液循环，并且能够消除炎症，起到镇痛的作用。而现在蜡疗技术把中药与蜡疗有机地结合在一起，加强细胞膜通透性，减轻组织水肿，产生柔和的压迫作用，有利于创面溃疡和骨折的愈合，并且能消除肿胀、软化瘢痕、松解粘连，如图17-1。

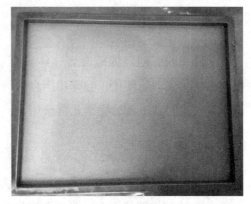

图 17-1 蜡液

三、护理评估

1. 评估病室环境，温度适宜。

2. 评估患者的主要症状、既往史及过敏史。

3. 评估患者的体质及局部皮肤情况。

4. 评估患者对热的耐受程度。

四、操作方法

1. 核对医嘱，备齐用物。

2. 确定蜡疗部位，嘱患者排空二便，调节室温。

3. 协助患者取舒适体位，充分暴露蜡疗部位皮肤，注意保暖以及隐私保护。

4. 将蜡饼取出，用中单包裹敷贴于治疗部位，让患者感受温度是否适宜，30 分钟后取下。

5. 治疗结束后嘱患者防寒保暖，多饮温开水。

五、适应证

1. 适用于急慢性疾病引起的疼痛症状。

2. 创伤后期治疗，如软组织挫伤范围较大者、关节扭伤、骨折复位后等。

3. 非感染性炎症所致的关节功能障碍，如关节强直、挛缩等症状。

六、禁忌证

局部皮肤有创面或破溃者，体质衰弱和高热患者、急性化脓性炎症、肿瘤、结核、脑动脉硬化、心肾功能衰竭、有出血倾向及出血性疾病、温热感觉障碍者、皮肤病患者、婴幼儿童禁用。

七、注意事项

1. 告知患者基本原理、作用及操作方法，衣着宽松。

2. 准确掌握蜡饼温度，夏季制蜡温度不易过高。

3. 蜡疗部位每次不超过 3 个，操作时间一般为 30 分钟。

4. 当患者皮肤发红或出现过敏现象，应立即报告医生。

5. 操作后半小时，注意防寒保暖。

第二节　经络导平疗法

一、概述

经络导平疗法采用电子技术及微电脑技术，与中国传统中医理论相结合，使中医的针灸、按摩、推拿和气功技术在数码显示导平仪中得以实现，导平仪可对治疗频率、脉冲宽度、输出强度等参数进行设定和控制，对治疗频率、脉冲宽度、输出强度、治疗时间、自增程度都能够做到数字化实时显示，一改传统导平仪在使用中不能够方便地做到定量管理的不足。

二、作用机理

经络导平疗法是运用经络导平仪将超高电压、超低频率的单向大功率脉冲电直接作用于人体经穴，激导、疏通、平衡病理经络，促成人体正常电子形成有序的运动，使肌体内病理经络的导通量由不平衡向平衡转化，促进神经传导功能的恢复，是对多种疑难病症的一种无针、无痛、疗效显著、安全可靠、无不良反应的治疗方法，如图 17-2。

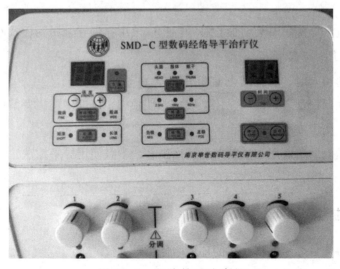

图 17-2　经络导平治疗仪

三、护理评估

1. 评估患者病情、活动能力、有无感觉迟钝或障碍。

2. 评估患者体质及皮肤有无破损、皮疹及过敏反应。

3. 评估患者对电刺激的耐受程度和心理状态。

四、操作方法

核对医嘱，备齐用物，打开电源选择相应部位，电极片放到相应穴位上，调节电流大小，治疗每日 1 次，每次 30 分钟。

五、适应证

1. 神经系统疾病：小儿脑性瘫痪、偏瘫、截瘫、小儿麻痹后遗症、周围神经损伤（面瘫、臂丛神经损伤、坐骨神经损伤、胫腓神经损伤）。

2. 运动系统疾病：颈椎病、椎间盘突出症、坐骨神经痛、风湿性关节炎及各种疼痛症、骨关节退行性病变。

六、禁忌证

1. 严禁和高频设备同时作用于同一名患者身上，应远离高频设备，避免造成干扰。

2. 靠近胸部使用时会增加心脏纤颤，应慎用；带有金属钢板及心脏起搏器等的患者禁用。

3. 体内植入电子装置的患者禁用。

4. 妊娠期妇女、急性病、传染病、恶性肿瘤、极度虚弱患者禁用。

5. 严禁用于皮肤破损处。

6. 对活动期高血压和活动期心脏病患者，不宜使用导平疗法。一般的心脏病患者心前区禁用。

七、注意事项

1. 不得在易燃易爆物存在的环境中使用导平仪。

2. 导平仪治疗前保持皮肤清洁。

3. 如果对幼儿以及判断能力差的患者使用本仪器，必须在专业医师的指导下使用。

4. 导平仪工作可能干扰其他医用设备，建议导平仪与其他设备同时使用。

5. 严禁将电极片贴在患者身上，再开电源。

6. 治疗结束后，应先将治疗电极片从患者身上取下，然后关闭电源开关，严禁治疗电极片在患者身上时开、关电源。

7. 严禁频繁启动电源开关。

8. 因每个人的耐受程度不一样，因此在使用导平仪时，必须选择合适的参数，再按治疗键进行治疗，严禁机器处于治疗状态时将输出的电极贴固定在人体表面，以保证安全。

第三节　磁热疗法

一、概述

磁热疗法利用电磁波产生发热的原理，作用于软组织从而达到治疗的作用。一般能够促进局部的血液循环，加快局部炎症的吸收，从而也能够促进受伤软组织的修复。

二、作用机理

1. 消炎：促进炎症消散和局限，局部血管扩张，血液循环改善，白细胞吞噬功能增强。

2. 止痛：减轻疼痛，使体表血管扩张，血流量增加，减轻深部组织充血疼痛，如图 17-3。

三、护理评估

1. 评估病室环境，温度适宜。

2. 评估患者主要症状、既往史及是否妊娠或处于月经期。

3. 评估患者进行治疗部位的皮肤情况。

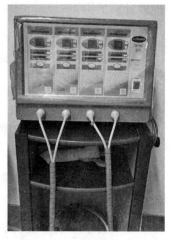

图 17-3　磁热疗法仪器

四、操作方法

1. 核对医嘱，备齐用物。

2. 磁热疗法操作简单，不需要脱去衣物，直接作用于局部，治疗时患者有温热感和轻微震动感，每日治疗 1 次，每次 30 分钟，治疗后嘱患者注意防寒保暖。

五、适应证

1. 用于受伤的软组织治疗，例如软组织的挫伤或者韧带的拉伤，用磁热疗法能够促进血液循环，加快肿胀、疼痛的消退，从而能够加快组织的修复。

2. 用于慢性的疼痛，例如颈椎病、腰椎病、肩周炎或者膝关节炎等关节炎症，引起无菌性炎症导致慢性疼痛，用磁热疗法可以促进局部慢性炎症因子的吸收，从而缓解疼痛的症状。

3. 创伤后期治疗，关节扭伤期、骨折复位后、非感染性炎症所致的关节功能障碍，如关节强直、挛缩等。

六、禁忌证

1. 急性炎症、恶性肿瘤、化脓性疾病禁用。

2. 体内置有电子仪器（如心脏起搏器）的患者、置有金属的患者（如骨折患者）禁用。

3. 皮肤过敏或皮肤状态不良者慎用。

4. 孕妇、心律失常、发烧、无知觉或无法表达感觉的患者禁用。

七、注意事项

1. 患者不可私自调节磁疗机的高度及电源按钮。

2. 在治疗过程中有任何不适，及时告知护士。

3. 危重患者、体质非常衰弱者、诊断不明者应慎重考虑，或治疗时密切观察。

4. 磁疗后不良反应较小，如出现不良反应可调整磁疗方法和磁场强度。若不良作用仍不减退，宜暂停做磁疗。

5. 磁性用料较脆，不能碰击，更不能高温消毒。

6. 操作过程中，两个电极板不可重叠使用。

第四节 干扰电治疗

一、概述

干扰电治疗仪是同时将两路以上（包含两路）不同频率的中频交流电流交叉的作用于人体，在组织内形成低频调制电流来进行治疗的一种设备。

二、作用机理

干扰电治疗仪是将中频电流交叉地输入机体，在体内形成三维的立体干扰场，可以抑制感觉神经，同时促使毛细血管与动脉扩张，局部血液循环的改变有利于炎症渗出液、水肿的吸收，能有效缓解疼痛，同时能迅速消除由于疼痛或运动形成的疲劳损伤，如图 17-4。

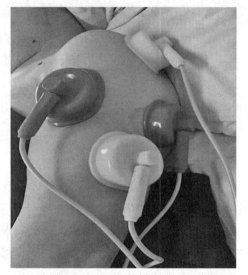

图 17-4 干扰电治疗仪

三、护理评估

1. 评估患者病情、活动能力、有无感觉迟钝或障碍。

2. 评估患者体质及皮肤有无破损、皮疹。

3. 评估患者对电刺激的耐受程度和心理状态。

四、操作方法

1. 核对医嘱，备齐用物，预热电极碗。

2. 用 2~3 组电极碗吸附到疼痛部位或治疗的穴位，将 2~3 组不同频率的中频电流交叉输入人体，使在体内发生干扰后产生的低频电流来治疗疾病，每日 1 次，每次 20 分钟。

3. 治疗结束后，观察皮肤情况，注意保暖。

五、适应证

膝骨关节炎、颈椎病、腰椎间盘突出者、腰肌劳损、上下肢受限障碍、骨关节疾病、卒中后遗症、循环障碍等。

六、禁忌证

1. 带有心脏起搏器者、体内有金属者禁用。
2. 孕妇的下腹部，身体创伤、高热、极度衰弱、出血及患有皮肤疾病者禁用。
3. 患有恶性肿瘤、结核病、血栓性静脉炎者禁用，急性炎症部位，心区禁用。
4. 精神病、癫痫病、传染病禁用。
5. 血管性栓塞者、孕妇及儿童慎用。

七、注意事项

1. 吸附电极碗应与皮肤紧密结合，避免因接触不良造成局部电流密度过大，导致皮肤灼伤。
2. 电极碗不得相互接触，衬垫勿置于皮肤破损处。
3. 电流不可穿过心脏、孕妇下腹部。
4. 有金属异物的部位不进行治疗。
5. 使用中如有任何不适应，立即停止治疗。
6. 吸附电极碗使用后，做好清洁消毒灭菌工作，以备下次使用。
7. 请勿重压、跌落或撞击仪器。在雷暴天气时，请勿使用机器。
8. 选用电源电压要正确，不可以使用规定电压值以外的电源。

第五节　冲击波治疗

一、概述

体外冲击波治疗仪是压缩机产生的气动脉冲声波转化成精准的弹道式冲击波，通过物理学介质传导，作用于人体的治疗技术。生物学效能是能量的突然释放而产生的高能量压力波，具有压力瞬间增高和高速传导的特性。

二、作用机理

组织损伤修复重建作用、组织粘连松解作用、扩张血管和血管再生作用、镇痛及神经末梢封闭作用、高密度组织裂解作用、炎症及感染控制作用。

非聚焦（弹道式）冲击波在四种波源的冲击波中对肌肉组织疗效最好，而高能量聚焦冲击波适合骨病治疗，气压弹道式冲击波机械原理是子弹在压缩空气的驱动下加速，获得一个动能，在枪膛内穿梭，打到穿导子上，并转化为脉冲形式的能量波进入人体组织，覆盖整个疼痛区域，直接作用于激痛点及其周围进行治疗，如图17-5。

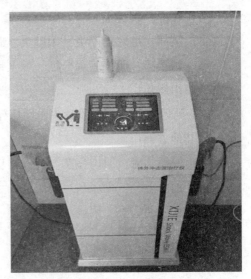

图 17-5 体外冲击波治疗仪

三、护理评估

1. 评估患者病情、活动能力、有无感觉迟钝或障碍。
2. 评估患者体质及皮肤有无破损、皮疹。
3. 评估患者对电刺激的耐受程度和心理状态。

四、操作方法

核对医嘱，备齐用物。治疗前先定位痛点，探测病变深度及范围并进行标记，根据探测病变深度，调整手持机头压力，并寻找疼痛较明显或最疼痛的部位集中冲击。

五、适应证

（一）应用范围
1. 四肢软组织慢性损伤性疾病
（1）肩部：肩袖损伤、肱二头肌长头腱鞘炎、肩峰下滑囊炎。

(2) 肘部：肱骨外上髁炎、肱骨内上髁炎。

(3) 手腕部：腱鞘炎、手指关节炎。

(4) 膝部：髌腱炎、膝关节炎。

(5) 足部：足底筋膜炎、跟腱炎、跟骨骨刺。

(6) 颈腰部：肌筋膜综合征、棘上韧带损伤、腰脊神经后支综合征。

2. 骨组织疾病

骨折延迟愈合、成人股骨头血性坏死。

3. 其他方面

(1) 偏瘫脑瘫：肌肉痉挛、神经损伤。

(2) 创面愈合：糖尿病足、压疮。

(3) 男科疾病等：阳痿、前列腺炎、阴茎硬结症。

六、禁忌证

1. 孕妇及哺乳期妇女及 14 岁以下儿童禁用。

2. 使用激素患者及过敏体质者禁用。

3. 使用部位有皮肤破损、急性化脓性疾病及皮肤病者禁用。

4. 合并心肝肾或造血系统原发性疾病者，精神疾病患者，安装心脏起搏器的患者及体内植入其他金属器械者禁用。

5. 年老体弱，血栓形成患者，出血性疾病，凝血功能障碍患者，恶性肿瘤患者禁用。

6. 禁用部位：头部，大血管、大神经走过的部位（如脊柱），胸腔，腹腔。

七、注意事项

1. 每次治疗前，检查穿导子是否拧紧。

2. 避免空打，操作时应把治疗枪对准治疗部位，接触人体时再按"开始"键，选择治疗处方进行治疗。

3. 打完一个患者，及时擦拭耦合剂，对枪头表面进行清洁，每天治疗结束后，冲击波治疗头应拆卸进行清洗。

4. 因为冲击波是一种微创微损伤的疗法，治疗结束后，嘱咐患者一定要注意休息，而不是加大活动量，应留出充足的休息时间，让机体组织进行自行修复。

5. 治疗后会有口渴现象，过 3 小时左右可能出现酸痛或在原有的基础上疼痛稍为增加，这是细胞自我修复进程被激活，局部代谢加快的缘故。

6. 治疗后也可能出现短时间的不良反应，例如瘀斑、红肿。瘀斑和红肿属于正常现象，建议多喝水，以促进人体新陈代谢，少吃苦、寒、辛、腥味食物，最好禁酒，特别是啤酒。

第六节　半导体激光治疗

一、概述

半导体激光治疗仪采用波长为 650 nm 的光波，素有人体黄金波段"生命之光"的美称。主要利用激光产生的生物刺激效应，通过半导体激光的激光束照射人体病变组织，达到减轻或消除病痛，改善局部血液循环、修复组织、快速消炎等作用。此激光为近红外波段，可深入组织内部作用于机体，使组织吸收光能量，使疼痛减轻。

二、作用机理

1. 消炎镇痛：改善局部血液循环和组织营养，加速炎性渗出物的吸收消散，减轻炎性肿胀对神经末梢的压迫，纠正由于缺血、缺氧、水肿、致痛物质聚集的疼痛。

2. 组织修复：促进渗出物的吸收和消散，提高局部组织代谢率，增强血管的通透性，缓解肌肉痉挛性疼痛。

3. 生物调节：机体接受激光照射可上行性传导及脊髓后角，同时又激活下行抑制系统，同时可增强机体的免疫功能，调节内分泌，大功率持续的激光照射能使充盈的腺体张力减少，达到通则不痛的目的，如图 17-6。

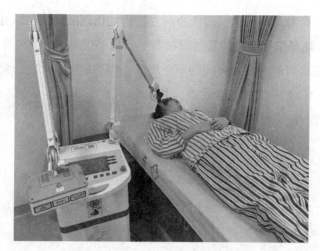

图 17-6 半导体激光治疗

三、护理评估

1. 评估环境及温度。

2. 评估主要症状、既往史、凝血机制、妊娠月经期。

3. 评估患者的体质，皮肤过敏史。

4. 评估治疗部位的皮肤情况。

四、操作方法

1. 核对医嘱，备齐用物，打开钥匙开关。

2. 根据临床需要，选择相应的治疗头，调节支臂到治疗部位。注：点照射治疗头可以垂直贴近治疗点，面照射治疗头距离治疗部位约 2~5 cm。

3. 设置治疗模式、功率及治疗时间，建议使用"振荡模式"。

4. 按"启动"键，语音提示设置完毕。

5. 按"启动"键，开始治疗，时间倒计时，直到时间为零，治疗结束。

6. 治疗结束后，调回治疗头及支臂，待其他患者治疗。

五、适应证

1. 各类颈腰腿痛、急慢性组织损伤、关节痛。

2. 肩周炎、网球肘、肌腱炎、外伤后遗症。

3. 皮瓣移植愈合、糖尿病足、静脉血栓引起的皮肤溃疡坏死、烧伤、烫伤、术后创面感染、压疮。

4. 丹毒、甲沟炎、足癣。

5. 浅层静脉炎、带状疱疹后遗症。

6. 产后术后愈合、盆腔炎、乳腺增生。

7. 偏头痛、颈椎病、面瘫、三叉神经痛。

8. 鼻炎、鼻窦炎、咽炎、中耳炎等。

六、禁忌证

眼睛、甲状腺、出血、恶性肿瘤、孕妇腹部及腰骶部、活动性结核、激光过敏者禁用。

七、注意事项

1. 设备使用前，操作者必须详细阅读使用说明书。

2. 绝对禁止激光直射眼睛。

3. 需要治疗眼睛周边部位时，要求患者紧闭双眼，并在眼睛前加遮挡物或佩戴防护眼镜。

4. 治疗时轻拿轻放，避免碰撞，防止治疗头受机械振动，更不能跌落。

5. 治疗仪从低温环境进入室状态时，不要立即开机，应等其稳定升至室温后开机，以免损坏。

6. 机箱上不得放置任何东西，不使用时取下钥匙。

7. 严禁照射皮肤黑色素，以免造成皮肤灼伤。

8. 在紧急状态下，应立即按下紧急激光终止器。

第七节　冷热敷治疗法

一、概述

冷热敷机是用液体经过半导体模块制冷或加热到指定温度，输出到固定在患者患部的水囊，以物理降温或升温对患者局部进行冷敷或热敷物理治疗设备。用温度传导快、舒适保温、生物相容性好且为高级 TPU 聚氨酯材质的水囊，冷、热敷于不同的患处，适用于不同人群，以实现绿色安全的治疗和康复的目的。

二、作用机理

冷热敷机的温度、时间和压力可调。降温或升温速率快、操作方便、干净，可以实现一人多处或多人同时冷敷或热敷。脉动加压冷热敷机采用全自动半导体制温和全自动脉动加压技术，通过模块化设计，可精准、快速地对温度进行控制和设定，并可同时外加压力促进血液循环，如图 17-7。

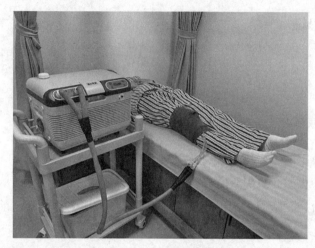

图 17-7　冷热敷治疗法

三、护理评估

1. 评估病室环境，温度适宜。

2. 评估患者当前主要症状、既往史、药物过敏史、血栓史、经期及是否妊娠。

3. 评估患者体质是否适宜及对疼痛的耐受程度。

4. 评估患者进行治疗部位的皮肤情况。

5. 治疗过程中观察患者皮肤情况，询问有无不适感。

四、操作方法

1. 核对医嘱，备齐用物。

2. 确认冷热敷切换开关位置和将要治疗的状态一致。

3. 打开主机右侧电源开关，同时观察水位应位于高水位线附近。

4. 当预制温度到 10 ℃左右时（热敷时 40 ℃左右）调节压力设定，按下

"启动"键开始治疗。

五、适应证

1. 冷敷：各种外伤、骨伤急性期、发热、发烧、疼痛肿胀等患者。

2. 热敷：有明确诊断的疼痛的辅助治疗。

六、禁忌证

1. 血液循环障碍、深部化脓病灶、组织损伤破裂、心脏病、昏迷、感觉异常者禁用。

2. 对冷热过敏状态禁用。

3. 瘫痪或温度感觉损伤的患者禁用。

4. 有血栓病史的患者禁用。

七、注意事项

1. 水囊首次使用注意排出内部空气后固定于患部。

2. 每个快接插头按要求连接到位。

3. 主机和水囊的落差不要超过半米，且主机位于高处。

4. 水囊进出管口和主机始终保持方向一致，且要求口朝下，不能有折叠和打死弯的情况。

5. 按说明书要求加入制冷液，一周更换 1 次。

第八节 空气波压力治疗

一、概述

空气波压力治疗系统包括两种治疗形式，循环压力治疗和梯度压力治疗，其中循环压力包括标准治疗和高级方案治疗两种方式，梯度治疗仅包含梯度治疗模式。最大支持两路独立 4 腔或者单路独立 8 腔，每腔压力单独可调，支持创口零压跳过。另外提供独有的气囊自动识别功能，实现一键式治疗。提供 6 种标准模式以及多达 18 种高级方案治疗，并且仪器具备丰富的自诊断、自校准以及支持在线升级的功能。

二、作用机理

空气波压力治疗仪运用环状间歇压力，通过空气波套筒气囊的反复膨胀和收缩作用，对肢体的远端脚部到肢体的近端大腿根进行均匀有次的挤压，可以达到促进肢体血液循环，加速肢体组织液回流，有助于预防血栓的形成、预防肢体水肿，如图 17-8。

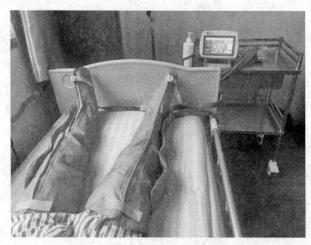

图 17-8　空气波压力治疗仪

三、护理评估

1. 评估病室环境，温度适宜。

2. 评估患者当前主要症状、既往史及药物过敏史、血栓史、经期及是否妊娠。

3. 评估患者体质是否适宜及对压力的耐受程度。

4. 评估患者进行治疗部位的皮肤情况。

四、操作方法

1. 核对医嘱，备齐用物，接通电源。

2. 带上上肢护套或下肢护套。

3. 按下"开始"键，设定时间、速度、压力和模式。

4. 设定时间到，治疗结束，关掉电源，取下上肢护套或下肢护套。

五、适应证

用于脑血管意外、脑外伤、脑手术后、脊髓病变引起的肢体功能障碍和外周非栓塞脉管炎的辅助治疗，以及预防静脉血栓的形成，减轻肢体水肿。

六、禁忌证

1. 腿部严重畸形、血友病、毛细血管脆弱症者禁用。
2. 心律不齐、不稳定型高血压、充血性心力衰竭、肺水肿、腿部严重水肿者禁用。
3. 下肢严重动脉硬化症和其他缺血性血管病者禁用。
4. 发生下肢深静脉血栓、血栓性静脉炎、肺栓塞者禁用。
5. 脚腿部情况异常，如皮炎、丹毒、坏疽、近期接受皮肤移植手术、外伤者禁用。

七、注意事项

1. 仪器使用前，医生应对患者进行是否已经存在静脉血栓等禁忌症的风险评估。
2. 在患者感觉障碍情况下，应暂缓对患者进行压力治疗。
3. 治疗过程中，注意观察患者肢体肤色变化，根据患者情况及时调整治疗压力。
4. 对老年患者，或血管弹性较差患者，治疗压力值应从小开始逐步递增，直至耐受为止。
5. 使用产品前，应检查产品以及附件是否正确安全地运行。

第九节 高压低频脉冲治疗

一、概述

高压低频脉冲治疗机是一种新型生物电子平衡数码治疗仪，它采用电子技术及微电脑技术与祖国传统中医理论相结合，使中医的针灸、按摩、推拿治病，在数码显示导平仪中得以实现。可根据治疗、康复、保健等的不同需求，选择不同的功能模式进行治疗，从而做到针对性强、方便、快捷、高效。

二、作用机理

高压低频脉冲治疗机采用数千伏高压超低频的单向矩形脉冲电流，直接疏通人体的病灶区及相应的经络配穴点，在体内形成强电流回路，促成人体自由电子形成有秩序的运动，使肌体内病理经络的导通量由不平衡向平衡转化，促进神经传导功能恢复，经络通畅，使疾病好转或痊愈，从而达到治病和保健的目的，如图17-9。

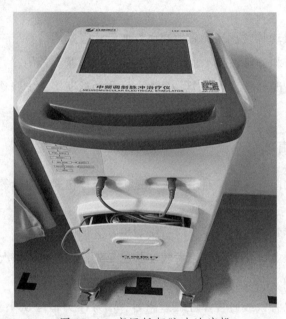

图 17-9　高压低频脉冲治疗机

三、护理评估

1. 评估患者的主要症状，既往史，有无心脏起搏器、金属植入物等。

2. 评估患者的治疗部位的皮肤是否完整。

3. 评估患者对于感觉的耐受程度。

4. 评估环境周围是否有电子产品干扰。

四、操作方法

1. 核对医嘱，备齐用物，选用电极贴代替针灸。

2. 采用不同参数的电脉冲对人体有关穴位通电定点治疗。

3. 调节治疗时间，治疗时间 20 分钟。

4. 治疗后观察局部皮肤情况，告知注意事项。

五、适应证

适用于骨关节退行性病变及脑梗死、脑出血后偏瘫的物理治疗。

六、禁忌证

1. 携带心脏起搏器等植入性医疗器械的患者禁用。

2. 体内有金属植入物的患者禁用。妊娠妇女、患有急性病、传染病、恶性肿瘤和心脏病等患者禁用。

3. 创口、溃烂处皮肤上禁用。

七、注意事项

1. 不能将输出电极贴在伤痕、擦伤、新疤、发炎的皮肤上，可临近取穴，远端配穴。

2. 对于幼儿以及判断能力差的患者，若使用本仪器，必须在专业医生的指导和监护下使用。

3. 使用时，各人的耐受程度不一样，必须选择合适的参数，严禁在仪器处于治疗状态时将输出部件往人体上固定。

4. 出现晕针样神经性休克现象时一般当天停止治疗，静卧片刻，喝些热水即恢复正常，一般不影响以后的治疗。

5. 慢性病，一般每天治疗 1 次，亦即每周 5 次，每次 0.5~1 小时。以 20 次为一个疗程，疗程间隔一周。在疗程期间若经常间断治疗效果会明显下降。对一些疑难病症常需坚持治疗 2~3 个疗程以上。

6. 在使用电极片时要注意贴紧穴位部位皮肤。

7. 在治疗前注意选择治疗参数，强度越大，脉宽越宽，频率越高，输出能量越大，感觉越明显。使用中在已有感觉时建议尽量采用微调方式进行强度调整，在调整过程中询问被治疗人的感受，以被治疗人能耐受的程度为准。

第十节　电针治疗

一、概述

电针法是利用直流电，通过电极片贴敷于患者相应穴位上，不间断微电流刺激，以达到疏通经络、祛湿散寒的目的，是代替针灸治疗的一种无创操作。

二、作用机理

电针主要就是针刺之后，在针的位置上加微量的电以增加电刺激，从而提高临床疗效的方法。该技术有镇静、止痛、促进循环、改善肌肉张力的作用，主要的波形包括密波、疏密波、断续波、连续波的高频、连续波的低频几种波形，如图 17-10。

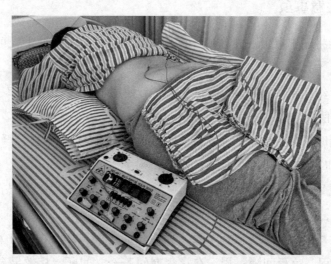

图 17-10　电针法

三、护理评估

1. 评估患者的主要症状、既往史及过敏史、是否妊娠。

2. 评估患者的感知觉及局部皮肤情况。

3. 评估患者的心理状况。

四、操作方法

1. 核对医嘱，备齐用物，电针使用前，必须先把强度调节旋钮调至"零"位（无输出），再将电针机上每对输出的两个电极分别连接在两根毫针上。

2. 一般将同一对输出电极连接在身体的同侧，在胸、背部的穴位上使用电针时，不可将两个电极跨接在身体两侧，更不应让电流从心脏部位穿过。

3. 通电时调节电钮，使电量从无到有，由小到大。切忌由大到小，或忽有忽无，忽小忽大。

4. 电量的大小因人而异，一般以患者感到舒适为度。临床治疗，一般持续通电 20 分钟左右，从低频到中频，使患者出现酸、胀、热等感觉或局部肌肉作节律性的收缩。

5. 治疗结束后，应先将电量降至零值，关闭电源，然后从针柄上除去电极夹，并将刺入组织的毫针拔出。最终还要注意清点针数，检查针刺部位，以免发生遗针或继发出血。

五、适应证

1. 适用于慢性腰肌劳损、颈肩腰腿及关节疼痛、周围神经损伤等，有缓解肌肉痉挛、神经肌电促通等作用，同时也有放松肌肉、消除疲劳和促进血液循环的作用。

2. 在妇科常用来促进卵泡增长与发育，亦可辅助排卵。

六、禁忌证

1. 带有心脏起搏器者，体内有金属者禁用。

2. 孕妇的下腹部，身体创伤、高热、极度衰弱、出血及皮肤疾病者禁用。

3. 患有恶性肿瘤、结核病、血栓性静脉炎者禁用，急性炎症部位、心区禁用。

4. 患有精神疾病、癫痫病、传染病者禁用。

5. 血管性栓塞者、孕妇及儿童慎用。

七、注意事项

1. 治疗期间会产生正常的针刺感和蚁走感，护士可根据患者感受调节电流强度。电针在使用的时候，电流不宜过大，要注意患者是否能够承受。

2. 若局部有烧灼或针刺感不能耐受时，立即告知护士。

3. 注意操作顺序，防止电击患者。

4. 治疗时注意保暖及保护患者隐私。

5. 治疗过程中要注意密切观察患者的反应和机器运行情况。

第十一节　神灯照射技术

一、概述

神灯照射技术是利用红外线光谱渗透性强、辐射频率高的原理，使红外线的波长可以穿透人体真皮层，以达到促进血液循环，改善代谢的目的。

二、作用机理

神灯照射出的红外线热辐射能有效地疏通被阻塞或阻滞的微循环通道，促使机体对深部瘀血块和深部积液（水分子）的吸收。产生出的各种元素的振荡信息，随着红外线进入机体的同时被带入机体，与相同元素产生共振，使机体中各种元素的活性被激活，元素所在的原子团、分子团和体内各种酶的活性得到提高，增强机体对缺乏元素的吸收，提高机体自身的免疫能力和抗病能力，如图 17-11。

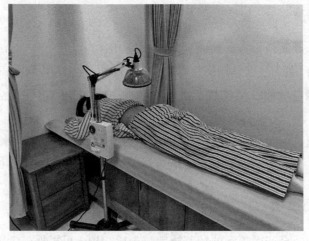

图 17-11　神灯照射技术

三、护理评估

1. 评估病室环境及温度。
2. 评估患者主要症状、既往史、是否妊娠及是否处于月经期。
3. 评估患者有无出血病史或出血倾向，体温是否正常。
4. 评估患者体质及皮肤对温度感觉和耐受程度。
5. 评估患者局部皮肤情况。
6. 评估患者体位及对热的耐受程度。

四、操作方法

1. 核对医嘱，备齐用物，评估患者当前主要临床表现、既往史，局部皮肤情况、有无感觉迟钝或障碍、心理状态。
2. 检查灯口和线路有无损坏，插电源预热，选定穴位，定时 20 分钟，取舒适体位，注意保暖。
3. 随时检查灯口照射情况，询问患者局部皮肤感觉是否疼痛、灼热，及时调整照射距离，以免烫伤，使治疗板处于正对人体照射部位 20 cm 处。
4. 关闭电源，协助患者着衣，安排舒适体位。
5. 治疗结束后休息 30 分钟方可外出，注意防寒保暖。

五、适应证

适应于各种炎症和疼痛，对关节炎、风湿性关节炎、肩周炎、急性乳腺炎、静脉炎、伤口轻度感染、伤口愈合、腰背痛、颈肩痛、胃痛、痛经、疖疮肿痛、结块肿块、骨质增生、关节扭伤等疾病有显著疗效。

六、禁忌证

高血压危象、脑血管病急性期、高烧患者、青光眼、眼底出血期、外伤眼部出血期、心衰竭者禁用，孕妇及崩漏禁用。

七、注意事项

1. 治疗时间一般为 20 分钟，每日照射 1～2 次。以疼痛缓解为宜，切不可急于求成。

2. 嘱患者若治疗过程中如果出现不适或局部感觉温度过热，应及时告知护士。

3. 治疗后患者可饮 1 杯温开水，夏季治疗部位忌冷风直吹。

4. 照射过程中，使患者保持舒适体位，嘱患者如有过热、心慌、头晕等不适，及时告知医护人员。

5. 照射过程中，随时观察患者局部皮肤情况，如皮肤出现均匀红斑，为合适剂量；如出现紫红色，应立即停止照射，并涂凡士林或烫伤膏以保护皮肤；皮肤感觉差者，及时调整灯与皮肤的距离，不要过近以防烧伤皮肤。

6. 治疗结束后，嘱患者休息 15 分钟后起身活动，局部注意保暖，8 小时后再洗澡。

附录 I 针灸科常用循经取穴

一、手太阴肺经 (当令时辰: 寅时 03: 00~05: 00)

手大阴肺, 本经一侧 11 个穴 (左、右两侧共 22 个穴), 2 个穴在胸上部, 9 个穴分布在上肢掌面桡侧, 首穴中府, 末穴少商。常用穴位如下。

(一) 中府

【取穴技巧】位于胸部, 横平第 1 肋间隙, 锁骨下窝外侧, 前正中线旁开 6 寸。

【主治】咳嗽, 气喘。临床常用于肺病诊断和肺结核, 肺炎, 支气管炎的治疗。

(二) 天府

【取穴技巧】坐位, 臂向前平举, 俯头, 鼻尖接触上臂侧处取穴; 坐位、微屈时, 肱二头肌外侧沟, 腋横纹下 3 寸处取穴。

【主治】咳嗽, 气喘。

(三) 尺泽

【取穴技巧】仰掌, 微屈肘, 肘横纹上, 肱二头肌腱桡侧缘凹陷中。

【主治】咳喘, 咯血, 咽喉肿痛, 小儿惊风, 吐泻, 肘臂挛痛。

(四) 孔最

【取穴技巧】尺泽与太渊连线腕横纹上 7 寸处。

【主治】咯血, 衄血。

（五）列缺

【取穴技巧】腕上1.5寸。两手虎口交叉，一手示指押在另一手桡骨茎突上，示指尖到达之处。

【主治】项强，头痛，咽喉痛。

（六）太渊

【取穴技巧】在腕掌侧横纹桡侧，桡动脉搏动处。

【主治】咳嗽，气喘，咽痛，胸痹，腕关节痛，无脉症等。

（七）鱼际

【取穴技巧】侧掌，微握掌，腕关节稍向下屈，于第1掌骨中点赤白肉际处，掌面骨边取穴。

【主治】咳血，咽喉疼痛，掌心热。

（八）少商

【取穴技巧】拇指爪甲桡侧练缘和基底部各做一线，相交处取穴，去指甲角0.1寸。

【主治】喉痹，鼻衄，昏迷，小儿惊风，中暑呕吐。

二、手阳明大肠经（当令时辰：卯时05：00~07：00）

手阳明大肠经，本经一侧20个穴（左、右两侧共40个穴），6个穴位在肩、颈和面部，其余14个穴位则分布在手部及上肢背面的桡侧。首穴商阳，末穴迎香。常用穴位如下。

（一）商阳

【取穴技巧】示指爪甲桡侧缘和基底部各做一线，相交处取穴，去指甲角0.1寸。

【主治】喉痹，昏厥，热病汗不出。

（二）三间

【取穴技巧】第2掌指关节桡侧后缘，赤白肉际处。

【主治】咽喉肿痛，身热胸闷。

（三）合谷

【取穴技巧】在手背，第1、2掌骨间，第二掌骨桡侧的中点处。或以一手的拇指指骨关节横纹，放在另一手拇、示指之间的指蹼缘上，拇指尖下取穴。

【主治】热病无汗，头痛，鼻塞，牙痛，口疮，口眼喝斜，腹痛，痛经。

（四）阳溪

【取穴技巧】腕背侧远端横纹桡侧，拇指上翘，当两筋（拇长伸肌腱与拇短伸肌腱）之间。

【主治】头痛，耳鸣，咽喉肿痛，腕关节扭伤。

（五）手三里

【取穴技巧】侧腕屈肘，在阳溪与曲池穴连线上、曲池下 2 寸桡骨内侧。

【主治】腹痛，吐泻，手臂麻木。

（六）曲池

【取穴技巧】侧腕屈肘，肘横绞头处，桡骨内侧。

【主治】咽喉肿痛，发热，腹痛，吐泻，瘾疹，上肢不遂，高血压。

（七）臂臑

【取穴技巧】三角肌前下缘与肱骨的交点处。曲池与肩髃连线上，曲池上 7 寸。

【主治】肩臂痛，上肢不道，颈项拘急，目赤痛，目不明，瘰病。

（八）肩髃

【取穴技巧】在肩峰前下方，当肩峰与肱骨大结节之间凹陷处。臂平举，肩部出现 2 个凹陷，肩前下方凹陷即是该穴。

【主治】肩臂痛，手臂挛急，半身不递。

（九）扶突

【取穴技巧】侧卧位，在经外侧部，平喉结，正中线旁开 3 寸。

【主治】咽喉疼痛，咳嗽，中风，痴呆，喉中如水鸡声。临床常用于咽喉炎，高血压病，甲状腺功能亢进或减退，帕金森病。

（十）迎香

【取穴技巧】在面部，鼻翼外缘中点旁，鼻唇沟中。

【主治】鼻炎，鼻窦炎，鼻衄，口眼歪斜，嗅觉减退，胆道蛔虫病，便秘，面肌痉挛。

二、足阳明胃经（当令时辰：辰时 07：00~09：00）

足阳明胃经，本经一侧 45 个穴（左、右两侧共 90 个穴），8 个穴在头面部，3 个穴在颈肩部，19 个穴在胸腹部，其余穴分布在下肢前外侧面。首穴承泣，末穴厉兑。常用穴位如下。

（一）承泣

【取穴技巧】目正视，瞳孔直下，当眼球与眶下缘之间。

【主治】近视，远视，夜盲，眼颤动，眼睑痉挛，角膜炎，视神经萎缩，眼睛疲劳。

（二）四白

【取穴技巧】瞳孔之下，当眶下孔凹陷处，即眼睛下一寸。

【主治】目赤，痛痒，视物模糊，眼睑痉挛，口眼歪斜。

（三）巨髎

【取穴技巧】在面部，横平鼻翼下缘，瞳孔直下。直视前方，沿瞳孔垂直向下，与鼻翼下缘水平线交点凹陷处。

（四）地仓

【取穴技巧】口角外侧，向上直对瞳孔，口角旁约 0.4 寸。

【主治】流涎，眼睑跳动，面肌痉挛。

（五）大迎

【取穴技巧】在面部，下颌角前方咬肌附着部前缘，当面动脉波动处。

【主治】面神经麻痹，口歪，齿痛，牙齿紧闭，颊肿。

（六）颊车

【取穴技巧】面颊部，下颌角前上方，耳下大约一横指处，咀嚼时肌肉隆起时出现的凹陷中。

【主治】面瘫，口眼歪斜，三叉神经痛。

（七）头维

【取穴技巧】头侧部，当额角发际上 0.5 寸，头正中线旁 4.5 寸。

【主治】头痛，目眩，口痛，流泪，眼睑（目闰）动。

（八）人迎

【取穴技巧】在颈部，正坐仰头，当结喉旁开 1.5 寸，颈总动脉搏动处。

【主治】咽喉肿痛，咳喘逆气，呃逆，中风半身不遂。临床常用于咽炎，喉炎，上呼吸道感染，喘息性支气管炎，甲状腺肿大等。

（九）天枢

【取穴技巧】在腹部，横平脐中，前正中线旁开2寸处。

【主治】呕吐纳呆，腹胀肠鸣，绕脐切痛，脾泄不止，赤白痢疾，便秘。

（十）外陵

【取穴技巧】在下腹脐中下1寸，前正中线旁开2寸处。

【主治】腹痛，腹胀，疝气，痛经。

（十一）大巨

【取穴技巧】在下腹部，脐中下2寸，前正中线旁开2寸处。

【主治】便秘，腹痛，遗精，小便不利。

（十二）水道

【取穴技巧】在下腹部，脐中下3寸，前正中线旁开2寸处。

【主治】便秘，腹痛，痛经，水肿，小便不利。

（十三）归来

【取穴技巧】在下腹部，脐中下4寸，前正中线旁开2寸处。

【主治】腹痛，疝气，经闭，白带。

（十四）伏兔

【取穴技巧】髌底上6寸，髂前上棘与髌底外侧端的连线上。

【主治】腰膝疼痛，下肢酸软。

（十五）阴市

【取穴技巧】大腿前面，当髂前上棘与髌底外侧端的连线上，髌底上3寸。

【主治】全身冷痛至骨，中风后遗症。

（十六）梁丘

【取穴技巧】髂前上棘至髌底外缘连线，髌底上2寸。

【主治】胃脘痛，肠鸣泄泻，膝脚腰痛。

（十七）犊鼻

【取穴技巧】屈膝，髌韧带外侧凹陷中。

【主治】膝脚腰痛，冷痹不仁。

（十八）足三里

【取穴技巧】犊鼻下3寸，距离胫骨前嵴横指处，犊鼻与解溪连线上。

【主治】胃痛，呕吐，腹胀，泄泻，便秘，心悸气短，不寐，癫狂，下肢不遂，身体虚弱。

（十九）上巨虚

【取穴技巧】犊鼻下6寸，犊鼻与解溪连线上。

【主治】泄泻，便秘，腹胀，肠鸣，肠痈。

（二十）条口

【取穴技巧】在小腿前外侧，犊鼻下8寸，距胫骨前缘外1寸。

【主治】肩凝症，下肢痿软无力，小腿肚转筋，临床常用于肩周炎，腓总神经麻痹。

（二十一）下巨虚

【取穴技巧】犊鼻下9寸，犊鼻与解溪连线上。

【主治】腹痛，便秘，腹泻。

（二十二）丰隆

【取穴技巧】犊鼻与外踝尖连线中点，条口穴外侧一横指。

【主治】腹痛，癫痫，咳逆，哮喘。

（二十三）解溪

【取穴技巧】平齐外踝高点，在足背与小腿交界的横纹上，晦长伸肌腱与趾长伸肌腱之间。

【主治】头痛，腹痛，便秘，口臭，踝关节痛。

（二十四）冲阳

【取穴技巧】解溪穴下约1.3寸，足背动脉搏动处。

【主治】足软无力，足背红肿，癫狂。

（二十五）内庭

【取穴技巧】第2、3趾间，第2跖趾关节前方端凹陷中，趾蹼缘后方赤白肉际处。

【主治】腹痛，泄泻，齿痛，鼻衄，咽痛，失眠，发热。

四、足太阴脾经（当令时辰：巳时09：00～11：00）

足太阴脾经，本经一侧21个穴（左、右两侧共42个穴），11个穴分布在下肢内侧面，10个穴分布在腹部、侧胸部。常用穴位如下。

（一）隐白

【取穴技巧】大趾爪甲内缘和基底部各做一线，相交处取穴，去趾甲角 0.1 寸。

【主治】月经不调，崩漏，癫狂，多梦，腹泻。

（二）大都

【取穴技巧】在足内侧缘，足大趾本节前下方赤白肉际凹陷处。

【主治】腹胀，呕吐，胃痛，泄泻，便秘，手足逆热，热病无汗等。

（三）太白

【取穴技巧】足内侧缘，当第一跖骨小头后下方凹陷处。

【主治】便秘，腹胀，胃痛脚气，消化不良，呕吐，腰痛等。

（四）公孙

【取穴技巧】足内侧缘，在第一跖骨基底部的前下方。

【主治】呕吐，胃脘痛，痢疾，水肿，烦心失眠，心悸，嗜卧。

（五）商丘

【取穴技巧】内踝前下缘凹陷，舟骨粗隆与内踝尖连线中点。

【主治】腹泻，便秘，舌痛，咳嗽，踝关节扭伤。

（六）三阴交

【取穴技巧】在小腿内侧，内踝尖上 3 寸，胫骨后缘处。

【主治】腹痛，泄泻，月经不调，崩涌，赤白带下，水肿，小便不利，遗精，阳痿，失眠，足痿痹痛，荨麻疹。

（七）阴陵泉

【取穴技巧】在小腿内侧，胫骨内侧髁下缘凹陷处。

【主治】腹痛，腹泻，水肿，小便不利。

（八）血海

【取穴技巧】于髌骨内上缘上 2 寸，股内侧肌凸起高点。简便取法，医师面对患者，用手掌按在患者髌骨上，掌心对准其顶端，拇指向内侧，拇指尖所指处。

【主治】腹胀，月经不调，痛经，荨麻疹，皮肤瘙痒，膝关节炎。

（九）箕门

【取穴技巧】位于大腿内侧，当血海穴与冲门穴连线上，血海上 6 寸。

【主治】小便不通，小便不利，五淋，遗溺，遗尿。

（十）大横

【取穴技巧】平脐中，旁开 4 寸。

【主治】绕脐痛，腹泻，痢疾，便秘。

五、手少阴心经（当令时辰：午时 11：00 ~ 13：00）

手少阴心经，本经一侧 9 个穴（左、右两侧共 18 个穴），1 个穴分布在腋窝部，8 个穴分布在上肢掌侧面的尺侧。首穴极泉，末穴少冲。常用穴位如下。

（一）极泉

【取穴技巧】在上臂外展，腋窝中，腋动脉搏动处。

【主治】心悸，胸闷，上肢麻木疼痛。

（二）少海

【取穴技巧】正坐或仰卧，屈肘，举臂向上成直角．在肘横纹内端与肱骨内上髁连线的中点处取穴。

【主治】心痛胸闷，痫证，癫狂，善忘，善笑，暴喑，手臂挛痛，手颤，腋胁痛，瘰疬。

（三）通里

【取穴技巧】尺侧腕屈肌腱桡侧缘，腕横纹上 1 寸。

【主治】心悸，神志恍惚，失语，手臂麻木。

（四）神门

【取穴技巧】腕横纹尺侧端，尺侧腕屈肌腱的桡侧凹陷处。

【主治】心悸，失眠，痴呆，头痛，咽干失音，手臂痛麻。

（五）少府

【取穴技巧】第 5 掌指关节后，第 4、5 掌骨间。简便取穴：仰掌屈指，小指末端所抵手掌处。

【主治】心悸，痴呆，发热，阴痒，口疮，小指拘挛。

（六）少冲

【取穴技巧】小指爪甲桡侧缘和基底部各做一线，相交处取穴，去指甲角 0.1 寸。

【主治】癫狂，发热，中风昏迷。

六、手太阳小肠经（当令时辰：未时 13：00~15：00）

手太阳小肠经，本经一侧 19 个穴（左、右两侧共 38 个穴），4 个穴分布在头颈部，1 个六分布在用背部，8 个穴分布在上肢外侧面的后缘，首穴少泽，未穴听宫。常用穴位如下。

（一）少泽

【取穴技巧】小指爪甲尺侧缘和基底部各做一线，相交处取穴，去指甲角 0.1 寸。

【主治】中风昏迷，目昏，产后无乳。

（二）后溪

【取穴技巧】手掌尺侧赤白肉际，第 5 掌指关节后方凹陷中。

【主治】头项痛，上肢不遂，目眩，耳鸣，疟疾，癫狂。

（三）肩贞

【取穴技巧】上臂内收，肩关节后下方，肢后纹头直上 1 寸。

【主治】肩胛痛，手臂麻痛。

（四）天宗

【取穴技巧】肩胛冈中点下缘下 1 寸。

【主治】肩胛痛，乳痛。

（五）秉风

【取穴技巧】肩界冈中点上缘上 1 寸。

【主治】肩胛痛，拘挛。

（六）肩外俞

【取穴技巧】在背部，当第 1 颈椎棘突下，旁开 3 寸。

【主治】肩背疼痛，颈项痹症，肺炎，胸膜炎，神经衰弱，低血压。

（七）肩中俞

【取穴技巧】在背部，当第 7 颈椎棘突下，旁开 2 寸。

【主治】咳嗽，气喘，肩背疼痛。

（八）颧髎

【取穴技巧】正坐或仰卧位，于颧骨下缘平线与目外眦角垂线之交点处，约与迎香穴同高。

【主治】口眼歪斜，眼睑润动，牙痛颊肿，目赤唇痛。

（九）听宫

【取穴技巧】在耳屏正中前，张口后的凹陷处。

【主治】耳鸣，耳聋，中耳炎，牙痛，癫狂病。

七、足太阳膀胱经（当令时辰：申时 15：00~17：00）

足太阳膀胱经，本经一侧 67 个穴（左、右两侧共 134 个穴），49 个穴分布在头面部、颈部、背腰部，18 个穴分布在下肢后面的正中线和足的外侧部。首穴晴明，末穴至阴。常用穴位如下。

（一）晴明

【取穴技巧】位于面部，目内眦角稍上方凹陷处。

【主治】目赤肿痛，流泪，视物不明，目眩，近视，夜盲，色盲。

（二）攒竹

【取穴技巧】位于面部，当眉头陷中，眶上切迹处。

【主治】头痛，口眼歪斜，目视不明，流泪，目赤肿痛，眼睑（目闰）动，眉棱骨痛，眼睑下垂。

（三）大杼

【取穴技巧】第 1 胸椎棘突下，后正中线旁开 1.5 寸。

【主治】颈项强，肩背痛，喘息，胸肋支满。

（四）风门

【取穴技巧】位于背部，从朝向大椎下的第 2 个凹洼（第 2 胸椎与第 3 胸椎间）的中心，左右各 2 cm 左右之处（或以第二胸椎棘突下，旁开 1.5 寸）。

【主治】感冒，颈椎痛，肩膀酸痛等。

（五）肺俞

【取穴技巧】第 3 胸椎棘突下，后正中线旁开 1.5 寸。

【主治】咳喘，胸痛，脊背痛。

（六）厥阴俞

【取穴技巧】在背部，当第 4 胸椎棘突下旁开 1.5 寸。

【主治】心痛，心悸，咳嗽，胸闷，呕吐。

（七）心俞

【取穴技巧】第 5 胸椎棘突下，后直正中线旁开 1.5 寸。

【主治】心悸，胸闷，咳嗽，失眠，健忘，梦遗，盗汗。

（八）膈俞

【取穴技巧】第 7 胸椎棘突下，后正中线旁开 1.5 寸。

【主治】咯血，衄血，便血，心悸，胸痛，呕吐，呃逆。

（九）肝俞

【取穴技巧】第 9 胸椎棘突下，后正中线旁开 1.5 寸。

【主治】腹胀，胸肋支满，黄疸，目赤痛痒，吐血，月经不调，颈项强痛，腰背痛，寒疝。

（十）胆俞

【取穴技巧】第 10 胸椎棘突下，后正中线旁开 1.5 寸。

【主治】黄疸，口苦，肺痨。

（十一）脾俞

【取穴技巧】第 11 胸椎棘突下，后正中线旁开 1.5 寸。

【主治】腹痛，呕吐，泄泻，便血。

（十二）胃俞

【取穴技巧】第 12 胸椎棘突下，后正中线旁开 1.5 寸。

【主治】胃痛，呕吐，疳积。

（十三）三焦俞

【取穴技巧】第 1 腰椎棘突下，后正中线旁开 1.5 寸。

【主治】水肿，小便不利，肠鸣泄泻。

（十四）肾俞

【取穴技巧】第 2 腰椎棘突下，后正中线旁开 1.5 寸。

【主治】遗精，阳痿，月经不调，遗尿，水肿，目昏，耳鸣，腰膝酸痛。

（十五）气海俞

【取穴技巧】第 3 腰椎棘突下，后正中线旁开 1.5 寸。

【主治】痛经，痔漏，腰痛，腿膝不利。

（十六）大肠俞

【取穴技巧】第 4 腰椎棘突下，后正中线旁开 1.5 寸。

【主治】腹痛，泄泻，便秘，腰脊强痛等。

（十七）关元俞

【取穴技巧】第5腰椎棘突下，后正中线旁开1.5寸。

【主治】腹胀，泄泻，小便不利，遗尿，腰痛。

（十八）小肠俞

【取穴技巧】平第1骶后孔，骶正中嵴旁1.5寸。

【主治】痢疾，泄泻，疝气，痔疾。

（十九）膀胱俞

【取穴技巧】平第2骶后孔，骶正中嵴旁1.5寸。

【主治】小便赤涩，癃闭，遗尿，遗精。

（二十）八髎

【取穴技巧】示指尖按在小肠俞与后正中线之前，小指按在尾骨上方小黄豆大圆骨突起（骶角）的上方，中指与无名指等距离分开按放，各指尖所到之处：示指尖为上髎，中指尖为次髎，无名指尖为中髎，小指尖为下髎，左右共8个点，合称八髎穴。

【主治】腰骶部疾病，坐骨神经痛，下肢痿痹，小便不利，月经不调。

（二十一）承扶

【取穴技巧】位于大腿后面，臀下横纹的中点。

【主治】腰骶臀股部疼痛，痔疾。

（二十二）殷门

【取穴技巧】在大腿后面，承扶穴与委中穴的连线上，承扶穴下6寸。

【主治】半身不遂，下肢接痹，遍身瘙痒。

（二十三）委中

【取穴技巧】腘横纹中点，当股二头肌腱与半肌腱的中间。

【主治】腰脊痛，半身不遂，疔疮，腹痛，吐泻。

（二十四）膏肓

【取穴技巧】第四胸椎棘突下，左右旁开三寸，肩胛骨内侧。

【主治】肩膀肌肉僵硬，酸痛。

（二十五）胃仓

【取穴技巧】第12胸椎棘突下，后正中线旁开3寸。

【主治】胃痛，食积，腹胀，脊背痛。

（二十六）合阳

【取穴技巧】在小腿后面，委中穴与承山穴的连线上，委中穴下2寸。

【主治】腰脊强痛，下肢痿痹，疝气，月经不调，睾丸炎，肠出血等。

（二十七）承山

【取穴技巧】伸小腿，腓肠肌两肌腹与肌腱交角处。

【主治】痔疮，便秘，腰背痛，腿痛，腹痛。

（二十八）飞扬

【取穴技巧】昆仑直上7寸。

【主治】头痛，鼻塞，膝胫无力，小腿酸痛。

（二十九）跗阳

【取穴技巧】昆仑穴直上3寸，当承山穴外开1寸取穴

【主治】临床常用于风湿性关节炎，痔疮，癫痫。

（三十）昆仑

【取穴技巧】外踝尖与跟腱之间的凹陷中。

【主治】头痛，颈项强硬，腰骶痛，癫痫。

（三十一）申脉

【取穴技巧】外踝尖直下，外踝下缘与跟骨之间四陷中。

【主治】头痛，眩晕，失眠，癫痫。

（三十二）至阴

【取穴技巧】小趾爪甲外缘和基底部各做一线，相交处取穴，去趾甲角0.1寸。

【主治】头痛，鼻塞，胎位不正，难产。

八、足少阴肾经（当令时辰：酉时 17∶00~19∶00)

足少阴肾经，本经一侧27个穴（左、右两侧共54个穴），10个穴分布在足、下肢内侧后缘，17个穴分布在胸腹部。首穴涌泉，末穴俞府。常用穴位如下。

（一）涌泉

【取穴技巧】屈足卷趾时，足底前1/3四陷中。

【主治】癫痫，惊风，头痛，咽干，咳喘，小便不利，难产。

（二）然谷

【取穴技巧】足内侧缘，足舟骨粗隆下方，赤白肉际。

【主治】咽喉肿痛，消渴，月经不调，阳痿，遗精，足跗肿痛等。

（三）太溪

【取穴技巧】内踝尖与跟腱之间的凹陷中。

【主治】小便不利，遗尿，水肿，遗精，阳痿，月经不调，失眠，健忘，头痛，牙痛，耳鸣虚劳，消渴，腰膝酸软，足痛。

（四）水泉

【取穴技巧】太溪直下1寸，跟骨结节内侧凹陷中。

【主治】小便不利，足跟痛。

（五）照海

【取穴技巧】内踝尖直下，内踝下缘0.4寸。

【主治】咽喉肿痛，心痛，便秘．月经不调，痛经，遗尿，痛朔夜发。

（六）复溜

【取穴技巧】小腿内侧，太溪穴直上2寸，跟腱的前方。

【主治】肾炎，腹胀，肠鸣，水肿，泄泻。

九、手厥阴心包经（当令时辰：戌时 19：00~21：00)

手厥阴心包经，本经一侧9个穴（左、右两侧共18个穴）8个穴分布在上肢内侧中间，1个穴分布在前胸部首穴天池，末穴中冲。常用穴位如下。

（一）曲泽

【取穴技巧】肘横纹上，肱二头肌腱的尺侧缘凹陷处。

【主治】霍乱，肘臂挛痛，痧证，风疹。

（二）郄门

【取穴技巧】腕横纹上5寸，掌长肌腱与桡侧腕屈肌腱之间。

【主治】心痛，心悸。

（三）内关

【取穴技巧】腕横纹上2寸，掌长肌腱与桡侧腕屈肌腱之间。

【主治】心悸，胃痛，呕吐，呃逆，失眠。

（四）大陵

【取穴技巧】腕横纹上，掌长肌腱与桡侧腕屈肌腱之间。

【主治】喜笑不休，神态失常。

（五）劳宫

【取穴技巧】掌心横纹中，当第 2、3 掌指关节之后。

【主治】心烦善怒，癫狂，小儿惊厥。

（六）中冲

【取穴技巧】手中指尖的中点。

【主治】心痛，心烦，中风，昏厥，目赤，舌下肿痛。

十、手少阳三焦经（当令时辰：亥时 21：00～23：00）

手少阳三焦经，本经一侧 23 个穴（左、右两侧共 46 个穴），13 个穴分布在上肢背面，10 个穴分布在颈、侧头部。首穴关冲，末穴丝竹空。常用穴位如下。

（一）关冲

【取穴技巧】环指爪甲尺侧缘和基底部各做一线，相交处取穴，距指甲角 0.1 寸。

【主治】头痛，发热。

（二）液门

【取穴技巧】当第 4、5 指间，掌指关节前方凹陷中。

【主治】头痛，耳鸣，咽痛，疟疾。

（三）中渚

【取穴技巧】当第 4、5 指间，掌指关节后方凹陷中。

【主治】耳鸣，发热，手指拘挛。

（四）阳池

【取穴技巧】腕背侧横纹上，指伸肌腱的尺侧缘凹陷中。

【主治】耳鸣，消渴，腕关节痛。

（五）外关

【取穴技巧】阳池上 2 寸，尺骨与桡骨之间。

【主治】热病，头痛，耳鸣，惊风，胁肋痛。

（六）臑会

【取穴技巧】尉尖与肩髃连线上，肩醒下3寸，三角肌后缘。

【主治】肩臂痛，瘰疬。

（七）肩髎

【取穴技巧】肩峰后下际，上臂外展平举，肩关节后呈现的凹陷中。

【主治】肩胛肿痛，肩臂痛，瘿气，瘰疬。

（八）翳风

【取穴技巧】颈部耳垂后方，乳突与下颌角之间的凹陷处。

【主治】耳鸣，耳聋，中耳炎，三叉神经痛。

（九）丝竹空

【取穴技巧】面部眉梢后凹陷处。

【主治】偏正头风，眩晕，狂躁，烦满，癫痫，目赤，目昏，视物不明，牙痛，面掣眉跳，面部痒麻，小儿脐风。

十一、足少阳胆经（当令时辰：子时23：00~01：00）

足少阳胆经，本经一侧44个穴位（左右两侧共88个穴），20个穴分布在头面部，1个穴分布在肩部，7个穴分布在侧胸部、腰腹部，16个穴位分布在下肢外侧面。首穴瞳子髎，末穴足窍阴。常用穴位如下。

（一）瞳子髎

【取穴技巧】在面部，目外眦外侧0.5寸凹陷中。

【主治】目赤，目痛，目翳等目疾。

（二）听会

【取穴技巧】耳屏切迹的前方，下颌骨髁状突的后缘，张口有凹陷处。

【主治】耳鸣，耳聋等耳疾。

（三）阳白

【取穴技巧】前额部，当瞳孔直上，眉上1寸处。

【主治】偏头痛，面神经麻痹。

（四）风池

【取穴技巧】胸锁乳突肌上端与斜方肌上端之间的凹陷中，平风府穴。

【主治】头痛，发热，颈项强痛，目赤痛，鼻衄，耳鸣，失眠，癫痫。

（五）肩井

【取穴技巧】大椎与肩峰外端连线的中点。

【主治】肩臂痛，乳腺炎。

（六）居髎

【取穴技巧】在髋部，当髂前上棘与股骨大转子最凸点连线的中点处。

【主治】腰腿痹痛，瘫痪，足痿，疝气。

（七）环跳

【取穴技巧】侧卧位，于大转子后凹陷处，约当股骨大转子与骶管裂孔连线的外 1/3 处。

【主治】腰胯痛，下肢痿痹，风疹，半身不遂。

（八）风市

【取穴技巧】直立，两手自然下垂，当中指尖止处取穴，或侧卧，于股外侧中线，距腘横纹上 7 寸处取穴。

【主治】皮肤瘙痒，头痛，眩晕，坐骨神经痛，脚气，下肢痿痹，股外侧皮神经炎。

（九）膝阳关

【取穴技巧】股骨外上髁后上缘，股二头肌腱与髂胫束之间的凹陷处。

【主治】膝膑肿痛，腘筋挛急，小腿麻木等。

（十）阳陵泉

【取穴技巧】腓骨头前下方凹陷中。

【主治】耳鸣，目痛，胸胁痛，咳喘，黄疸，膝肿痛，下肢痿痹，半身不遂。

（十一）悬钟

【取穴技巧】外踝尖上 3 寸，腓骨前缘。

【主治】颈项强，四肢关节酸痛，半身不遂，胸胁痛，耳鸣。

（十二）丘墟

【取穴技巧】外踝的前下方，趾长伸肌腱的外侧凹陷中。

【主治】胸胁痛，疝气。

（十三）足临泣

【取穴技巧】在足背外侧，第四趾、小趾跖骨夹缝中。

【主治】胆经头痛、眼疾、中风、腰痛、肌肉痉挛、胆囊炎、高血压、月经不调、失眠、肠结石等。

十二、足厥阴肝经（当令时辰：丑时 01：00～03：00）

足厥阴肝经，本经一侧 14 个穴（左、右两侧共 28 个六），2 个穴在胸胁部，12 个穴分布在下肢内侧面。首穴大敦，末穴期门。

（一）大敦

【取穴技巧】晦趾爪甲外缘和基底部各做一线，相交处取穴，去趾甲 0.1 寸。

【主治】经闭，崩漏，阴挺，疝气，遗尿，推闭。

（二）行间

【取穴技巧】第 1、2 趾间，趾蹼缘的后方，赤白肉际处。

【主治】头痛，目赤，胸肋胀痛，心烦，咳血，痛经。

（三）太冲

【取穴技巧】第 1、2 趾骨间，跖骨底结合部前方凹陷中。

【主治】头痛，咽痛，失眠，疝气，遗尿，胸肋痛，月经不调，痛经，腿软无力，小儿惊风，癫痫。

（四）曲泉

【取穴技巧】屈膝，在膝内侧横纹上方凹陷中。

【主治】小便不利，遗尿，月经不调，头痛。

（五）章门

【取穴技巧】第 11 肋游离端的下际。

【主治】脘腹胀痛，胸肋胀痛，饮食不下。

（六）期门

【取穴技巧】胸部，当乳头直下，第 6 肋间隙，前正中线旁开 4 寸。

【主治】疏肝利气，和胃降逆，解郁通乳。

十三、督脉

督脉，本经共 29 个穴，分布在头、面、项、背、腰、骶部后正中线上。首穴长强，末穴龈交。常用穴位如下。

（一）腰阳关

【取穴技巧】第 4 腰椎棘突下凹陷中，后正中线上，约与髂嵴相平。

【主治】腰骶痛，下肢痿痹，遗精，阳痿，月经不调。

（二）命门

【取穴技巧】第 2 腰椎棘突下凹陷中，后正中线上。

【主治】遗精，阳痿，不孕，虚损腰痛，下肢痿痹。

（三）悬枢

【取穴技巧】第 1 腰椎棘突下凹陷中，后正中线上。

【主治】腹痛，腹胀，完谷不化，泄泻，腰脊强痛。

（四）至阳

【取穴技巧】第 7 胸椎棘突下凹陷中，后正中线上。

【主治】胸肋胀痛，黄疸，腰痛，脊强。

（五）灵台

【取穴技巧】在第六胸椎棘突下凹陷中。

【主治】咳嗽，气喘，项强，脊痛，身热。

（六）神道

【取穴技巧】在背部，当后正中线上，第 5 胸椎棘突下凹陷处。

【主治】心律失常，心痛，失眠，健忘，咳嗽，咳喘，脊背强痛。

（七）大椎

【取穴技巧】第 7 颈椎棘突下凹陷中，后正中线上。

【主治】恶寒发热，头项强痛，肩背痛，风疹，咳喘，癫狂。

（八）风府

【取穴技巧】后正中线上，入发际 1 寸。

【主治】舌缓不语，头痛。

（九）百会

【取穴技巧】正中线上，当前发际正中直上 5 寸。或两耳尖连线与头正中线交点。

【主治】昏迷，中风，癫病，眩晕，头痛，脱肛，痔疮，阴挺。

（十）上星

【取穴技巧】前发际正中直上 1 寸。

【主治】头痛，目眩，目赤痛，角膜炎，近视，前额神经痛，鼻炎，鼻塞，鼻出血等。

（十一）神庭

【取穴技巧】在头部，当前发际正中直上 0.5 寸。

【主治】头痛，眩晕，目赤肿痛，泪出，目翳，雀目，鼻渊，鼻衄，癫狂。

十四、任脉

任脉，本经共 24 个穴，分布在面、带、胸、腹前正中线上。首穴会阴，莫穴承浆。常用穴位如下。

（一）曲骨

【取穴技巧】前正中线上，耻骨联合上缘凹陷处。

【主治】遗精，阳痿，月经不调，遗尿。

（二）关元

【取穴技巧】前正中线上，脐下 3 寸。

【主治】腹痛，阳痿，闭经，不孕，疲劳。

（三）气海

【取穴技巧】前正中线上，脐下 1.5 寸。

【主治】小腹疾病，月经不调，肠胃疾病，虚证。

（四）神阙

【取穴技巧】脐中央。

【主治】腹痛，泄泻，崩漏，遗精，遗尿，不孕。

（五）下脘

【取穴技巧】前正中线上，脐上 2 寸。

【主治】腹痛，腹胀，呕吐，呃逆。

（六）中脘

【取穴技巧】上腹部，胸骨下端和脐连接线中点（脐中上 4 寸）。

【主治】消化系统疾病，癫狂，月经不调。

（七）上脘

【取穴技巧】前正中线上，脐上 5 寸。

【主治】胃脘痛，呕吐，呃逆，纳呆。

（八）膻中

【取穴技巧】胸部，当前正中线上平第 4 肋间，两乳头连线的中点。

【主治】胸闷，心悸，咳嗽，气喘，产妇少乳。

（九）天突

【取穴技巧】前正中线上，胸骨上窝中。

【主治】哮喘，咳嗽，咽痛。

（十）廉泉

【取穴技巧】人体颈前区，喉结上方，舌骨上级凹陷中，前正中线上。

【主治】中风失语，吞咽困难，舌缓流涎，舌下肿痛，口舌生疮，喉痹等咽喉口舌病症。

（十一）承浆

【取穴技巧】在面部，颏唇沟的正中凹陷处。

【主治】口歪，齿龈肿痛，癫狂。

十五、经外奇穴

经外奇穴是指既有固定的名称，又有明确的位置，但不便归入十四经脉系统的腧穴。

（一）四神聪

【取穴技巧】位于头顶部，百会穴前后左右各开 1 寸处，共由 4 个穴位组成。

【主治】头痛，失眠，眩晕，神经衰弱，健忘。

（二）印堂

【取穴技巧】两眉毛内侧端中间凹陷处。

【主治】明目，通鼻，宁心安神。

（三）太阳

【取穴技巧】眉梢与目外眦之间向后约 1 横指的凹陷中。

【主治】失眠，头痛，眩晕。

（四）耳尖

【取穴技巧】折耳向前，耳郭的最高点。

【主治】急性结膜炎，发热，咽痛。

（五）牵正

【取穴技巧】在面颊部，耳垂前 0.5~1 寸。

【主治】面神经麻痹，口疮，下牙痛。

（六）血压点

【取穴技巧】平第 6~7 颈椎棘突之间，后正中线旁开 2 寸。

【主治】高血压，低血压，颈椎病，落枕。

（七）八邪

【取穴技巧】在手背侧，第 1 至第 2 指蹼缘后方赤白肉际处，左右共 8 个穴。

【主治】手指麻木，头痛，咽痛。

（八）四缝

【取穴技巧】在第 2~5 指掌侧，尺侧端指关节的中央，一侧 4 个穴，左、右共 8 个穴。

【主治】疳积，小儿消化不良。

（九）十宣

【取穴技巧】在手十指尖端，距指甲游离缘 0.1 寸，左、右共 10 个穴。

【主治】昏迷，急性扁桃体炎，高血压。

（十）膝眼

【取穴技巧】在髌韧带两侧凹陷处，在内侧的称内膝眼，在外侧的称外膝眼。

【主治】膝关节痛。

（十一）内踝尖

【取穴技巧】在踝区，内踝尖的最凸起处。

【主治】下牙痛，腓肠肌痉挛。

（十二）外踝尖

【取穴技巧】在踝区，外踝的最凸起处。

【主治】淋证。

（十三）定喘

【取穴技巧】在背部，第 7 颈椎棘突下，旁开 0.5 寸。

【主治】支气管炎，支气管哮喘，百日咳，肩关节软组织损伤，落枕。

附录 II　针灸科外治法常用穴位

一、推拿按摩的常用穴位

1. 恶心呕吐，取内关、足三里、中脘。

2. 牙痛，取合谷、颊车、下关。

3. 胃痛，取足三里、中脘、内关。

4. 发热，取外关、曲池、合谷、大椎。

5. 高血压，取曲池、足三里、印堂。

二、耳穴贴压的常用穴位

1. 失眠，取神门、心、肾、内分泌、皮质下、枕、胃。

2. 牙痛，取神门、牙痛点、枕、颌、胃、口。

3. 胃痛，取神门、胃、脾、交感、皮质下。

4. 心律失常，取神门、心、皮质下、交感。

5. 痛经，取内生殖器、内分泌、皮质下、肝、神门、交感。

6. 头痛，取神门、皮质下、心、额、枕。

7. 便秘，取大肠、三焦、皮质下、神门、直肠。

8. 感冒，取内鼻、咽喉、肺、内分泌、耳尖。

三、拔罐的穴位及常用部位

1. 急性腰扭伤，取阿是穴，背部。

2. 肩周炎，取肩关节周围、阿是穴。

3. 落枕，取颈背部、阿是穴。

4. 神经衰弱，取胸至骶段脊柱两侧全程膀胱经内侧循行线。

5. 围绝经期综合征，取夹脊穴。

四、刮痧的部位及常用穴位

1. 中暑，取尺泽、前臂内侧。

2. 消化不良，取中脘、上腹部。

3. 咳嗽，取肺俞、上背部。

4. 发热，取曲池、督脉。

5. 感冒，取大椎、背部膀胱经。

五、艾灸的常用穴位

1. 高血压，取大椎、百会。

2. 便秘，取神阙、关元、足三里、天枢。

3. 肾虚，取中脘、关元、足三里、八髎。

4. 胃痛，取足三里、中脘、期门。

5. 失眠，取百会、内关、三阴交。

6. 落枕，取阿是穴、风池、悬钟。

7. 痛经，取气海、中极、血海。